Im Zentrum der Katastrophe

Der Notfallarzt und Chirurg *Dr. Richard Munz* ist seit über 20 Jahren für verschiedene nationale und internationale Hilfsorganisationen im Einsatz. Er ist zudem häufig als Organisator und Leiter von Katastropheneinsätzen gefragt. Dr. Munz ist Experte für das Thema »Internationale Humanitäre Hilfe« und hat einen Lehrauftrag im gleichnamigen Studiengang an der Universität Bochum.

Richard Munz

Im Zentrum der Katastrophe

Was es wirklich bedeutet, vor Ort zu helfen

Campus Verlag
Frankfurt/New York

Bibliografische Information der Deutschen Nationalbibliothek.
Die Deutsche Nationalbibliothek verzeichnet diese Publikation in der Deutschen Nationalbibliografie. Detaillierte bibliografische Daten sind im Internet über http://dnb.d-nb.de abrufbar.
ISBN 978-3-593-38123-7

Umschlaggestaltung: Hißmann, Heilmann, Hamburg
Umschlagmotiv: © Thierry Roge / Corbis
Satz: Campus Verlag GmbH, Frankfurt am Main
Druck und Bindung: Freiburger Graphische Betriebe
Gedruckt auf säurefreiem und chlorfrei gebleichtem Papier.
Printed in Germany

Besuchen Sie uns im Internet: www.campus.de

Inhalt

Einleitung

Indonesien. Sri Lanka. Afghanistan. Indien. Sudan. Iran. Tsunami, Erdbeben, Bürgerkrieg, Überschwemmung oder Flüchtlingsdrama. Mit schrecklicher Regelmäßigkeit reißen uns Katastrophenberichte, meist aus den ärmsten Regionen der Welt, aus unserem abgesicherten Alltagstrott.

Die Informationen über diese Katastrophenereignisse werden hierbei hauptsächlich durch unsere Massenmedien vermittelt, die inzwischen innerhalb weniger Stunden an fast jedem Punkt der Erde präsent sein können und die entsprechenden Nachrichten sofort bis in unsere Wohnzimmer verbreiten. So wird dann auch der Eindruck und die Einstellung der Öffentlichkeit zu Katastrophen und den nachfolgenden Hilfsmaßnahmen fast ausschließlich durch diese Schlagzeilen in den Medien geprägt. Das Leid der Opfer geht uns so nah und ist zugleich so unsagbar fern.

Das Bild der Katastrophe, welches durch die Berichterstattung der Medien in der Öffentlichkeit entsteht, beschränkt sich dabei meist auf oberflächliche Schlaglichter und sehr überzogene Darstellungen von Opfern und Helfern. Leider werden hierdurch oft völlig unrealistische Erwartungen geweckt, die in der Wirklichkeit nur sehr selten erfüllt werden können. Was aber steckt tatsächlich hinter den fett gedruckten Schlagzeilen? Wie geht es wirklich zu im Zentrum der Katastrophe? Wie ist es wirklich, vor Ort zu helfen?

Eine Folge der irreführenden Berichterstattung ist leider immer wieder überzogene Kritik an den Hilfsoperationen, wie Klagen über Geldverschwendung, Korruption oder unnötigen Verwaltungsaufwand. Bei Einsätzen in Krisengebieten wird häufig der pauschale Vorwurf erhoben, dass durch die Hilfsmaßnahmen das Leiden der Betroffenen nur weiter verlängert würde. Diese Kritik lässt oft die nötige Sachkenntnis vermissen und erzeugt bei den Spendern ein Gefühl der Unzufriedenheit und oft auch Zweifel am Sinn und an der Wirksamkeit ihrer Spenden.

Da ist es erstaunlich, dass die Spendenbereitschaft trotz aller Klagen über die oft unbefriedigende wirtschaftliche Entwicklung im eigenen Land ungebrochen ist, wie wir nach den Katastrophen der letzten Jahre gesehen haben. Sie ist Ausdruck einer ganz spontanen Betroffenheit, die in dem Wunsch mündet, genau dort schnell und unbürokratisch zu helfen, wo es den Opfern von Naturkatastrophen und bewaffneten Konflikten gerade am schlechtesten geht.

Es ist die extreme Berichterstattung in den Medien, die zunächst aus übertriebenen Schlagzeilen und aus vorschneller Heroisierung der humanitären Hilfe besteht und später sehr häufig in heftigste Kritik mündet, die den Spender in ein Wechselbad aus spontaner Hilfsbereitschaft und späterem Frust stürzt. Eine ausgewogene und sachgemäße Berichterstattung über internationale Katastrophen und die darauf folgenden Hilfsmaßnahmen ist leider eine allzu seltene Ausnahme.

Nach mehreren Jahren in der Entwicklungshilfe bin ich nunmehr seit 1993 regelmäßig in den Katastrophengebieten dieser Welt tätig. In dieser Zeit war ich bisher in mehr als 25 Einsätzen für verschiedene Organisationen in Europa, Afrika, Asien und Lateinamerika. Neben rein ärztlichen Tätigkeiten habe ich in den letzten Jahren immer häufiger auch Aufgaben als Erkunder, Teamleiter oder Koordinator übernommen. Hierbei war und ist es stets mein Ziel, möglichst schnell am Ort der jeweiligen Katastrophe einzutreffen, da die Abstimmung mit den einheimischen Helfern in den ersten Tagen nach einer Katastrophe immer am einfachsten und auch am effektivsten ist.

Zusätzlich bietet mir meine Lehrtätigkeit im Studiengang »Internationale Humanitäre Hilfe« in Bochum seit zehn Jahren die großartige Möglichkeit, alle meine praktischen Erfahrungen immer wieder aufs Neue mit jungen und hoch motivierten Studenten zu diskutieren und aufzuarbeiten. In diesen Gesprächen fühle ich mich wieder in meine eigene Anfangszeit vor vielen Jahren zurückversetzt. Oft frage ich mich dann, wie und wodurch sich meine Einstellung zur internationalen Katastrophenhilfe in den letzten Jahren gewandelt hat und wie die zunehmende Diskrepanz zwischen der Realität vor Ort und den oft ergreifend naiven Vorstellungen selbst dieser interessierten Studenten zu erklären und zu bewerten ist.

Wenn ich in den letzten Jahren nach meinen zahlreichen Einsätzen wieder nach Hause kam und dort die Schlagzeilen der vergangenen Wochen durchsah, hatte ich sehr oft das Gefühl, eigentlich an einem anderen Ort oder in einer anderen Situation gewesen zu sein. Ich fühlte mich immer unwohler beim Lesen der Heldengeschichten über ausländische Helfer, und ich war zornig, wenn wieder einmal eine Hilfsoperation in der Presse in Bausch und Bogen verrissen wurde. Von der alltäglichen Wirklichkeit war hinter all den fett gedruckten Überschriften meist gar nichts mehr auszumachen.

Diese zunehmende Überzeichnung von Katastrophen in der Berichterstattung ist sicherlich nicht alleine den Medien anzulasten. Auch die Hilfsorganisationen sind für diese Darstellungen im selben Maße verantwortlich. Sie genießen und fördern allzu oft die übermäßige Verklärung ihrer Arbeit und haben es später entsprechend schwer, sich gegen Kritik zu wehren, die sehr häufig von den allzu großen und unrealistischen Erwartungen ausgeht, die an die humanitäre Hilfe gestellt werden.

Die Realität, die ich in meinen Einsätzen erlebt habe, unterschied sich meist deutlich von dem, was zu Hause als Bild in der Öffentlichkeit erzeugt wurde. Es waren nie die großen Ereignisse der Schlagzeilen, die mir nach diesen Hilfsoperationen im Gedächtnis geblieben sind, sondern meist die vielen kleinen und unspektakulären Dinge, die den Verlauf der Hilfsmaßnahmen bestimmt haben. Da diese Kleinigkeiten kaum jemals den nötigen Sensationswert haben, um von den Medien wahrgenommen zu werden, wird es vor allem an uns Helfern liegen, das oberflächliche Bild, das dort vermittelt wird, zu vervollständigen und zu korrigieren. Dieses Buch unternimmt den Versuch, dazu einen Beitrag zu leisten.

Dabei ist es mir auch ein Anliegen, alle, die sich durch das Leid, welches Katastrophen auslösen, berühren lassen, ein wenig an der spannenden, dramatischen, oft auch beglückenden Wirklichkeit im Zentrum der Katastrophe teilhaben zu lassen. Ich will versuchen, dem gängigen Schwarz-Weiß-Bild der Medien ein wenig Farbe zu geben und die groben Schlagzeilen mit der Wirklichkeit abzugleichen, die ich jeweils vor Ort erlebt habe. Da es allerdings meine Sicht auf die Realität ist, kann dieses Buch nicht den Anspruch erheben, in jeder Hinsicht objektiv zu sein. Obwohl ich überzeugt bin, dass die meisten erfahrenen Helfer und auch die Hilfsorganisationen im Wesentlichen mit meinen Schilderungen und Schlussfolgerungen übereinstimmen werden, möchte ich doch festhalten, dass ich hier meine ganz persönlichen Schlüsse ziehe und keineswegs für eine bestimmte Organisation spreche.

Ich schreibe hier ausschließlich über Katastrophen und jene Hilfseinsätze, die unmittelbar danach durchgeführt werden. Also die schnellen und dringenden Hilfsmaßnahmen, die notwendig werden, wenn aufgrund von Naturkatastrophen oder bewaffneten Konflikten irgendwo auf der Welt das Leben oder das Überleben vieler Menschen bedroht ist. Es ist ganz besonders dieser Bereich, der in den Medien in den letzten Jahren immer intensiver dargestellt worden ist. Dabei ist leider die beste Form der Katastrophenvorbeugung zunehmend aus dem Fokus der Presse verschwunden. Ich spreche von den Chancen zur eigenen Entwicklung in diesen Ländern, die letztendlich die einzig wirksame Möglichkeit zur Vorbeugung und Vorsorge für Katastrophenfälle ist, die es geben kann. Es ist offensichtlich, dass die Bevölkerung eines unterentwickelten Landes, die sich jeden Tag abmühen muss, das eigene Überleben sicherzustellen, nicht die Mittel zur Verfügung hat, um einen wirksamen Katastrophenschutz aufzubauen oder sich Reserven anzulegen, um auf Notsituationen vorbereitet zu sein. Der Bevölkerung in den ärmsten Ländern faire Chancen zu ihrer eigenen Entwicklung einzuräumen und sie dazu im Rahmen von langfristigen Entwicklungshilfemaßnahmen zu unterstützen, ist die wirksamste und auch billigste Möglichkeit, um die verheerenden Auswirkungen von Natur- und anderen Katastrophen zu verringern oder ihr Ausbrechen sogar ganz zu verhindern.

Leider sind diese mühsamen und langfristigen Maßnahmen aber meist zu unspektakulär, um in unseren Medien ausreichend wahrgenommen zu werden. Die Katastrophe dagegen bannt stets den Blick der Öffentlichkeit und damit auch der Spender, die sich von den schockierenden und dramatischen Bildern eher zu einer spontanen Überweisung bewegen lassen. Deshalb stehen seit einigen Jahren immer mehr Mittel für die Nothilfe zur Verfügung – leider oft auf Kosten langfristiger Entwicklungsmaßnahmen.

Zusätzlich drängt eine stetig wachsende Zahl von Akteuren auf den Markt der humanitären Hilfe, der beste Möglichkeiten zu positiver Publicity bietet. Mit der zunehmenden Medienpräsenz bei den großen Katastrophen der letzten Jahre hat die Zahl der Hilfsorganisationen und Initiativen, die sich ins Scheinwerferlicht der Katastrophenhilfe zu schieben versuchen, explosionsartig zugenommen. Daneben haben auch die Politiker, Armeen und selbst private Wirtschaftsunternehmen den positiven Werbeeffekt spektakulärer Hilfseinsätze für sich entdeckt. Das Spendenaufkommen für derartige Hilfsoperationen pro Jahr hat sich in Deutschland mittlerweile bei mehreren Hundert Millionen Euro eingependelt. Die Konkurrenz um diese Spendenmittel wird immer größer und härter, und um sich auf diesem Markt zu behaupten und von den Medien überhaupt wahrgenommen zu werden, wird es zunehmend wichtiger, spektakuläre und dramatische Bilder und Geschichten bieten zu können.

Auch die Presse selbst steht unter dem gewaltigen Druck, sich auf dem Nachrichtenmarkt behaupten zu müssen. Die Zahl der verfügbaren Fernsehkanäle ist in den letzten Jahren bis zur Unübersichtlichkeit angestiegen. Überzeichnete Dramatik und aufgebauschte vermeintliche Sensationen werden deshalb von vielen Fernsehsendern und Presseorganen bewusst genutzt, um sich auf diesem Markt zu profilieren.

Da die Meinungsbildung der Spender fast ausschließlich über die Medienberichterstattung erfolgt, ist im Rahmen dieses Konkurrenzkampfes eine zunehmende Tendenz zum »humanitären Showbusiness« zu beobachten, bei welchem der Darstellung einer Hilfsoperation in den Medien oft größere Bedeutung beigemessen wird als der Frage nach ihrem Sinn oder ihrer Durchführung.

Humanitäre Hilfe gerät dadurch zunehmend in Gefahr, ihre Glaubwürdigkeit zu verlieren. Dies wird noch verschlimmert durch den inzwischen schon inflationären Gebrauch des Etiketts »humanitär«, das heutzutage auf jede beliebige Aktion geklebt werden kann, ohne dass befürchtet werden muss, dass diese Bezeichnung hinterfragt wird. Die Medien übernehmen den Begriff zumeist völlig kritiklos und qualifizieren dadurch jede Maßnahme, die als »humanitär« bezeichnet wird, als generell gut.

Auch die Hilfsorganisationen haben es in der Vergangenheit versäumt, deutlich klarzumachen, was sie unter dieser Bezeichnung verstehen. Dabei gibt es inzwischen durchaus anerkannte Definitionen für den Begriff »humanitäre Hilfe«, die von den meisten Hilfsorganisationen geteilt werden und die den Missbrauch ganz entscheidend einschränken könnten, wenn sie nur umgesetzt würden. Folgende Definition zum Beispiel stammt aus einem Positionspapier des Verbands Entwicklungspolitik Deutscher Nichtregierungsorganisationen von 2003: »Humanitäre Hilfe richtet sich an Opfer von Krisen und Katastrophen. Sie hat zum Ziel, Leben zu retten und menschliches Leid zu mildern, und wird unabhängig von der ethnischen, religiösen und politischen Zugehörigkeit der Opfer geleistet.« Ich bin mir ziemlich sicher, dass sie von den weitaus meisten Spendern mitgetragen würde.

Wenn die Medien und die breite Öffentlichkeit sich auf diese Definition eingestellt hätten, wäre es kaum möglich gewesen, die Intervention der NATO im Kosovo oder die Invasion im Irak als »humanitäre« Operationen zu vermarkten.

Der Begriff »humanitäre Intervention«, der 1999 von der NATO für die Vorbereitung ihres Angriffs auf den Kosovo verwendet wurde, war 2001 noch aussichtsreicher Kandidat für den Titel »Unwort des Jahres«, mit dem grob unangemessener Sprachgebrauch gerügt wird, der möglicherweise sogar die Menschenwürde verletzt. Inzwischen ist der Ausdruck »humanitär« in den Medien allgegenwärtig. Im *Duden* wird er als »menschenfreundlich, wohltätig« erklärt. Für die Opfer der Kämpfe im Kosovo muss dies wie blanker Zynismus klingen.

Maßnahmen sind für mich dann humanitär, wenn sie ausschließlich nach dem Maß der jeweiligen Not erfolgen. Hilfsmaßnahmen, die dies nicht tun, sind – unabhängig von der wohlmeinenden Absicht und der Wirksamkeit – nicht humanitär. Diese Einschätzung wird von den meisten Hilfsorganisationen und internationalen Institutionen prinzipiell geteilt.

Bei aller Kritik: Selbstverständlich sind die Medien an ihre eigenen Gesetzmäßigkeiten gebunden, die zwangsläufig nicht in allen Fällen mit den Leitlinien von Hilfsorganisationen übereinstimmen können. Sie haben sich vor allem nach den wahren oder vermeintlichen Interessen ihrer Konsumenten, ihrer Kunden zu richten.

Doch eines verbindet Medien und Hilfsorganisationen: Beide leben in gewisser Weise von Katastrophen. Und beide weben darum oft auch gemeinsam an den Mythen, die internationale Katastrophenhilfe in Presse, Funk und Fernsehen so oft umwabern und das Publikum zu Hause offenbar auf das Allerbeste unterhalten. Und diese Heroisierung setzt sich oftmals noch nach Beendigung der Einsätze fort. Auch die zahlreichen Medienberichte über und mit den Heimkehrern hegen und pflegen fast ausnahmslos das Image und das gängige Klischee der selbstlosen und mutigen Retter und ihrer Organisation. Dadurch unterliegen die aus den Einsätzen zurückgekehrten Helfer den gleichen Zwängen und Vorgaben wie ihre Hilfsorganisationen, was die Außendarstellung ihrer Einsätze anbetrifft. Fast immer sind sie an die Sprachregelungen ihrer Organisationen gebunden, zumindest wenn sie beabsichtigen, noch einmal in einen derartigen Einsatz geschickt zu werden. Die Geschichten, die sie wirklich beeindruckt haben, werden dann lediglich im kleinen Kreis der Familie oder der besten Freunde erzählt.

Es sind aber gerade diese nicht veröffentlichten Begebenheiten, die für uns Helfer die Wirklichkeit in einem Katastropheneinsatz ausmachen und die die überzeichneten Klischees letztendlich korrigieren können. Deshalb werde ich in diesem Buch auch einige dieser Geschichten erzählen, so wie man sonst guten Freunden Geschichten erzählt. Ich verbinde damit die Hoffnung, dass die persönlichen Erlebnisse, die ich den fett gedruckten Schlagzeilen gegenüberstelle, all denen, die uns Helfer unterstützen und Hilfsoperationen erst möglich machen, einen Eindruck von dem vermitteln können, was diese Einsätze tatsächlich so wertvoll und so wichtig macht. Ich bin auch sehr zuversichtlich, dass ein Einblick in die Wirklichkeit im Zentrum der Katastrophe die weit verbreiteten Zweifel relativieren kann, die in der Öffentlichkeit nach großen Spendenaktionen immer wieder zu vernehmen sind.

Wir können es der Öffentlichkeit durchaus zumuten, dass an den Mythen und Klischees zur Katastrophenhilfe ein wenig gekratzt wird, und ich bin sicher, dass dadurch der humanitären Hilfe wieder ein wenig von der Glaubwürdigkeit zurückgegeben werden kann, die sie in den letzten Jahren verloren hat.

Zu wissen, wie es tatsächlich im Zentrum der Katastrophe aussieht, wie es wirklich ist, vor Ort zu helfen, ist nicht nur unerlässlich für alle, die diese Aufgabe erfüllen. Sie müssen wissen, was sie in den Katastrophengebieten wirklich erwartet, um dort etwas Sinnvolles leisten zu können. Es ist darüber hinaus aber auch von großer Bedeutung für die Spender: Nur wenn sie wissen, womit die Helfer vor Ort wirklich konfrontiert sind, werden sie eine Hilfsoperation auch einschätzen können und damit Vertrauen zu einer Hilfsorganisation aufbauen.

Und dieses Wissen ist außerdem unentbehrlich für alle Journalisten, die aus Katastrophen- und Krisengebieten berichten. Ebenso wenig wie Helfer unvorbereitet in ein Einsatzgebiet geschickt werden dürfen, so sollten auch Journalisten auf die Situation, die sie erwartet, vorbereitet sein und die Zusammenhänge vor Ort verstehen können. Denn letztendlich wird es an ihnen liegen, die gängigen Klischees zu korrigieren und die vorgegebenen Trends mit der Wirklichkeit zu konfrontieren.

Wenn es durch meine Ausführungen gelingt, einige Diskussionen anzuregen, die tiefer gehen als die Schlagzeilen, dann wird das vielleicht sogar den Opfern zukünftiger Katastrophen ein wenig zugutekommen. Denn sie sind es, um die es bei den internationalen Hilfsoperationen in allererster Linie gehen sollte. Sie sind auch die Einzigen, die sich selbst und ganz unmittelbar einen Eindruck von unseren Hilfsoperationen vor Ort verschaffen können und die von den übertriebenen Darstellungen in den Medien völlig unbeeindruckt bleiben, da sie sie in der Regel nicht zu sehen bekommen.

Vor mehr als zehn Jahren habe ich einmal in Tansania einen ruandischen Arztkollegen gefragt, der wenige Monate zuvor aus seiner Heimat in das große Flüchtlingslager Benaco gekommen war, was er mit »humanitärer Hilfe« verbinde. Seine Antwort war kurz und knapp und sehr ehrlich: »Humanitäre Hilfe ist das, was ihr mit uns macht, wenn es uns so richtig dreckig geht und wenn wir uns nicht dagegen wehren können.«

In diesem Zitat kommt der drastische Widerspruch zwischen den Klischees in der Mediendarstellung, die wir hier bei uns über Katastrophen und die nachfolgenden Hilfsoperationen immer noch pflegen, und der Wirklichkeit vor Ort, wie sie die Betroffenen erleben, sehr deutlich zum Ausdruck. Erst wenn wir ihrer Einschätzung dieselbe Bedeutung beimessen wie den Darstellungen in unseren Medien, wird sich die Arbeit in der humanitären Hilfe zwangsläufig professionalisieren und der vielfach liebgewonnene, aber überhebliche Anspruch, die armen und hilflosen Betroffenen von Katastrophen aufopferungsvoll und alleine retten zu wollen, endlich überwunden werden.

Bis heute bin ich nicht der Meinung, dass es jemals möglich sein wird, eine rundum perfekte Hilfsoperation im Rahmen der internationalen Katastrophenhilfe durchzuführen. Die Erfahrungen, die ich in den letzten Jahren machen konnte, beruhen nicht zuletzt auf vielen Fehlern, die ich begangen habe. Wenn ich in diesem Buch also Fehler beschreibe, so dürfte es kaum einen geben, der mir nicht selbst schon unterlaufen ist.

Nach wie vor gibt es sehr viele Möglichkeiten, internationale Hilfseinsätze weiter zu verbessern. Dieses Buch will hierzu einen Beitrag leisten, indem es die Wirklichkeit greifbar macht. Wenn die daraus folgenden Vorschläge und Lösungsansätze als Ausgangspunkt einer Diskussion über »humanitäre Hilfe« dienen, um die sich die einzelnen Akteure bisher weitgehend gedrückt haben, dann hat es seinen Zweck für mich mehr als erfüllt.

Dass hierbei die Helfer, Organisationen, Regierungen und Armeen ein wenig entzaubert werden, halte ich für ausgesprochen positiv. Ohne den Ballast, den ihnen die gängigen Klischees aufbürden, werden sie alle in der Lage sein, noch deutlich bessere Arbeit zu leisten.

Kapitel 1

»Die größte humanitäre Katastrophe aller Zeiten ...«

Der Mythos von der Objektivität der Medien

Darfur, Sudan, im Jahr 2004. Vor wenigen Tagen waren meine Kollegen und ich im Lager Abu Shok eingetroffen, ungefähr 8 Kilometer von der sudanesischen Provinzhauptstadt Al-Fasher entfernt, wohin sich zu diesem Zeitpunkt etwa 50 000 Menschen vor den gewalttätigen Auseinandersetzungen im Norden des Landes geflüchtet hatten. Wir waren zufrieden und zuversichtlich, als wir nach drei Tagen harter Arbeit unsere zweite Klinik in dem Lager mitten in der Wüste eröffnen konnten. Das Internationale Komitee vom Roten Kreuz (IKRK) hatte uns darum gebeten, die medizinische Versorgung direkt bei den Flüchtlingen sicherzustellen, nachdem wir einige Wochen zuvor schon eine ähnliche Einrichtung in der Stadt selbst in Betrieb genommen hatten. Das IKRK ist das älteste humanitär tätige internationale Hilfswerk und eine Komponente der Internationalen Rotkreuz- und Roter-Halbmond-Bewegung mit dem Mandat, die Einhaltung der Genfer Konventionen vor allem in Krisen- und Kriegsgebieten zu überwachen und in diesen Situationen neutrale humanitäre Hilfe zu leisten.

Das Lager lag mitten in der Wüste und war in 60 mal 60 Meter große Quadrate aufgeteilt. Auf jedem dieser Areale hausten jetzt ungefähr 25 Familien, die mit Plastikplanen, Kochgeschirr, Wasserbehältern und Nahrungsmitteln versorgt werden mussten. Latrinen für diese Blocks waren bereits gebaut worden, was bei dem sandigen Untergrund ausgesprochen schwierig gewesen war. Am anderen Ende der Fläche waren jeweils Wasserverteilungsstellen eingerichtet worden.

Vor zwei Tagen war ich das erste Mal hier gewesen, um mir das Stück Wüste mitten in dem belebten Lager anzusehen. Meine Kollegin aus Südafrika hatte den Platz zusammen mit den Flüchtlingen für uns ausgesucht. Sie war die medizinische Koordinatorin des IKRK, lebte schon seit mehreren Jahren im Land und verstand und sprach die Sprache der Flüchtlinge. Die flimmernde Hitze war brutal, als wir zum ersten Mal zusammen ins Camp gefahren waren. Die Temperaturen hatten deutlich über 45 Grad im Schatten gelegen, und von Schatten hatte es nicht die geringste Spur gegeben. Der Schweiß war mir in Strömen aus allen Poren geschossen. Die Klinik in der Stadt wurde inzwischen von unseren sudanesischen Kollegen, die mit großer Begeisterung bei der Sache waren, fast selbstständig geführt.

Im Lager Abu Shok hatte ein buntes und sehr lebhaftes Treiben geherrscht, und wir waren überall sehr freundlich begrüßt worden. Im Quadrat Q22 waren wir schon von Hunderten von Kindern und Erwachsenen erwartet worden. Wir hatten uns ein wenig mühsam durch die Kinderschar hindurchgearbeitet, die immer versucht hatte, an unseren Kleidern zu zupfen, um danach kichernd wegzurennen. Nach einigen Mühen hatten wir eine Gruppe von Männern mit Turbanen und weißen Kaftanen erreicht, die in dem ganzen Trubel würdevolle Ruhe ausstrahlten. Diese »Umdas« waren die obersten Autoritäten hier im Lager, und meine Kollegin hatte mich mit ihnen bekanntgemacht. Ich war sehr überrascht, wie jung sie noch waren, obwohl sie aus der Entfernung so viel Weisheit und Würde ausgestrahlt hatten. Keinen von ihnen schätzte ich älter als Anfang 40.

Umda Ahmed, die oberste Autorität in diesem Teil des Lagers, war höchstens 30, mit strahlenden dunklen Augen und blitzend weißen Zähnen. Er hatte auf mich zunächst wie ein fröhlicher und durchtriebener Spitzbube gewirkt. Mir fehlte bei seinem Anblick zwar ein wenig die erwartete Würde, aber dafür war er ausgesprochen sympathisch. Er hatte mich zur Begrüßung wie hier üblich fest an beiden Oberarmen gepackt. Als ich dasselbe machte, konnte ich mit meiner rechten Hand das lange Messer spüren, das er unter seinem Kaftan am linken Oberarm trug. Ich habe mich damals gefragt, ob ich hier vielleicht gerade die Würde und Autorität spürte, die ich zunächst nicht hatte erkennen können.

Er hatte mich dann am Arm gepackt, um mir zunächst seine Hütte zu zeigen und vor allem seinen Sohn, der am Tag zuvor auf die Welt gekommen war. Die Hütte war nur etwas mehr als einen Meter hoch und aus trockenen Zweigen geflochten, die in den Wüstensand gesteckt worden waren. Darüber hing eine der blauen Plastikplanen, die vom Roten Kreuz verteilt wurden. Es waren sicher nicht mehr als 8 Quadratmeter Platz in dieser ärmlichen Behausung. Der Boden war mit Matten ausgelegt, und auf einer davon hatte Umda Ahmeds Frau gelegen und stolz gestrahlt. Neben sich hatte sie ein kleines Stoffbündel, das sofort zu schreien anfing, als wir unsere Köpfe durch die Öffnung der Hütte steckten. Die heiße Luft schien unter der Plastikplane zu stehen. Ahmeds Frau hatte den Kleinen schnell an die Brust genommen und ihn damit zunächst beruhigt. Auch der Umda hatte sich inzwischen in die kleine Hütte gedrängt, und wir bewunderten gemeinsam seinen prächtigen Neugeborenen. Anschließend gingen wir zum Areal Q22 zurück, wo immer noch Hunderte von Menschen auf uns warteten, die schon von den Plänen für eine Klinik gehört hatten.

Der Bedarf für die Klinik im Lager war offensichtlich und auch dringend, da das Lager fast täglich weiter wuchs. Die Flüchtlinge hatten einen Fußmarsch von fast 10 Kilometern durch die heiße Wüste zurückzulegen, wenn sie unser Krankenhäuschen in der Stadt erreichen wollten. Für Gesunde mochte diese Strecke zu bewältigen sein, für Kranke und noch dazu für Kinder war sie aber sicher zu lang. Außerdem würde nach dem ersten Regen das Wadi zwischen dem Camp und der Stadt wieder voll Wasser stehen, und die Wegstrecke für die Patienten würde sich dadurch mehr als verdoppeln.

Es war sehr einfach gewesen, sich mit Umda Ahmed auf den Standort Q22 zu einigen. Der Fleck heißen Sandes hier war genauso gut oder schlecht geeignet wie jedes andere Areal. Rundherum gab es einfach nichts anderes als Wüste. Wir hatten uns schnell verständigt, dass wir schon am nächsten Vormittag mit dem Aufbau beginnen wollten, und Ahmed hatte uns für die kommenden Tage jede Menge freiwilliger Helfer in Aussicht gestellt. Gleich am nächsten Morgen war es losgegangen.

In unserer Klinik in der Stadt hatten wir noch drei unbenutzte Zelte und einiges an Material übrig. Alles wurde zusammengepackt und auf unseren Unimog verladen. Nebenher mussten noch mehr als 150 Patienten weiterhin versorgt werden. Jetzt, nachdem die ersten Regenfälle eingesetzt hatten, sahen wir immer mehr komplizierte Malariafälle. Unser Unimog war schon nach kurzer Zeit voll beladen, und alle wollten sofort mitfahren in das Flüchtlingscamp, um dort beim Neuaufbau zu helfen. Unseren sudanesischen Ingenieur mit dem Namen »Bush« hatten wir schon vorausgeschickt, um Q22 schon einmal provisorisch einzuzäunen. Der arme Kerl hieß wirklich so, und folgerichtig war sein Spitzname in diesen Tagen im Sudan »George W.«. Er trug es mit Fassung und jeder Menge Humor.

Gabriel, der stolze und einzige Fahrer unseres Unimogs, warf den Motor an, und die Aufbaugruppe kletterte singend hinten auf die Ladung. Er kurvte um die letzten Lehmhütten am Stadtrand, dann hinunter zum Wadi, das jetzt, nach den ersten Regenfällen schon leicht schlammig geworden war. In wenigen Wochen würde es ein Fluss werden und auch mit dem Unimog nicht mehr passierbar sein. Am Horizont, noch gute 5 Kilometer entfernt, sahen wir das Flüchtlingslager: lauter blaue und weiße Plastikplanen, die wie an Schnüren aufgereiht mitten in der Sandwüste dalagen. Inzwischen war dieses Lager schon mehr als 3 Kilometer breit und sicher mindestens ebenso lang. In den letzten Wochen waren in größeren Zelten die ersten Schulen eingerichtet worden, und wir begegneten einer Gruppe von Kindern in ihren Schuluniformen, die uns lachend zuwinkten.

Wir fanden die Straße »Q« und machten uns auf den Weg, die Querstraße »22« zu finden. Die Flüchtlinge schienen froh zu sein, dass wir kamen. Einige von ihnen hatten sich schon kleine Gärtchen vor ihren ärmlichen Hütten angelegt, in denen nach den ersten Regenfällen nun das erste zarte Grün zu sehen war. Ich hatte mir vorher kaum vorstellen können, dass in dieser trockenen und staubigen Wüste wirklich etwas wächst. Neben den Hütten sahen wir immer wieder Esel, denen die Vorderbeine zusammengebunden waren, damit sie sich nicht auf und davon machten.

Als wir dann an der Querstraße 22 ankamen, fanden wir dort einen völlig verzweifelten George W. mit einem 50 Meter langen Maßband inmitten einiger diskutierender Umdas und mehrerer Dutzend Männer, die ihm bei seiner Arbeit laut gestikulierend helfen wollten und ihn damit gerade zur Verzweiflung trieben. Bush, der Ingenieur, hatte ein sehr langes Maßband und den Ehrgeiz, die Zaunpfosten mit einem Abstand von genau 2 Metern zu setzen und dabei auch noch unbedingt vier exakte rechte Winkel auf unserem Areal zu erhalten. Die Umdas und ihre vielen Helfer hatten kein langes Maßband, aber dafür viele Zaunpfosten, und sie wollten, dass es jetzt endlich zügig voranginge. Also maß George ganz exakte Abstände, während die Helfer zügig die Zaunpfosten genau dort eingruben, wo der Untergrund nicht allzu hart gebacken war, und ohne sich um die sorgfältigen Markierungen unseres Ingenieurs Gedanken zu machen. George W. kamen fast die Tränen, als er das krumme Ergebnis seiner Maßarbeit sah, und er war kurz davor, endgültig aufzugeben und sein Maßband wegzuwerfen. Das Palaver war ohrenbetäubend. Wir einigten uns auf ein Treffen mit den Umdas, um das weitere Vorgehen zu diskutieren. Umda Ahmed führte bei diesem Treffen das Wort für die örtlichen Autoritäten, und er machte das fröhlich und sehr souverän. Immer wieder klopfte er dem resignierten George dabei auf die Schultern. Nach wenigen Minuten konnte er unserem Ingenieur schon das erste Lächeln entlocken und der Bann war gebrochen. George bekam daraufhin zehn Helfer zugeteilt, und es wurde ihm versprochen, dass sie nur das tun würden, was er ihnen sagte. Sein Blick blieb weiterhin ein wenig skeptisch, aber er schien mit dieser Lösung einverstanden zu sein.

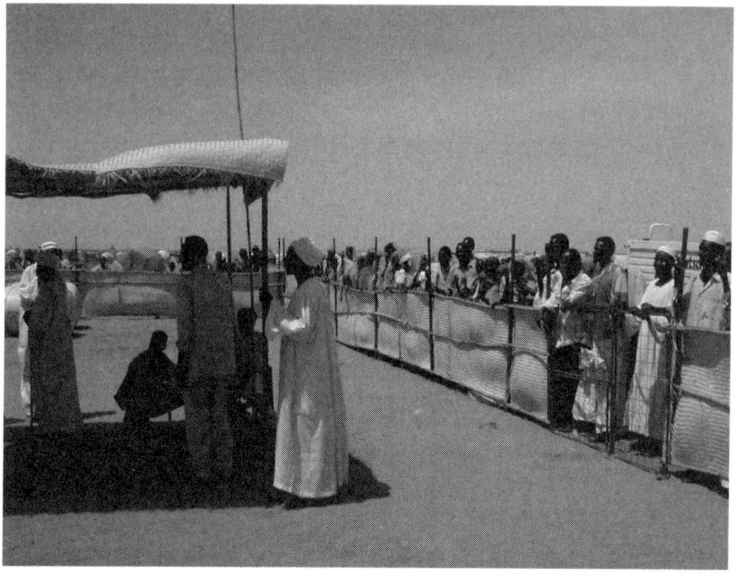

Abbildung 1: Lager Abu Shok, Sudan, Juli 2004: Der Eingang zur Basisgesundheitsstation.

Und plötzlich wurde unser Zaun schnurgerade. Die rechten Winkel waren absolut perfekt, und die Helfer peilten immer wieder den exakten Verlauf, nickten anerkennend und klopften George W. auf die Schulter. In der Zwischenzeit waren die beiden ersten großen Zelte aufgebaut worden, die wir mit dem Unimog mitgebracht hatten. Die Menge der Zuschauer war auf mehrere Hundert angewachsen. Die Umdas sorgten dafür, dass sie alle außerhalb der neu gebauten Umzäunung blieben, sodass wir relativ ungestört arbeiten konnten.

Es war inzwischen früher Nachmittag und wir hatten bereits mächtigen Hunger. Gabriel war mit der nächsten Unimog-Ladung angekommen und hatte vom Markt Fladenbrot und ein paar Schüsseln mit Essen für alle mitgebracht. Dazu stellte er noch mehrere Zweiliterflaschen mit Trinkwasser vor die Zelte, die schon nach wenigen Minuten alle leergetrunken waren. Keiner von uns hatte mehr einen trockenen Fetzen am Leib. Auch den Umdas in ihren weißen Kaftanen rann der Schweiß unter ihren Turbanen über die Gesichter. Trotzdem habe ich sie damals sehr um ihre luftigen Gewänder beneidet.

In den schmalen Schattenstreifen zwischen den Zelten wurden einige Matten auf den Sand gelegt. Wir zogen die Schuhe aus und setzten uns jeweils zu sechst um eine Schüssel. Jeder von uns bekam zwei Fladenbrote zugeteilt, mit denen wir die scharfe Tunke aus den Schüsseln aufsaugten. Wir hatten einen tollen Anfang gemacht an jenem Tag.

Als wir heute Morgen auf Q 22 ankamen, warteten schon die ersten Patienten auf uns. Während Gabriel und George W. die weiteren Zelte aufstellten und einräumten, fingen wir mit den ersten Behandlungen an. Die Umdas sortierten wieder das Chaos.

Auch im Camp gab es sehr viele schwere Malariafälle. Die Patienten konnten jetzt direkt zu uns getragen und vor Ort behandelt werden. Unsere Klinik in der Stadt war für sie unerreichbar gewesen.

Mir wurde ein dreijähriger Junge gebracht, der sich vor einigen Tagen ein Samenkorn ins Ohr gesteckt hatte, das inzwischen tief im Gehörgang aufgequollen war. Er brüllte wie am Spieß, als er mich sah. Es gelang mir nicht, ihn zu überreden, sich hinzulegen, und auch als Umda Ahmed seine Autorität in die Waagschale warf, besserte sich die Situation kaum. Er wehrte sich mit Händen und Füßen, und da er um sein Leben kämpfte und wir nur um ein aufgequollenes Samenkorn, hatten wir kaum eine Chance. Sein Vater packte schließlich entschlossen zu und hielt ihn fest. Der kleine Kämpfer schaute mich trotzig an, wie das wohl alle Dreijährigen machen würden, denen jemand im Ohr herumstochern möchte. Mir lief in dem heißen Zelt der Schweiß über das Gesicht und in die Augen, sodass ich meist gar nichts sehen konnte. Es hat wohl länger als eine halbe Stunde gedauert, bis das aufgequollene Korn endlich aus dem Gehörgang heraus war. Und obwohl der Vater den Kleinen die ganze Zeit festgehalten hatte, war es dem Bengel doch gelungen, mir drei Fausthiebe und zwei Tritte in den Bauch zu verpassen. Inzwischen waren auch meine Jeans völlig durchgeschwitzt, und mein sudanesischer Kollege war im Zelt aufgetaucht, um sich zumindest die letzten Minuten der Schlacht nicht entgehen zu lassen. Er lachte laut auf, als er den Tumult sah. Er hatte inzwischen drei ausgetrocknete Kleinkinder, die heftige Durchfälle hatten, versorgt und bat mich, seine Arbeit anzusehen. Den Kleinen ging es wirklich schlecht und er war sichtlich stolz darauf, dass er es in der Zwischenzeit geschafft hatte, diesen ausgemergelten Würmchen die notwendigen Infusionen anzulegen.

Als wir am Abend heimfuhren, waren wir alle rechtschaffen zufrieden mit diesem ersten Arbeitstag an unserer neuen Klinik. Wir freuten uns auf die Dusche und einen ruhigen Abend auf dem Flachdach unseres Hauses mit dem herrlichen Blick über die Altstadt. Vorher musste ich allerdings noch ein vereinbartes Telefoninterview für einen deutschen Radiosender geben. Obwohl wir gerade einige erfolgreiche und positive Tage erlebt, einiges auf die Beine gestellt hatten und ein gutes Stück weitergekommen waren, kam all dies in dem Interview überhaupt nicht zur Sprache. Stattdessen überwog, wie ich es schon so oft erlebt hatte, die Tragik und Dramatik alles andere, war die Rede von all den hochdramatischen Superlativen, mit denen die Medien und die Hilfsorganisationen bei solchen Gelegenheiten üblicherweise um sich werfen. Schon in der Ankündigung des Interviews hatte der Moderator von der »größten humanitären Katastrophe aller Zeiten« gesprochen.

Nach dem Interview kam mir der Gedanke, wie oft ich eigentlich in den letzten Jahren bei Einsätzen gearbeitet hatte, die alle von den Medien mit dem Zusatz »größte humanitäre Katastrophe aller Zeiten« tituliert worden waren: Somalia, Ruanda, Kosovo, die Erdbeben in Indien und in der Türkei, schließlich Afghanistan und jetzt Darfur.

Schon damals fragte ich mich, wie lange es wohl dauern würde, bis auch diese »größte humanitäre Katastrophe aller Zeiten« von den nächsten dramatischen Ereignissen aus unserem Bewusstsein gefegt würde. Nur etwa ein halbes Jahr später brach dann die Riesenwelle des Tsunami über Südasien herein und machte die Situation in Darfur plötzlich zur belanglosen Randnotiz, für die sich von einem Tag auf den anderen niemand mehr zu interessieren schien. Die Aufrufe und Vorsätze zu langfristiger Hilfe für den Sudan waren sehr schnell verhallt. Auch ich hatte sie nach den ersten Bildern aus Südasien sehr schnell vergessen. Und das erschreckte mich. Denn ich hatte immer großen Wert auf die Feststellung gelegt, dass es ganz entscheidend ist, langfristige Hilfe für die jeweiligen Katastrophenopfer zu leisten, um ihnen dadurch eine Chance für einen echten Neuanfang zu geben. Mir wurde bewusst, wie schnell auch wir Helfer uns von den dramatischen Übertreibungen beeindrucken lassen, mit denen die Medien jede neue Katastrophe versehen.

Der Tsunami wurde in der öffentlichen Wahrnehmung rasch nicht nur zur »größten«, sondern gleich zur »Jahrtausendkatastrophe«, obwohl gemessen an der Zahl der Todesopfer und unmittelbar Betroffenen das Flüchtlingsdrama in Darfur sicherlich eine weitaus »größere« Katastrophe war, wenn man solche Ereignisse überhaupt in irgendeiner Form vergleichen und mit Begriffen wie »größer« oder »schlimmer« belegen kann. Noch viel weniger gerechtfertigt ist dieser Superlativ, wenn man die Opferzahlen des Tsunami mit den Millionen Menschen vergleicht, die jedes Jahr verhungern oder an Krankheiten sterben, die sie sich zugezogen haben, weil sie keinen Zugang zu sauberem Trinkwasser haben.

Es waren also nicht die Opferzahlen, die den Tsunami zu einem Superlativ machten, sondern die beispiellose Berichterstattung über die Geschehnisse nach der Flutwelle. Mit Recht kann der Tsunami als die am besten bebilderte Katastrophe aller Zeiten bezeichnet werden. Wochenlang berichteten Fernsehsender rund um die Uhr, eine Sondersendung folgte der anderen. Im Unterschied zu Katastrophen in kaum erschlossenen Regionen waren bei diesem Tsunami Scharen von Touristen vor Ort, die die Welle nicht nur selbst miterlebt, sondern auch vielfach gefilmt hatten. Fernsehsender aus aller Welt konnten die gute Infrastruktur der Ferienorte sofort nutzen und lieferten die Katastrophe gewissermaßen live in die Wohnzimmer. In fast unendlichen Wiederholungen konnte das Publikum zu Hause so direkt sehen und miterleben, wie die Welle ankam, Menschen und Fahrzeuge mit sich riss und Gebäude zerstörte, statt sich nur mit der nachträglichen Betrachtung der entstandenen Schäden begnügen zu müssen.

Da auch viele Europäer durch die Riesenwelle ums Leben gekommen waren und viele von uns die zerstörten Gebiete von eigenen Reisen kannten, ergab sich für die Fernsehzuschauer fast von alleine ein ganz direkter persönlicher Bezug zu der Katastrophe, der bei anderen Unglücksereignissen in der Vergangenheit in dieser Deutlichkeit nie hergestellt werden konnte.

Die Schäden, die die Welle angerichtet hatte, verteilten sich auf insgesamt elf verschiedene Länder – was der Medienberichterstattung zusätzlich zugutekam. Erst nach und nach konnten entlegenere Regionen von den Medien erfasst werden. Nach den vielen dramatischen Amateurvideos aus Thailand und Sri Lanka richteten sich die Kameras Tage später auf das indonesische Sumatra, um von dort über noch deutlich größere Schäden und auch deutlich höhere Opferzahlen zu berichten. So konnte der Spannungsbogen über einen längeren Zeitraum gehalten werden, da es den Medien auch nach Wochen noch möglich war, über echte Neuigkeiten, etwa von den Nikobaren oder anderen entfernten Orten, zu berichten und die vorausgegangenen Meldungen durch neue und noch dramatischere Geschichten zu übertreffen. Bei der Berichterstattung über diese Katastrophe ist der Anspruch, sachlich und objektiv zu berichten, sehr schnell in der Flut der zahlreichen spektakulären Bilder und dramatischen Filmausschnitte untergegangen und ganz erbärmlich ertrunken.

Die Medien kämpfen um einen Markt, in dem sie sich durch Schnelligkeit, Exklusivität, Dramatik und vor allem durch noch sensationellere Bilder einen Vorteil verschaffen können. Die nüchterne und sachliche Nachricht muss also überzeichnet und aufgepeppt werden, um in der Flut der Bilder überhaupt noch wahrgenommen zu werden. Zwangsläufig führte dies aber im Falle des Tsunami dazu, dass Nüchternheit und Sachlichkeit auf der Strecke blieben. Es war nicht nur die schiere Menge der Bilder und Berichte, die die Betroffenheit bei den Lesern und Zuschauern immer weiter steigerte, sondern mindestens genauso sehr die immer weiter zunehmenden Dramatisierungen. Die vermuteten Opferzahlen wurden immer mehr in die Höhe geschraubt und die Berichte auf immer anrührendere Geschichten ohne wesentlichen Nachrichtenwert beschränkt.

Die Aufmerksamkeit, die dieser Katastrophe ganz unvermeidlich zuteil wurde, mündete nach dieser Mediendramatik in eine vorher nie da gewesene Betroffenheit mit der Folge, dass die spendensammelnden Organisationen schon nach kurzer Zeit mit Spenden überschüttet wurden. Mehr als 650 Millionen Euro wurden alleine in Deutschland von der Bevölkerung für die Tsunami-Opfer gespendet. Die Bundesregierung erhöhte diesen bisher noch nie erreichten Betrag um weitere 500 Millionen. In der internationalen Katastrophenhilfe wurde eine neue Dimension erreicht, die die Hilfsorganisationen vor Herausforderungen stellte, mit denen in dieser Form niemand zuvor gerechnet hatte: Sie drohten und drohen in einer bisher nie gekannten Spendenflut zu ertrinken.

Da Hilfsorganisationen ansonsten eher darum kämpfen müssen, die Finanzierung ihrer Einsätze einigermaßen sicherzustellen, war diese Situation völlig neu für sie. In der Hektik der anlaufenden Hilfsoperationen blieb keine Zeit, sich gemeinsam abzustimmen, wie man mit einer solch unerwarteten oder unerhofften Situation umgehen sollte. Zum ersten Mal stellte sich damals ganz konkret die Frage, ob es im Bereich der internationalen Katastrophenhilfe auch ein »Zuviel des Guten« geben kann, da die Gesetzgebung eine zeitnahe Verwendung der zweckgebundenen Spenden ausschließlich für die entsprechende Katastrophe – hier also den Tsunami – zwingend vorschreibt.

Die Organisation »Ärzte ohne Grenzen« wagte in diesem Dilemma erstmals den mutigen Schritt, ihr Spendenkonto für die Tsunami-Operationen zu schließen, da ihr Geldbedarf gedeckt war. Dies wurde damit begründet, dass die Organisation ausschließlich Projekte im Rahmen der Soforthilfe durchführe und sich nicht an längerfristigen Wiederaufbaumaßnahmen beteilige. Das Deutsche Rote Kreuz bat nach vier Wochen darum, die anderen Katastrophen auf der Welt nicht aus den Augen zu verlieren, und erinnerte in diesem Zusammenhang an die Not der Menschen im sudanesischen Darfur. Viele andere Hilfsorganisationen schwiegen, obwohl auch sie das Gefühl hatten, dass hier gerade ein humanitärer Overkill stattfand, der bald nicht mehr zu kontrollieren sein würde. Sie befürchteten, Reputation und Glaubwürdigkeit zu verlieren, wenn sie zugaben, dass sie jetzt schon mehr als genug an Mitteln zur Verfügung hatten, um ihre geplanten Hilfseinsätze zu finanzieren.

Erstmals stand also den Hilfsorganisationen viel zu viel Geld für die sofortige Hilfe in einer Katastrophe zur Verfügung, während ihnen gleichzeitig bewusst war, dass bei anderen Katastrophen auf der Welt wegen fehlender Mittel nicht angemessen geholfen werden konnte.

Es waren im Falle des Tsunami aber nicht alleine die großen und bekannten Hilfsorganisationen, die mit Spendengeldern überschwemmt wurden und sich überlegen mussten, wie sie diese einigermaßen sinnvoll ausgegeben konnten. Die enorme Medienpräsenz in den betroffenen Ländern lockte immer mehr neue Organisationen und Initiativen in das Katastrophengebiet. Jeder wollte dieses Mal direkt dabei sein und seinen Teil der Publicity abbekommen, und jeder konnte dieses Mal auch selbst vor Ort sein, weil er über genügend Geld verfügte. Organisationen und Initiativen ohne jegliche Erfahrung in der Katastrophenhilfe tauchten in den betroffenen Ländern auf und versuchten, ihren Traum von der schnellen und unbürokratischen Hilfe Wirklichkeit werden zu lassen. Geleitet und angelockt wurden sie hierbei vom Heldenimage des aufopferungsvollen Helfers und Retters, der einfach nur Gutes tut. Und nie zuvor war es leichter als nach der Tsunami-Katastrophe, in das Blitzlicht der Journalisten vor Ort zu kommen. Geld war für alle

Organisationen ausreichend vorhanden, und auch die Medienvertreter tummelten sich in nie gekannter Zahl im Katastrophengebiet – auf der Suche nach der Sensation, die aus den zahllosen Berichten noch ein wenig herausragen könnte.

So war aus der zu dieser Zeit gerade »größten humanitären Katastrophe« auch noch eine »Medienkatastrophe« geworden: Hilfsorganisationen waren verzweifelt auf der Suche nach Hilfsprojekten, für die sie ihre Spendengelder ausgeben konnten, und mussten irgendwann einsehen, dass es nicht genügend Projekte gab, um die vorhandenen Mittel auch sinnvoll einzusetzen, weil alle dringenden Nothilfemaßnahmen bereits durchgeführt und finanziert waren. Den Organisationen fehlte es diesmal nicht an Geld. Im Gegenteil: Nach dem Tsunami gingen ihnen erstmals die Opfer aus.

Eine solche Medienkatastrophe lässt bei den großen und global tätigen Hilfsorganisationen unweigerlich das Gefühl entstehen, dass das überschüssige Geld sicher besser und auch effektiver für eine andere Katastrophe ausgegeben werden könnte. Für eine Katastrophe, die nicht die Kriterien der Medien erfüllt, um in die Öffentlichkeit getragen zu werden, für eine »vergessene Katastrophe«.

Eine vergessene Katastrophe ist das genaue Gegenteil des oben Beschriebenen. Es ist eine Katastrophe, in der man dringend Hilfseinsätze durchführen möchte und auf der meist vergeblichen Suche nach einer Geldquelle ist. Und leider viel zu oft auch eine Katastrophe, bei der wir irgendwann einsehen und akzeptieren müssen, dass die zur Verfügung stehenden Spenden nicht ausreichen werden, um alle dringend notwendigen Hilfsoperationen durchzuführen.

Das Spendenaufkommen der letzten Jahre ist in Deutschland weitgehend konstant geblieben. Leider bedeutet das, dass eine Überfinanzierung der Hilfsmaßnahmen für eine »Medienkatastrophe« auch auf Kosten vergessener Katastrophen geht – und diese machen die weitaus größere Zahl aus.

Was letztendlich eine Katastrophe »medientauglich« macht, unterliegt den jeweiligen Gesetzen des Medienmarktes und hängt zudem davon ab, ob zum Zeitpunkt des Geschehens noch andere

Ereignisse für die Öffentlichkeit spannend und unterhaltend sein könnten. Zwei Katastrophen zur selben Zeit kommen in unseren Medien so gut wie nie vor. Eine »Medienkatastrophe« wird also zwangsläufig immer auch zu einem weiteren Vergessen aller anderer Katastrophen beitragen.

Unbestritten dürfte außerdem sein, dass die ersten Meldungen über eine Katastrophe den Ausgangspunkt für die dramaturgischen Steigerungen der folgenden Tage bilden. Es sind diese ersten Meldungen, die dann zwangsläufig immer weiter übertroffen werden müssen, wenn die Berichterstattung über das Ereignis nicht wegen drohender Langeweile eingestellt werden soll. Durch diesen Mechanismus wird eine Katastrophe, die es in die Medien geschafft hat, allmählich immer mehr übertrieben und überzeichnet, da die Wirklichkeit meist nicht mit dem Wunsch der Medien nach stetig steigender Dramatik mithalten kann. Wenn dann einige Monate später regelmäßig die Opferzahlen dieser Katastrophen nach unten korrigiert werden, ist dies den Medien oft nicht einmal mehr eine kleine Randnotiz wert.

Es wäre unredlich, alleine den Journalisten vor Ort die Verantwortung für diese überzogenen Darstellungen zu geben. Meist sind es die Redaktionen im Heimatland, die die dramaturgische Steigerung einfordern. Sie erwarten eine bestimmte Geschichte, und die Aufgabe der Journalisten vor Ort besteht oft nur noch darin, für diese Geschichte geeignete Bilder und Gesichter zu finden. Da es sich bei den Berichterstattern in den Katastrophengebieten meist um freie Journalisten handelt, werden sie sich dem vorgegebenen Trend also anpassen müssen, wenn sie veröffentlicht und damit auch bezahlt werden wollen.

Ein gutes Beispiel für eine solche Entwicklung bietet die Lage im Kosovo nach der NATO-Intervention im Jahr 1999. Nachdem die Grenze zum Kosovo wieder geöffnet worden war, fuhr ich vom mazedonischen Lager Stenkovac aus in die Hauptstadt Priština, um mir ein Bild von der Lage vor Ort zu machen. Ich sah zwar eine ganze Reihe geplünderter Häuser auf dem Weg, teilweise niedergebrannt, insgesamt wirkte aber alles deutlich weniger verwüstet, als ich es erwartet hatte. Als ich schließlich auf den Hügeln vor Priština ankam, bot sich mir dann ein völlig unerwarteter Anblick: Anstatt rauchender Trümmerberge wie in unseren Zeitungen angekündigt, sah ich eine fast völlig unzerstörte Stadt im Sonnenlicht vor mir im Tal. Auf den zentralen Plätzen saßen die Menschen im Freien und tranken ruhig und gelassen ihren Kaffee. Auch meine Erwartungen waren durch die Berichterstattung in unseren Medien geprägt worden. Allerdings hatte ich im Gegensatz zu den Lesern und Zuschauern zu Hause die Möglichkeit, diese Übertreibungen mit der Wirklichkeit vor Ort abzugleichen. Ich fand lediglich einen einzigen zerstörten Straßenzug, der offenbar in den Wochen zuvor aus allen nur erdenklichen Perspektiven fotografiert worden war. So war in der Welt der Eindruck entstanden, ganz Priština läge in Schutt und Asche. Es war für mich eine schöne Überraschung und auch eine gewisse Erleichterung, zu sehen, dass dem keineswegs so war.

Am nächsten Tag auf der Rückfahrt bot sich mir an der Grenze zu Mazedonien der unglaubliche Anblick einer kilometerlangen Schlange von Taxis, voll besetzt mit Flüchtlingen aus den mazedonischen Lagern, die wieder in den Kosovo zurückkehrten. Noch nie zuvor habe ich heimkehrende Flüchtlinge in einer Schlange aus Hunderten von Taxis gesehen. Trotz dieses wirklich eindrucksvollen und wohl auch historischen Bildes, das sie boten, waren die zahlreichen Kameras, die dort an der Grenze aufgebaut waren, ausgeschaltet. Auf meine Frage, warum sie das nicht filmen und dokumentieren würden, antworteten die Journalisten, dass sie auf einen Traktor mit Anhänger warteten, der mit Flüchtlingen voll besetzt sei. Diesen wollten sie dann filmen und fotografieren. Die Taxis dagegen passten nicht in das Bild, das in der Heimat erwartet wurde.

Noch am gleichen Tag sollte ich, zurück im Lager Stenkovac, für einen deutschen Rundfunksender in einem Telefoninterview meine ersten Eindrücke aus dem Kosovo schildern. Im Vorspann zum Interview, den ich am Telefon mithören konnte, war von »Leichenbergen«, von »qualmenden Trümmern« und »ausgemergelten Flüchtlingen« die Rede, die sich mühsam in ihre »völlig zerstörte Heimat« schleppten. Offenbar erwartete der Reporter von mir eine Bestätigung dieser Bilder, als ich der Sendung zugeschaltet wurde. Ich konnte seine Vorstellungen nicht bestätigen; doch was ich wirklich im Kosovo gesehen hatte, wollte niemand hören. So wurde ich eilig mit ein paar Dankesworten wieder verabschiedet. Dies war sicher das kürzeste Interview, das ich jemals gegeben habe.

Wir waren während dieses Einsatzes in einem Hotel in Skopje untergebracht, in dem auch viele Journalisten wohnten, zu denen wir inzwischen ein wirklich gutes Verhältnis hatten. Abends traf ich dort eine Journalistin, die für eine große deutsche Tageszeitung schrieb. Sie erzählte mir, dass sie am Vortag auch in Priština gewesen war, und ich war froh zu hören, dass sie dieselben Eindrücke von der Stadt hatte wie ich. Doch über meine Hoffnung, das falsche Bild in der Öffentlichkeit würde nun bald korrigiert werden, konnte sie nur milde lächeln. Die Redaktionen in Deutschland hätten nun mal gewisse Erwartungen. Für die läge Priština seit Wochen in Schutt und Asche, und das müsse eben so bleiben. »Alles andere wird einfach nicht gedruckt«, sagte sie.

Wenn man den Medien nun vielleicht ankreiden kann, dass sie die Tatsachen oft zu sehr aufbauschen, indem sie ihren eigenen Zwängen und Notwendigkeiten folgen, so kann man ihnen aber sicher nicht ernsthaft vorwerfen, dass sie sich die Geschichten völlig aus den Fingern saugen, die sie ihrem Publikum bieten. Zumindest in den Medienkatastrophen ist die Zahl der Stichwortgeber unter den Helfern groß genug, und sie wird seit einigen Jahren immer größer. Hilfsorganisationen haben längst erkannt, dass sich ihr Image und damit auch die Wahrnehmung durch potenzielle Spender mittlerweile fast ausschließlich über die Medien transportiert. Und je mehr Organisationen vor Ort tätig sind, umso spektakulärer müssen sie sich präsentieren, um von den Medien wahrgenommen zu werden. Die Entscheidung der einzelnen Spender für eine ganz bestimmte

Organisation hängt fast nur von dem Bild ab, das die Helfer in den Medien abgeben oder in der Vergangenheit abgegeben haben. Es verwundert also nicht, dass sich die meisten Organisationen immer mehr auf diese Medienwirklichkeit einstellen und ihre Anzahl zwangsläufig in denjenigen Katastrophengebieten steigt, in denen auch das Medieninteresse zunimmt. Die Kameras scheinen oft wie ein Magnet auf die Helfer zu wirken, während die Hilfsorganisationen, die in vergessenen Katastrophen arbeiten, meist an einer Hand abzuzählen sind.

Auch für Hilfsorganisationen gilt seit einigen Jahren folgerichtig: »Tue Gutes und rede darüber.« Die Ergänzung müsste lauten: »Und wenn du redest, achte darauf, dass eine Kamera und ein Mikrofon in der Nähe sind und dass du die Rolle des selbstlosen und unfehlbaren Helden gut und überzeugend darstellst.«

Oft sind die Medien bei ihrer Arbeit auf die logistische Unterstützung der Helfer angewiesen, um wirklich direkt am Geschehen präsent sein zu können. Und diese bekommen sie, weil sich die Helfer im Gegenzug gute Publicity davon versprechen. Andererseits bietet die praktische Arbeit der Helfer die beste Möglichkeit, wirklich persönliche Geschichten zu erzählen, die über die bloßen nackten Zahlen hinausgehen und noch einmal eine ganz neue Dimension der Betroffenheit in der Öffentlichkeit schaffen können. Der unausgesprochene Handel, den Medien und Hilfsorganisationen dabei eingehen, tauscht die unmittelbare Nähe zum Geschehen meist gegen eine wohlwollende Berichterstattung, die dann eben oftmals auch die Grenze zur Hofberichterstattung überschreitet. Wenn Journalisten gar Gäste der jeweiligen Organisation sind, ähnlich wie dies bei den Streitkräften während ihrer Einsätze durchaus üblich ist, werden sie sich mit wirklich kritischer und objektiver Berichterstattung zwangsläufig schwerer tun. Auch die Hilfsorganisationen haben den Vorteil der »embedded journalists« für sich entdeckt. Wo aber Medien und Hilfsorganisationen so beinahe perfekt zusammenspielen, liegt die Gefahr nahe, dass die Organisationen immer häufiger genau diese gesuchten Medienklischees bedienen, um ihren Anteil an medialer Selbstdarstellung und Imagepflege zu sichern.

UNICEF hat im *Humanitarian Action Report* 2006 darauf hingewiesen, dass neben den »Fallschirm-Journalisten«, die von außen in ein Katastrophengebiet einfallen, nun auch zunehmend »Fallschirm-Helfer« dort auftauchen. Für beide Gruppen gilt, dass sie meist nicht im Lande verankert sind, die logistischen Probleme verschärfen, über wenig Erfahrung verfügen und sich auch nicht koordinieren lassen.

Die große Gefahr besteht zurzeit sicher darin, dass diese beiden Gruppen sich vor Ort treffen und das Bild internationaler Katastrophen und der nachfolgenden Hilfsoperationen in den Medien prägen. Die Mythen, die sich um internationale Katastrophenhilfe ranken, werden hierdurch weiter zementiert.

Qualität in der Katastrophenhilfe wird so zunächst einmal kaum zu einem echten Thema in unseren Medien. Eine Organisation, die in der Lage ist, spektakuläre Bilder zu liefern, kann dagegen sicher sein, von den Medien positiv wahrgenommen zu werden. Ein eindrucksvolles Beispiel dafür sind die Bilder über die Einsätze der deutschen Bundeswehr und anderer Armeen in den Katastrophengebieten dieser Welt, die im Wesentlichen startende und landende Hubschrauber zeigen. Offensichtlich kann hierdurch die in den Medien geforderte Dramatik und Dynamik am besten dargestellt werden. Zumindest können die Armeen sicher sein, dass jeder ihrer Starts und Landungen von den Medien ausgiebig in Szene gesetzt wird.

Auch einige Hilfsorganisationen haben es zu einer Professionalisierung in ihrer Außendarstellung gebracht, die oft in keiner wirklichen Relation zu den realen Hilfsprojekten steht. Wenn diese Art der Berichterstattung einmal angelaufen ist, gibt es weder für die Medien noch für die Hilfsorganisationen eine wirkliche Möglichkeit, die überzogenen Bilder und Berichte später wieder zu korrigieren. Die Medienkatastrophe wird dann zum Selbstläufer. Die Erwartungen in der Öffentlichkeit werden immer höhergeschraubt und haben mit den Realitäten vor Ort bald nur noch sehr wenig zu tun.

Auch die Kritiken, die den Einsätzen häufig folgen, sind selten nüchtern und sachlich. Sie bedienen ebenfalls in erster Linie die Bedürfnisse der Medienwelt und werden deshalb oft zu sensationellen Enthüllungen aufgebauscht. Von den Journalisten wird in diesem Zusammenhang – mit einigem Recht, aber deutlich verspätet – darauf hingewiesen, dass unabhängige Berichterstattung nicht nur aus Lobgesängen bestehen kann, sondern eben auch Kritik mit einschließen muss. Auch scheint diese Kritik regelmäßig in dem Augenblick einzusetzen, in dem die Katastrophe und die Hilfsmaßnahmen keine anderen sensationellen Neuigkeiten mehr bieten können. Statt mit nüchternen und sachlichen Einschätzungen wird dann in vielen Fällen mit übertriebenen Schlagzeilen reagiert, die schließlich eine sehr verunsicherte Öffentlichkeit zurücklassen.

Es wird letztendlich auch an den Hilfsorganisationen selbst liegen, diese extreme Darstellung von Katastrophenhilfe in Zukunft mehr an der Wirklichkeit auszurichten statt an den kurzlebigen und sensationellen Bildern und Schlaglichtern und sich nicht vorschnell von der Dynamik der Medienberichterstattung mitreißen zu lassen. Auch die alltäglichen und eher unspektakulären Aktionen, die für den Verlauf einer Hilfsoperation meist das Wesentliche sind, können der Öffentlichkeit sicherlich gut und interessant vermittelt werden. Hierzu ist es notwendig, dass die Helfer ganz besonders in den »ruhigen« Zeiten zwischen den großen Katastrophen aktiv auf die Medien zugehen, um auch vergessene Notlagen in das Bewusstsein der Öffentlichkeit zu bringen.

Internationale Katastrophenhilfe hat sich inzwischen durch die Erfahrungen der letzten Jahrzehnte so sehr professionalisiert, dass klare Kriterien für die Qualität einer Hilfsoperation definiert werden können, sei es die Erfahrung und Ausbildung der Helfer, die Koordination mit den anderen Beteiligten oder die Frage, was eigentlich im Land zurückbleibt, wenn die Helfer wieder abgereist sind. So haben sich vor ungefähr zehn Jahren mehr als 200 internationale Hilfsorganisationen zum Ziel gesetzt, im Rahmen der Initiative »Sphere Project« die Qualität und die Zuverlässigkeit humanitärer Hilfsoperationen zu verbessern und durch die Definition von Mindeststandards nachprüfbar zu machen.

Eine entscheidende Aufgabe wird es also sein, derartige professionelle Standards in der internationalen Katastrophenhilfe weiter zu stärken und auch in den Massenmedien bekanntzumachen. Dies kann nur gelingen, wenn die Hilfsorganisationen ihre Medienarbeit professionalisieren und dem gängigen Medienklischee vom heldenhaften und selbstlosen Retter ein realistisches Bild gegenüberstellen, das der Qualität der Arbeit in den Katastrophengebieten zu wirklicher Bedeutung verhilft. Hierzu gehört ganz sicher auch eine Professionalisierung der Berichterstattung in unseren Presseorganen, die sich in Zukunft nicht mehr nur auf die spektakulären Schlagzeilen und Bilder beschränken darf.

Alle »größten Katastrophen aller Zeiten«, die wir in den vergangenen Jahrzehnten präsentiert bekommen haben, entsprachen bei genauem Hinsehen diesem Etikett keineswegs. Einige vermeintliche humanitäre Katastrophen, wie die Situation in Afghanistan im Winter 2001, wurden in erster Linie herbeigeschrieben. Andere, deutlich schlimmere Notlagen, wie die damalige Lage im Sudan oder im Kongo, wurden einfach nicht wahrgenommen und der Öffentlichkeit vorenthalten oder sogar ganz bewusst verdrängt.

Wenn uns also in den nächsten Jahren immer mal wieder medienwirksam die »größte Katastrophe aller Zeiten« präsentiert werden sollte, ist es sicher sinnvoll, erst einmal nur ganz ruhig durchzuatmen und sich zu fragen, welche Katastrophen und Notlagen durch die dann einsetzende Hysterie in den Medien für die nächsten Monate völlig aus dem Fokus verschwinden werden. Die Superlative in der Presse beschreiben zunächst einmal nichts anderes als die spektakulärsten Bilder, die man an diesem Tag vermarkten kann.

Und so werden Menschen, die durch diesen Mechanismus in Vergessenheit geraten, auch zu Opfern einer Katastrophe, mit der sie ursprünglich gar nichts zu tun hatten. Wir müssen also lernen, hinter die fetten Schlagzeilen zu blicken. Und ich kann Ihnen versprechen, dass es dahinter sehr viel Spannendes zu entdecken gibt.

Kapitel 2

»Die Opfer warten verzweifelt auf Hilfe ...«

Der Mythos von den hilflosen Überlebenden

Ganz gleich, welche Art von Unglück sich ereignet, sei es ein Erdbeben, ein bewaffneter Konflikt, eine Hungersnot, eine Überschwemmung oder ein Vulkanausbruch, stets zeigen die ersten Fernsehbilder nach der Katastrophe dasselbe Phänomen: Die Überlebenden bringen sich zunächst einfach nur in Sicherheit. Sie versuchen, der akuten Bedrohung so schnell wie möglich zu entkommen. Aus diesem Grund sind die allerersten Eindrücke, die wir als ferne Beobachter am Fernsehschirm von einer Katastrophe bekommen, zwangsläufig immer die einer chaotischen Flucht.

Diese allererste Phase nach einer Katastrophe, die deshalb oft als »Fluchtphase« bezeichnet wird, dauert bei einem kurzen Ereignis, wie etwa einem Erdbeben, meist nur Sekunden oder wenige Minuten. Bei langsam einsetzendem Hochwasser, bewaffneten Konflikten, Dürren und Hungersnöten kann sie dagegen mehrere Tage oder gar Wochen andauern.

Sobald die Betroffenen dann aber einen sicheren Platz zum Überleben für die nächsten Tage gefunden haben, beginnt sofort die zweite Phase nach der Katastrophe: Sie beginnen zu retten, was noch zu retten ist. Und das sind zunächst einmal ihre Familienangehörigen, Nachbarn und Freunde. Sie stehen natürlich unter dem Eindruck des gerade Erlebten. Sie haben die Katastrophe am eigenen Leib gespürt und erlitten. Sie sind mittendrin und wissen, dass sich noch viele andere Opfer weiterhin in einer gefährlichen Situation befinden und auf Rettung hoffen, die in diesen ersten Minuten und Stunden nur von den Überlebenden selber kommen kann. Und deshalb warten sie nicht untätig ab, bis ausländische Hilfe eintrifft, sondern sie werden sofort selbst aktiv. Schließlich geht es um ihre Familien, Nachbarn, Freunde.

Sie beginnen so schnell wie möglich, nach weiteren Opfern zu suchen, sie bergen Verletzte und legen provisorische Verbände an. Sie teilen das, was sie aus den Trümmern gerettet haben, mit anderen Opfern, und sie versuchen auch schon, einander zu trösten. Ohne in irgendeiner Form organisiert oder vorbereitet zu sein, sind sie sofort und im besten Sinne humanitär tätig. Rasse, Religion, Hautfarbe oder Geschlecht spielen vor dem Hintergrund der Katastrophe überhaupt keine Rolle. Ihr Handeln entspricht also genau dem, was sich die großen internationalen Hilfsorganisationen in ihre Leitsätze geschrieben haben: Jedem Bedürftigen wird sofort und so gut es irgend geht geholfen, unmittelbar und ganz selbstverständlich.

Das ist ganz natürlich, es ist menschlich, es ist humanitär. Warum lassen wir uns aber dann von den Medien stets ein ganz anderes Bild suggerieren? Warum glauben wir, was die Medien uns weismachen wollen: dass die Opfer der jeweiligen Katastrophe verzweifelt, hilflos, apathisch und geschockt die Rettung durch ausländische Helfer erwarten?

Als im August des Jahres 2002 die Elbe in Sachsen über die Ufer trat, begannen die deutschen Fernsehanstalten wie üblich mit der Ausstrahlung von Sondersendungen. Die Lage war durchaus brisant; das Hochwasser an der Elbe stieg immer weiter, ganze Städte standen schon unter Wasser, und täglich musste mit dem Bersten weiterer Dämme gerechnet werden. Viele der Betroffenen hatten bereits ihre gesamte Existenz verloren. Tausende hatten ihre überfluteten Häuser verlassen müssen.

Die Folge dieser Berichterstattung war eine enorme Hilfsbereitschaft und Solidarisierung in der ganzen Republik. Zehntausende von Helfern der großen Hilfsorganisationen, der Bundeswehr und des Bundesgrenzschutzes machten sich auf den Weg nach Sachsen, um den von der Flut betroffenen Landsleuten zu Hilfe zu eilen, und über 20 000 private und nicht organisierte Helfer boten zusätzlich aus eigener Initiative ihre Hilfe vor Ort an. Zeitweise waren durch sie sogar die Straßen in die Katastrophengebiete verstopft. Die Welle der Solidarität und Hilfsbereitschaft war so groß und unerwartet, dass sie die Einsatzkräfte vor Ort zum Teil sogar überforderte. Nicht immer gelang es, diese privaten Helfer sinnvoll in die schon laufenden Hilfsoperationen zu integrieren.

Denn natürlich beteiligten sich neben den Zigtausenden von privaten und organisierten Helfern, die aus den anderen Bundesländern nach Sachsen geeilt waren, auch Hunderttausende von einheimischen Betroffenen an den Rettungsaktionen vor Ort, die keineswegs untätig auf die immer weiter anschwellende Elbe starrten und verzweifelt um Hilfe aus dem Westen baten. Sie bauten Dämme aus Sandsäcken, halfen bei den Evakuierungen, kochten für die freiwilligen Helfer oder machten sich anderweitig nützlich. Ganze Dörfer und Städte kämpften gemeinsam am Elbeufer gegen das Hochwasser, Nachbarn standen Seite an Seite.

Ganz Deutschland schien damals zusammenzurücken. Es gibt wohl keinen Landkreis in Deutschland, der bei dieser Katastrophe keine Hilfskräfte nach Sachsen geschickt hat, und die Medien zeigten zahlreiche Interviews mit von der Flut betroffenen Bewohnern und den herbeigeeilten Landsleuten. Die Berichte waren voll des Lobes über diese ganz spontane Hilfsbereitschaft. Sie zeigten engagierte Helfer, die ihren Landsleuten in dieser schwierigen Situation zur Seite stehen wollten. Keiner dieser herbeigeeilten Helfer aber hat die direkt Betroffenen als hilflos wartende Opfer erlebt. Sie alle kamen, um die Einheimischen zu unterstützen. Sie reihten sich ein in die Schlangen, die die Sandsäcke zu den Dämmen trugen und waren von den eigentlich Betroffenen kaum mehr zu unterscheiden. Es waren schöne und beeindruckende Bilder, die in all dem Chaos und der Zerstörung jede Menge Hoffnung brachten und die sich so völlig von dem unterschieden, was wir nach großen Katastrophen im Ausland für gewöhnlich zu sehen bekommen.

Doch natürlich ist spontane Hilfsbereitschaft für die eigenen Landsleute keine typisch deutsche Eigenschaft. Genau dasselbe passiert in jedem anderen Land und nach jeder anderen großen Katastrophe. Auch in anderen Katastrophengebieten rücken die Menschen ganz spontan zusammen, machen sich Tausende von freiwilligen einheimischen Helfern sofort auf den Weg in das Katastrophengebiet, um mit Hand anzulegen und ihren Landsleuten beizustehen. Auch dort werden sofort nationale Zivilschutzeinrichtungen, Militär und lokale Hilfsorganisationen in das Katastrophengebiet geschickt.

Humanitäre Nothilfe nach großen Katastrophen beginnt immer und überall unmittelbar nach dem Katastrophenereignis und keineswegs erst dann, wenn die ersten ausländischen Helfer endlich vor Ort eintreffen und die Fahnen mit den Logos ihrer Organisationen gut sichtbar in die Trümmer rammen. Und diese wirklich ersten Akteure sind immer und überall die überlebenden Betroffenen selbst, ganz egal, was und wie viel sie nun durch die jeweilige Katastrophe verloren haben. Unsere Medien scheinen diese Tatsache allerdings bei großen Katastrophen im Ausland nicht wahrzunehmen, hin und wieder vielleicht sogar ganz bewusst auszublenden. Dokumentiert werden lediglich Chaos und scheinbar ohnmächtige Hilflosigkeit. Die spontane lokale Einsatzbereitschaft und Solidarisierung vor Ort wird von den ausländischen Medien kaum gezeigt.

Die Betroffenen und die Helfer der Flutkatastrophe an der Elbe hätten sicherlich fassungslos den Kopf geschüttelt, wenn man ihnen untätige Hilflosigkeit unterstellt hätte, während sie auf das Eintreffen von Hilfsteams aus Polen, Russland und der Ukraine warteten. Der Einsatz dieser ausländischen Helfer unter anderem in Sachsen ging in unseren Medien übrigens weitgehend unter.

Niemand in Deutschland hat wohl den Eindruck, dass wir die Elbeflut nur mithilfe dieser Helfer aus dem Ausland überstanden hätten. Unser Eindruck ist diesbezüglich ein ganz anderer: Wir haben das selbst geschafft. Ganz alleine durch unser Engagement, durch unsere Hilfsbereitschaft und durch eine wirklich beeindruckende

Solidarisierung quer durch die ganze Republik. Nichts anderes geschieht zunächst einmal in jedem anderen Katastrophengebiet der Welt, auch wenn die Blitzlichter unserer Journalisten das nicht einfangen wollen oder können.

Nach dem Erdbeben im iranischen Bam Weihnachten 2003 wurden wir alle wieder einmal durch dramatische Fernsehbilder von Zerstörung, Leid und Chaos aufgerüttelt. Wir sahen die staubbedeckte Trümmerwüste, die einmal eine malerische und lebhafte Altstadt mit einer wunderschönen Zitadelle gewesen war, und wir hörten die Klagen der Überlebenden, die Familienangehörige während des Bebens verloren hatten.

In diesen ersten Berichten nach der Katastrophe erfuhren wir aber überhaupt nichts über die 9 000 Freiwilligen des Iranischen Roten Halbmondes, die innerhalb von Stunden aus dem ganzen Land in das zerstörte Bam geeilt waren und sofort nach dem Beben mit ihren Hilfsmaßnahmen vor Ort begonnen hatten. Wir hörten und wir sahen genauso wenig über die mehr als 10 000 Verletzten, die von ihnen innerhalb der ersten 48 Stunden aus dem Katastrophengebiet in entfernter liegende Krankenhäuser evakuiert worden waren, um dort medizinisch versorgt zu werden.

Es wird heute davon ausgegangen, dass 98 Prozent aller verschütteten Verletzten nach einem Erdbeben innerhalb der ersten zwei Tage aus den Trümmern geborgen werden. Und die Retter, die dies zum weitaus größten Teil leisten, sind die eigenen Familienangehörigen und Nachbarn. Die Überlebenden sind die Einzigen, die selbst bei einem zusammengestürzten Haus noch ziemlich genau sagen können, wo sich der Vermisste am ehesten befindet. Sie wissen, welche Steine und Trümmer sie beiseiteräumen müssen, um ihn zu erreichen, und sie beginnen auch sofort damit. Sie tun es mit bloßen Händen, mit Stangen, mit Hebeln oder anderen Werkzeugen, die sie gerade finden können. Und während sie das tausendfach tun, ist bei den Hilfsorganisationen im fernen Ausland meist noch nicht einmal die Entscheidung über einen eventuellen Einsatz gefallen.

Ich erinnere mich an die Männer mit den verbundenen und blutigen Händen, die ich sah, als ich in der zweiten Nacht nach dem Erdbeben im indischen Bhuj im Jahre 2001 ankam. Sie hatten gerade ihre Suche eingestellt, weil es inzwischen zu dunkel geworden war, und sie diskutierten lebhaft, wo und wie sie am Morgen nach Sonnenaufgang weitersuchen wollten. Die Leichen, die sie den Tag über geborgen hatten, lagen zugedeckt nebeneinander in der Nähe des Feuers, das sie auf der Straße angezündet hatten, um sich ein wenig zu wärmen. Ich wurde trotz der schwierigen Situation eingeladen, mich bei ihnen aufzuwärmen und bekam eine heiße Tasse Tee in die Hand gedrückt.

Noch gab es Hoffnung, die Vermissten am nächsten Tag noch lebend zu finden, und diese Hoffnung hatte zu diesem Zeitpunkt Vorrang vor allem anderen. Um das Feuer herum saßen und lagen einige Verletzte mit verbundenen und notdürftig geschienten Armen und Beinen. Vier Schwerverletzte waren schon am Tag vorher vom indischen Militär versorgt und in ein entferntes Krankenhaus gebracht worden. Wohin genau, konnte niemand sagen. Aber am

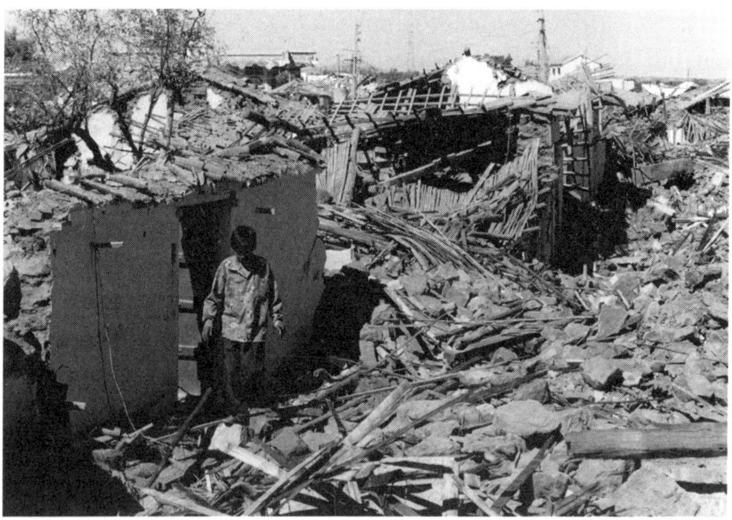

Abbildung 2: Gujarat, Indien, Januar 2001: Trümmerwüste nach dem Erdbeben.

Morgen würden die Soldaten wiederkommen und ihnen berichten, wohin sie sie gebracht hatten und wie es ihnen jetzt ging.

Die Nachbarn hatten sich hier um den brennenden Holzstoß mitten auf der Straße ganz provisorisch eingerichtet. Die Feuerstelle war weit genug weg von den Häusern, die teilweise noch standen, aber tiefe Risse in den Wänden hatten. Selbst wenn sie bei einem Nachbeben einstürzen sollten, wären wir hier in Sicherheit. Sie waren aber auch nah genug an den zerstörten Gebäuden, sodass die Überlebenden immer wieder zurückgehen konnten, um etwas Brauchbares in den Trümmern zu suchen. Über dem Feuer hingen zwei Töpfe an einem improvisierten Metallgestell. In einem kochte Wasser für den Tee, der uns in der kalten Nacht warm halten sollte. In dem anderen wurde gerade Reis zubereitet. In unregelmäßigen Abständen konnte ich entlang der ganzen Straße in beiden Richtungen viele solcher Feuer erkennen. Rechts und links davon waren die Reste der zerstörten Häuser im flackernden Feuerschein zu sehen. Um die Feuerstellen herum waren Gestalten schemenhaft zu erahnen, die sich wärmten und sich leise unterhielten. Die Mütter hatten meist ihre kleineren Kinder auf dem Schoß und versuchten, sie in den Schlaf zu wiegen. Es war immer ruhiger geworden in den letzten Minuten. Alle, die um unser Feuer standen, warteten jetzt hungrig auf den Reis.

Zwischendurch kamen ab und zu vermummte und frierende Gestalten vorbei, die sich leise flüsternd nach dem Verbleib eines vermissten Angehörigen erkundigten. Ihnen konnte leider nur mit tröstenden Worten und Umarmungen geholfen werden. Auch sie bekamen sofort eine Tasse heißen Tee angeboten. Sie wärmten sich dann kurz bei uns auf und zogen weiter zum nächsten Feuer, um vielleicht dort eine positive Nachricht zu erhalten. Natürlich flammte zwischendurch auch immer wieder Verzweiflung auf, und Klagen und Schluchzen war zu hören, wenn über einen umgekommenen Angehörigen gesprochen wurde. Aber noch überwogen die Zuversicht und die Hoffnung auf den nächsten Morgen.

Ein ohnmächtiges Warten auf Hilfe aus dem Ausland war das ganz sicher nicht. Unsere Betroffenheit und die Hilfsoperationen, die wir jetzt im fernen Europa planten, waren den Menschen hier zu diesem Zeitpunkt schlicht und einfach einerlei. Unsere Helfer waren noch viel zu weit entfernt, um mit ihrem Hilfsangebot auch nur die geringste Rolle für die Menschen hier im Katastrophengebiet zu spielen.

Immer wieder stand jemand vom Feuer auf und ging zu den nahe gelegenen Trümmern, weil er glaubte, ein Geräusch gehört zu haben. Er nahm dann ein brennendes Stück Holz als Lichtquelle mit, und alle, die um das Lagerfeuer standen oder saßen, wurden plötzlich völlig still und lauschten in die Nacht, in der Hoffnung, eine Stimme oder ein Klopfzeichen zu hören. Leider ohne Erfolg.

Die indischen Soldaten, die dann zu uns ans Feuer traten, waren schon wenige Stunden nach dem Erdbeben hier eingetroffen und hatten sofort damit begonnen, die Überlebenden bei ihren Suchaktionen zu unterstützen und die Schwerverletzten zu versorgen und aus dem Katastrophengebiet zu evakuieren. Die Patienten mit den leichteren Wunden waren zunächst einmal nur provisorisch versorgt worden und mussten jetzt geduldig auf ihre Weiterbehandlung warten.

Einer der Männer stand auf und ging mit mir zu den Verletzten, die sie am Tag vorher aus den Trümmern geholt hatten. Sie saßen alle auf der anderen Seite des Feuers und hatten sich in mehrere Decken gehüllt. Es waren insgesamt sechs, und er erzählte stolz die Geschichte der Rettung eines jeden Einzelnen. Die Verbände sahen sehr improvisiert und blutig aus. Es waren einfach nur verknotete Lappen.

Zwei Kinder waren unter den Verletzten. Das eine schlief mit einem blutigen Kopfverband. Das andere, ein achtjähriger Junge, hielt seinen gebrochenen linken Unterarm fest, der mit Tüchern und zwei Holzstücken sehr provisorisch, aber ausreichend ruhiggestellt worden war. Er lächelte tapfer, als er mich sah, und er wusste, dass diese Therapie zunächst einmal ausreichen musste. Als ich ihn fragte, ob er Schmerzen habe, schüttelte er den Kopf.

Mir wurde plötzlich klar, dass in den letzten 24 Stunden Tausende von Verletzten auf diese Art und Weise in der ganzen zerstörten Stadt von ihren Angehörigen gerettet und versorgt worden waren. Und das völlig unbemerkt von unseren Medien. In ein paar Tagen würden die ausländischen Hilfsteams in Scharen hier eintreffen und ebenfalls mit der Suche nach Vermissten beginnen. Jede Lebendrettung durch eines dieser ausländischen Teams würde dann eine Meldung bei uns in Europa zur besten Sendezeit wert sein und dort wirklich ausgiebig gefeiert werden. Die vielen einheimischen Helfer, die in der zerstörten Stadt jetzt um die zahlreichen Feuer saßen mit ihren blutigen Händen und den müden Augen, diese Helfer, die bis dahin schon Tausende von Verschütteten gerettet hatten, würden in diesen Meldungen nur als »verzweifelt wartende Opfer« vorkommen.

Rein gar nichts erfuhren wir in Deutschland auch über die acht einheimischen Suchhunde, die in den ersten drei Tagen nach dem Erdbeben im iranischen Bam mehr als 200 Verschüttete aufgespürt hatten und somit ganz unmittelbar an deren Rettung beteiligt waren. Das erste iranische Hundeteam konnte schon 90 Minuten nach dem Beben mit der Suche nach den Verschütteten beginnen. Das letzte war fünf Stunden nach dem Beben in Bam angekommen. Ich denke, es dürfte eine ziemliche Neuigkeit für die Öffentlichkeit in Europa sein, dass es überhaupt gut ausgebildete iranische Suchhunde und hoch motivierte einheimische Hundeführer gab.

Umso mehr haben wir dafür über die 34 Hilfsteams mit Suchhunden aus der ganzen Welt erfahren, die in den darauf folgenden beiden Wochen ganz spontan mit einer enormen Anzahl an Hundeführern und deren unbändigem Enthusiasmus im Katastrophengebiet eingetroffen sind, um anschließend in den westlichen Medien lautstark das organisatorische Chaos zu beklagen, das sie im Wesentlichen durch ihr Erscheinen erst verursacht hatten.

Über eine Lebendrettung durch einen dieser Hunde bei diesem Einsatz ist mir bis heute nichts bekannt. Diese ausländischen Teams kamen einfach zu spät im Katastrophengebiet an, um wirklich noch Verschüttete retten zu können. Von den iranischen Suchhunden, die bereits seit Tagen erfolgreich im Einsatz waren, war ihnen allen wohl nichts bekannt gewesen. Wie sollten sie auch etwas darüber erfahren haben? Unsere Medien hatten sie in den ersten Tagen nach der Katastrophe ja auch nicht bemerkt.

Ich hatte allerdings den Eindruck, dass fast jedes dieser eingeflogenen Teams den Fernsehsendern aus dem jeweiligen Heimatland ein Interview gegeben hat, in dem über die vergeblichen Suchaktionen ausführlich berichtet wurde. Bei zwei dieser Interviews war ich mit meinem iranischen Dolmetscher gerade in der Nähe. Der Tenor war bei beiden derselbe. Sie mussten berichten, dass ihre Teams bisher noch keine Verschütteten finden konnten. Als Gründe wurden der viele Staub in den Trümmern und die schlechte Organisation der einheimischen Verantwortlichen angegeben. Sie waren enttäuscht, dass ihnen keine Plätze zugewiesen worden waren, die man vorher noch nicht abgesucht hatte.

Es gab solche Plätze einfach nicht mehr.

»Was erwarten die eigentlich?«, fragte mich mein Dolmetscher, der sich das alles kopfschüttelnd mitangehört hatte. »Sollen wir die Leute in den Trümmern liegen lassen, bis die endlich mit ihren Hunden ankommen?«

Weder den Hunden noch ihren Führern soll aus alldem auch nur der geringste Vorwurf gemacht werden. Es gibt sicher immer wieder Situationen, in denen diese ausländischen Teams noch einen Verschütteten retten können. Wir sollten aber trotzdem nicht vergessen, dass diese Rettungen, so erfreulich sie für die Betroffenen auch sein mögen, doch immer nur ein sehr geringer Bruchteil dessen sind, was von den Überlebenden bis dahin schon geleistet wurde. Und natürlich stellt sich die Frage, ob der enorme logistische und auch finanzielle Aufwand wirklich gerechtfertigt ist, der mit der spontanen Entsendung von 34 solcher internationalen Hilfsteams unweigerlich verbunden ist. Ich bin davon überzeugt, dass einfach schon die Wahrnehmung der lokalen Helfer und ihrer Aktivitäten so manchen unsinnigen und obendrein sehr kostspieligen internationalen Hilfseinsatz vermeiden könnte.

Die Überlebenden einer Katastrophe stehen mitnichten zu sehr unter Schock, um in diesen Situationen etwas Sinnvolles tun zu können. Sie sind die Überlebenden, die Starken, die, die davongekommen sind, und keine »hilflosen Opfer«. Das ist ein Mythos ohne jede reale Grundlage, der lediglich die erwünschte Dramaturgie unserer Katastrophenberichterstattung bedient. Auf keinen Fall wird er aber den Überlebenden gerecht. Er läuft sogar Gefahr, ihnen auch noch ihren Stolz zu nehmen.

Verstärkt wird diese Gefahr dann allzu oft noch durch das Auftreten und die Haltung von solchen Helfern, die dieses Medienklischee so sehr verinnerlicht haben, dass sie sich als die alleinigen Retter der Menschheit verstehen und dies in ihrem Auftreten auch noch sehr deutlich zeigen. Es sind nämlich durchaus nicht nur die Medienkonsumenten, die dem Klischee der hilflos wartenden Opfer auf den Leim gehen, sondern im selben Maße auch gut meinende Helfer, deren Vorbereitung und deren Motivation für einen internationalen Hilfseinsatz sich eben auf dieses Klischee beschränkt. Von den Opfern einer Katastrophe kann sicher nicht erwartet werden, dass sie diese Hilfsteams mit Erleichterung oder gar Begeisterung empfangen. Sie werden es auch niemals schaffen, den Betroffenen das Gefühl zu geben, dass sie Seite an Seite und Hand in Hand mit ihnen zusammen an der Bewältigung der Katastrophe arbeiten.

Die wenigen Hilfsorganisationen, die ihre zukünftigen Helfer in mehrwöchigen Seminaren auf derartige Einsätze vorbereiten, fordern eine ganze Menge von den Interessierten: Sie sollen im Ernstfall schnell verfügbar sein, um so früh wie möglich am Katastrophenort eintreffen zu können. Die Überlebenden und die lokalen Helfer werden trotzdem nach jeder Katastrophe deutlich schneller sein als wir. Sie sind immer schon da.

Unsere Helfer sollen in der Lage sein, im Katastrophengebiet zu kommunizieren. Die Überlebenden und die lokalen Helfer brauchen nicht einmal einen Dolmetscher dafür.

Sie sollen die Kultur verstehen und akzeptieren, in der sie bei internationalen Katastropheneinsätzen eingesetzt werden. Die Einheimischen sind in dieser Kultur aufgewachsen und mit ihr bestens vertraut.

Und außerdem sind die einheimischen Helfer immer viel, viel zahlreicher, als wir es jemals sein werden. Zumindest, sobald wir uns dazu entschließen, sie tatsächlich als humanitäre Helfer und Partner und nicht nur als hilflose Bedürftige wahrzunehmen.

Da es sich bei den jeweiligen Opfern auch noch um ihre eigenen Familienangehörigen, Verwandten, Freunde und Landsleute handelt, können wir sicher auch davon ausgehen, dass ihre Motivation noch um einiges stärker ist als die der ausländischen Retter. Sie sind diejenigen, die nach jeder Katastrophe damit beginnen, sofort und so gut es eben geht zu helfen und zu retten.

Für die ausländischen Medien stellt sich dies sicherlich ein wenig anders dar. Für sie ist der größte Nachteil der einheimischen Helfer einfach der, dass diese kein Interview in der jeweils geforderten Sprache geben können und dass somit auch kein unmittelbarer Bezug zur Heimat der Berichterstatter hergestellt werden kann. Das können die ausländischen Teams ganz ohne Zweifel deutlich besser sicherstellen. Über sie wird der Bezug zum Heimatland sogar noch personalisiert, sie vermitteln »human touch«. Sie geben unseren Spendengeldern ein Gesicht.

Das Klischee der hilflosen Opfer führt leider zwangsläufig dazu, dass wir die Überlebenden zu passiven Empfängern machen, die sich in langen und ordentlichen Schlangen an den Verteilungsstellen aufzustellen haben, an denen wir unsere Wohltaten verteilen. Dies ist die Form der humanitären Hilfe, die den Überlebenden keine Chance lässt, die Aufräumarbeiten und den anschließenden Wiederaufbau selbst zu beeinflussen oder gar zu gestalten. Es ist die Form von humanitärer Hilfe, die eine wirklich nachhaltige Verbesserung der Lebensumstände der Überlebenden von vornherein ausschließt und sie auch in Zukunft zum passiven Spendenempfang verdammt.

Es wird in letzter Konsequenz auch an uns ausländischen Helfern selbst liegen, das Bild über unsere Rolle in den Medien allmählich zu korrigieren und auf ein etwas bescheideneres, aber realistisches Maß zu stutzen. Es kann dann ganz sicher gelingen, den Notwendigkeiten unserer Medien Rechnung zu tragen und trotzdem die enorme Arbeit der einheimischen Helfer anzuerkennen und zu würdigen. Dann werden wir auch in der Lage sein, wirklich effektiv mit ihnen zusammenzuarbeiten und ihre Situation auch mittel- oder gar langfristig zu verbessern.

Kapitel 3

»Endlich kommen die ersten Helfer an ...«

Der Mythos vom schnellen Zupacken

Nachdem die ersten Bilder vom Unglücksort durch die Presse gegangen sind, erste Augenzeugen oder Überlebende befragt wurden und das ganze Ausmaß der Schäden allmählich sichtbar wird, kommt – meist so gegen Ende des zweiten Tages nach der Katastrophe – die Nachricht, dass nun die ersten Hilfsteams auf dem Weg in das Katastrophengebiet seien. Ein paar kurze Kameraschwenks über die Gruppe der Helfer, die schwer bepackt durch Abflughallen hetzt – das Logo der Organisation immer gut sichtbar –, vielleicht noch einige hastige Worte von einem der Helfer, der zu diesem Zeitpunkt auch nicht mehr weiß als der hartnäckig fragende Journalist. Zu mehr bleibt keine Zeit, jede Minute zählt, so scheint es.

Trotzdem beruhigen uns diese Berichte irgendwie. Und die Hilfsorganisationen beruhigen sie auch, denn sie waren zumindest schon mal im Bild und haben für die Öffentlichkeit Schnelligkeit und Tatkraft demonstriert. Die Zuschauer an den Bildschirmen bekommen bei diesen Bildern den Eindruck, dass endlich etwas geschieht, dass endlich Hilfe zu den vermeintlich »verzweifelt wartenden« Opfern auf den Weg gebracht wird.

Bis die ersten ausländischen Helfer im Katastrophengebiet allerdings wirklich effektive Hilfe leisten können, werden noch mehrere Tage, oft sogar Wochen vergehen. Das liegt keineswegs daran, dass wir unentschlossen oder langsam wären, sondern einfach an den Entfernungen, die zurückzulegen sind und den logistischen Herausforderungen, die sich daraus ergeben.

Diejenigen, die nach einer Katastrophe als Erste die Flugzeuge zum Einsatzort besteigen, sind oftmals auch gar nicht zum aktiven Hilfseinsatz unterwegs. Neben ihren persönlichen Dingen haben sie lediglich ein Satellitentelefon dabei, um den Kontakt mit der Heimat aufrechterhalten zu können. Zunächst sollen sie so schnell wie möglich Informationen direkt am Katastrophenort selbst sammeln, um der heimischen Zentrale ein möglichst klares Bild von der Situation vor Ort zu liefern, auf dessen Grundlage dann die tatsächlichen, wirklich geeigneten Hilfsmaßnahmen eingeleitet und unnötige und teure Überschneidungen vermieden werden sollen. So weit die Theorie und die offizielle Begründung für ihren hastigen Aufbruch.

Neben dieser sehr sinnvollen und schwierigen Aufgabe haben diese Erkundungsteams nämlich noch einen weiteren Auftrag, der in unserem Medienzeitalter immer wichtiger wird. Mit ihrem Eintreffen im Katastrophengebiet starten diese »Erkunder« die Spendenkampagnen ihrer Organisationen. Diese ersten loshastenden »Helfer« sollen also zunächst einmal im Katastrophengebiet Flagge zeigen. Gerade diese wenigen ersten Tage nach einer großen Katastrophe sind für den Spendeneingang von ganz entscheidender Bedeutung, da die Medienpräsenz vor Ort in jedem Fall hoch sein wird. Das müssen die Hilfsorganisationen ausnutzen, da niemand zu diesem Zeitpunkt abschätzen kann, wie lange das jeweilige Ereignis ein Medienthema bleibt. Ohne ausreichende finanzielle Mittel aber kann auch eine bestens geplante Hilfsoperation letztendlich nicht durchgeführt werden.

Medienpräsenz unmittelbar nach der Katastrophe ist deshalb ein absolutes Muss für jede Organisation, die ein größeres Hilfsprojekt nach einer Katastrophe durchführen möchte und dann eben auch zu finanzieren hat. In den ersten Tagen nach einem Unglück sind die Spendenkonten nämlich noch völlig leer, und es ist zunächst kaum abzuschätzen, wie sich der Eingang von Spenden im weiteren Verlauf entwickeln wird.

Ein Großteil der Katastrophen der letzten Jahre ereignete sich außerdem an einem Feiertag oder kurz vor einem Wochenende, sodass ein erster Spendeneingang in vielen Fällen erst nach vier oder fünf Tagen verbucht werden konnte. Bis dahin herrschte in den Organisationen eine ziemliche Ungewissheit selbst über die bloße Dimension der später zur Verfügung stehenden Mittel. Die Zweckbindung der Spenden aus früheren Katastrophen verbietet es den Hilfsorganisationen leider, noch verbleibende Mittel aus früheren Katastrophen für die Finanzierung eines neuen Katastropheneinsatzes zu verwenden. Trotzdem müssen sie schon zu diesem Zeitpunkt schnelle Entscheidungen über ihre Hilfsoperationen treffen in der Hoffnung, sie später dann auch finanziert zu bekommen.

Wenn man sich vor Augen führt, dass nur die wenigsten Organisationen über eine Einsatzkasse verfügen, mit der sie die ersten Tage oder sogar Wochen eines Einsatzes überbrücken können, wird deutlich, wie dringlich das Werben um Öffentlichkeit und Spendengelder für die Helfer ist. Hierbei zählt zunächst vor allem Schnelligkeit. Besonders in den ersten Tagen oder sogar Stunden nach einer Katastrophe versuchen die Medien, direkte Kommentare der Helfer vor Ort zu bekommen. Der Informationswert dieser Berichte ist eher bescheiden. Wenige Stunden nach ihrer Ankunft können von diesen Helfern auch noch keine Neuigkeiten erwartet werden. Die eigentliche Nachricht, die mit diesen ersten Interviews aus dem Katastrophengebiet vermittelt wird, ist die, dass unsere Hilfsteams nun endlich bei den Opfern angekommen sind.

Auch wenn sie in der Darstellung unserer Medien dann als die »ersteintreffenden Helfer« gefeiert werden, so sind sie für die Überlebenden vor Ort doch immer die letzten, die endlich am Unglücksort eintreffen. Dass sie dafür im Gegenzug als die lautesten auftreten, die Interviews geben und sich sehr gerne vor Kameras und Mikrofonen aufhalten, kaum dass sie das Katastrophengebiet auch nur betreten haben, macht sie bei den einheimischen Kräften oft unbeliebt und kann die Zusammenarbeit durchaus belasten. Während für uns die Spendenkampagne eine wesentliche Voraussetzung für eine Hilfsoperation ist, wirkt es auf die Opfer oft einfach nur wie

Wichtigtuerei oder Protzerei. Besonders, wenn wir uns in den ersten Interviews als die ersteintreffenden Helfer feiern lassen.

Die Erkunder der Hilfsorganisationen, die schon bei der Ankunft am Einsatzort von Journalisten belagert werden, stehen in der Regel vor dem Dilemma, dass sie einerseits noch gar nichts über die Situation sagen können, ihnen andererseits aber ihre Bedeutung für die Spendenkampagne und damit auch für die folgenden Hilfsoperationen sehr bewusst ist. Auch ich selbst habe oft in diesem unvermeidlichen Dilemma gesteckt und dabei ganz sicher auch nicht immer die richtige Balance zwischen der notwendigen Dramatik und der gebotenen Sachlichkeit gefunden.

So wurde ich, wenige Stunden, nachdem ich im Erdbebengebiet im indischen Bhuj angekommen war, bereits von deutschen Journalisten gefragt, wie denn die aktuellen Todeszahlen jetzt aussehen. Obwohl ich diese Zahl zur Beschreibung einer Katastrophe für denkbar ungeeignet halte und obwohl niemand zu diesem Zeitpunkt darüber eine auch nur annähernd verlässliche Angabe machen konnte, haben die Journalisten nach einer möglichst exakten Zahl verlangt. Nach einer kurzen Diskussion mit meiner indischen Kollegin haben wir uns dann mit einem Schulterzucken auf 8 346 Todesopfer bis zu diesem Zeitpunkt geeinigt. Eine Zahl, die in der gegebenen Situation völlig unwichtig war, die niemand überprüfen konnte und die ihre Bedeutung nur dadurch bekam, dass sie von einem deutschen »Erkunder«, wenige Stunden nachdem er aus dem Flugzeug gestiegen war, bekanntgegeben wurde, auch wenn dieser Erkunder zu diesem Zeitpunkt ganz sicher nicht mehr wissen konnte als die fragenden Journalisten. Nach diesem Interview fühlte ich mich nicht wirklich zufrieden, aber die oben angedeuteten Zwecke und Ziele waren wohl im Wesentlichen erreicht worden.

Ich hatte danach bis zum nächsten Tag meine Ruhe, bis die Reporter erneut kamen, um die neuen und aktuellen Zahlen abzufragen. Was am Vortag bei gutem Willen noch einigermaßen kurios oder vielleicht auch absurd gewesen sein mag, wurde dann in den folgenden Tagen allmählich zu einem Ärgernis, dem nicht mehr zu entkommen war. Wir ließen unsere spekulativen Zahlen zwangsläufig kontinuierlich ansteigen. Ich war in eine Falle gelaufen und hatte das Klischee des allwissenden deutschen Retters offensichtlich bisher perfekt bedient. Aus purem Leichtsinn war ich in die Rolle des unfehlbaren ausländischen Experten gestolpert, bei dem niemand jemals auf die Idee kam, einmal nachzufragen, woher er diese genauen Zahlen eigentlich nahm. Ich habe nach gut zwei Wochen sehr erleichtert durchgeatmet, als die indische Regierung endlich die ersten offiziellen und ebenfalls geschätzten Opferzahlen vorlegte und mich von meinen täglichen Berichten über die neuesten Zahlen befreite.

Leider kann es sich in unserem heutigen schnelllebigen Medienzeitalter und angesichts der zunehmenden Konkurrenz auf dem Spendenmarkt kaum noch eine Organisation leisten, mit den Entscheidungen über eine Hilfsoperation auf den endgültigen Bericht ihres Erkundungsteams zu warten, weil die medienwirksamen ersten Tage, die es für Spendenaufrufe zu nutzen gilt, verstrichen wären, bis ein solcher Bericht vorläge. Deshalb werden heutzutage zunehmend die Schlagzeilen in den Medien als alleinige oder zumindest hauptsächliche Grundlage für die ersten operativen Entscheidungen herangezogen.

Doch es ist nun einmal weder die Aufgabe noch das Interesse der Medien, eine nüchterne Einschätzung der Situation vor Ort zu liefern. Und da in den ersten Tagen nach dem Unglück in den Medien immer die Dramatik überwiegt und andererseits die Sachkenntnis für eine nüchterne und realistische Einschätzung der Situation meist fehlt, werden die auf diesen Informationen beruhenden Entscheidungen leider nur sehr selten den wirklichen Notwendigkeiten vor Ort gerecht. Die Folge sind dann oft unnötige oder gar völlig unsinnige Hilfsprojekte. So führen die Berichte über Verletzte nach Erdbeben ganz regelmäßig dazu, dass unfallchirurgische Feldkrankenhäuser zu Dutzenden im Katastrophengebiet eintreffen, die in der Regel in den letzten Jahren alle zu weniger als einem Drittel belegt waren.

Die Erkunder der Hilfsorganisationen sind nicht zuletzt deshalb ein begehrtes Ziel der Journalisten, weil sie ohne die Hilfe eines Dolmetschers interviewt werden können. Darüber hinaus sind sie »authentische« Interviewpartner, die auch eine emotionale Verbindung zur Heimat herstellen und den Reportagen eine persönliche Note geben. Zur eigentlichen Sachlage können sie dagegen wie bereits erwähnt zunächst nur wenig beitragen. Oft ist es sogar so, dass die Vorhut der Hilfsorganisationen sich wegen Informationen über die Lage an die Journalisten wendet, die in den meisten Fällen schon vor ihnen im Katastrophengebiet waren.

Da zur selben Zeit aber Dutzende, bei medienwirksamen Katastrophen sogar Hunderte von »Erkundungsteams« ihre Logos in die verschiedenen Kameras halten und niemand über die Pläne und Absichten all der erkundenden Organisationen informiert sein kann – und noch viel weniger über das, was letztendlich umgesetzt wird –, entscheidet meist das Hauptquartier der Hilfsorganisation im Heimatland darüber, was später wirklich im Katastrophengebiet gemacht werden soll. Und die Grundlage für diese Entscheidungen sind leider immer häufiger die dramatischen Medienberichte. Die Ersteintreffenden im Katastrophengebiet müssen dann vor allem die logistischen Vorbereitungen für die geplante Hilfsoperation treffen. Ihre Lageberichte dienen im besten Falle noch der Bestätigung der bisherigen »Erkenntnisse«.

Um Überschneidungen zu vermeiden und die verschiedenen Einsätze sinnvoll zu koordinieren, haben sich einige große Organisationen in den letzten Jahren häufiger zu gemeinsamen Erkundungsmissionen entschlossen. Die stetig wachsende Anzahl von neuen Akteuren auf dem Parkett der Katastrophenhilfe macht den Effekt dieser gemeinsamen Aktionen einiger weniger aber leider allzu oft zunichte.

Während dieser Tage der Planung und Werbung sitzen die eigentlichen »Ersthelfer«, also diejenigen Freiwilligen, die die geplante Hilfsoperation später vor Ort durchführen werden, zu Hause auf Abruf und warten auf den Startschuss. Zuvor muss zunächst einmal deren Abkömmlichkeit mit dem Arbeitgeber und auch mit der Familie geklärt werden. Selbst bei den sehr großen Organisationen steht nur eine relativ kleine Anzahl sofort verfügbarer erfahrener Helfer zur Verfügung, um ein Team bei Bedarf auch innerhalb weniger Stunden zu besetzen. Bei den meisten Hilfsorganisationen dauert eine derartige Mobilisierung mindestens drei oder vier Tage, bei Katastrophen kurz vor dem Wochenende auch durchaus länger.

Das bedeutet aber immer noch nicht, dass ein Team dann sofort Richtung Flughafen aufbrechen kann, um ins Katastrophengebiet zu jetten. Zunächst müssen für die Teammitglieder Flüge gebucht werden, was sich gerade bei medienwirksamen Katastrophen oft als ausgesprochen schwierig erweist. Medienvertreter aus aller Welt, Erkundungsteams aus allen Himmelsrichtungen und auch im Ausland lebende Angehörige der Betroffenen konkurrieren jeweils um die wenigen verfügbaren Sitzplätze in den Flugzeugen. Zusätzlich drohen die zahlreichen eintreffenden Hilfsflüge die Flughäfen in dem jeweiligen Katastrophengebiet sehr schnell zu verstopfen.

Des Weiteren sind Versicherungen für die Helfer abzuschließen, eine gemeinsame Einsatzbesprechung hat stattzufinden, und das Material muss gesichtet und verladen werden. Bei großen Einsätzen muss dazu eine eigene Transportmaschine angemietet werden. Da dies das Ausarbeiten einer eigenen Flugroute mit entsprechenden Überfluggenehmigungen und der Erlaubnis zu Zwischenlandungen erfordert, lässt sich auch das nicht innerhalb weniger Stunden erledigen. Und hierbei setzen wir nun auch noch voraus, dass die erforderlichen Gesundheits-Checks und die jeweils notwendigen Impfungen bei den Helfern bereits im Vorfeld durchgeführt wurden.

All dies soll verständlich machen, warum bis zur Ausreise der einzelnen Hilfsteams normalerweise mindestens vier bis fünf Tage, manchmal sogar mehrere Wochen vergehen. Es erscheint mir sehr wichtig, deutlich zu machen, dass dies keineswegs ein Versäumnis der ausländischen Helfer oder ihrer Organisationen ist, sondern einfach eine Realität, an der wir auch in Zukunft beim besten Willen nichts Wesentliches ändern können.

Hier bei uns in Deutschland gehen wir davon aus, dass ein lebensgefährlich Verletzter spätestens nach sechs Stunden auf einem Operationstisch liegen sollte, weil sich danach mit jeder weiteren verstrichenen Stunde seine Überlebenschancen rapide verschlechtern. Das gilt für Verletzte in anderen Ländern natürlich ebenso. Und für all diese schwer verletzten Opfer einer Katastrophe werden die Hilfseinsätze der ausländischen Teams deshalb immer zu spät kommen. Nicht einmal den Ersterkundern gelingt es, innerhalb dieses Zeitrahmens im Katastrophengebiet einzutreffen. Dies zu schaffen wird trotz aller Vorbereitung und Entscheidungsfreude immer eine Illusion bleiben. Die Schwerverletzten werden immer nur von den einheimischen Helfern und den anderen Überlebenden selbst gerettet werden können.

Selbst wenn wir einmal versuchen, uns den Idealfall zu erträumen, werden wir einsehen müssen, dass immer ein paar Tage vergehen werden, ehe wir in einem Katastrophengebiet wirkungsvoll helfen können. Selbst wenn wir schon zwei Stunden nach den ersten Meldungen die Entscheidung zu einem Hilfseinsatz treffen würden, wären auch im günstigsten Fall weitere sechs Stunden nötig, um alle Helfer anzurufen und sie für eine Abreise vorzubereiten. Die Fahrt zum Flughafen müsste dann für alle mit mindestens vier Stunden veranschlagt werden, und das Verladen des Materials auf die Frachtmaschine nimmt noch einmal weitere zwölf Stunden in Anspruch. Immer unter der Voraussetzung, dass eine solche Frachtmaschine gerade auf dem Flugplatz zur Verfügung steht, von dem das Team losfliegt. Falls dann, wegen einer weiteren glücklichen Fügung, gleich nach dem Beladen des Flugzeugs der Start erfolgen kann und die Flugpläne alle genehmigt wurden, sind seit der ersten Meldung bereits 24 Stunden vergangen, bis diese Maschine endlich in Richtung Katastrophengebiet abheben kann. Der Flug der Frachtmaschine in ein nicht allzu fernes Land wird meist eine Zwischenlandung zum Auftanken erfordern und insgesamt kaum weniger als 14 Stunden dauern. Für das komplette Entladen der Maschine und das Verladen des Materials auf glücklicherweise bereitstehende Lastwagen müssen anschließend mindestens weitere acht Stunden veranschlagt werden. Wenn wir jetzt auch noch den günstigen Fall annehmen, dass bis zum endgültigen Einsatzort lediglich eine Fahrt von vier Stunden zurückgelegt werden muss und die Straßen trotz der Katastrophe alle passierbar sind, so ergibt sich selbst bei diesem erträumten Idealfall eine Zeitspanne von mehr als 48 Stunden, bis ausländische Helfer überhaupt am Katastrophenort eintreffen können.

Jetzt müssen wir nur noch so tun, als wären die ausländischen Teams trotz dieser strapaziösen Anreise überhaupt nicht müde und als würden 100 Einheimische als freiwillige motivierte Helfer zur Verfügung stehen, damit das Material einer Gesundheitsstation oder eines Feldkrankenhauses in der Rekordzeit von 24 bis 48 Stunden aufgebaut werden kann.

Trotz all dieser äußerst unwahrscheinlichen Annahmen werden also immer mindestens dreieinhalb Tage seit der Katastrophe vergangen sein, ehe der erste Patient in einem eingeflogenen Krankenhaus behandelt werden kann. Für einen Patienten, der während der Katastrophe lebensgefährliche Verletzungen erlitten hat, wird dieses Krankenhaus also selbst bei diesen idealen Annahmen immer zu spät kommen.

Da wir uns jetzt den äußerst unwahrscheinlichen Idealfall näher angesehen haben, möchte ich im Folgenden über unsere Mobilisierung und Reise in den Dschungel von Sumatra berichten, die wir nach der Tsunami-Katastrophe vom 26. Dezember 2004 unternommen haben, damit dieses Idealbild ein wenig mit der Realität und deren Unwägbarkeiten abgeglichen werden kann. Das Beispiel macht deutlich, dass auch ausländischen Helfern oft Grenzen gesetzt sind, die sich trotz der gebotenen Eile manchmal nur sehr schwer oder auch gar nicht verschieben lassen.

Natürlich wurden auch wir damals durch die unaufhörlichen dramatischen Medienberichte über die zerstörerische Riesenwelle in Südasien aufgeschreckt. Es wurde uns sehr schnell klar, dass es sich hierbei für uns um eine große Hilfsoperation in mehr als zehn verschiedenen Ländern handeln würde. Allerdings wurde uns auch sehr schnell bewusst, dass der Fokus der Fernsehkameras in den ersten Tagen nur ein sehr verzerrtes Bild des Geschehens wiedergab und dass die Konzentration der Medien zunächst auf Thailand und in den folgenden Tagen auf Sri Lanka wohl mehr der dortigen Infrastruktur und den vielen europäischen Touristen mit ihren Videokameras geschuldet war als der wirklichen Dringlichkeit vor Ort.

Obwohl allen wirklichen Experten gleich nach der Katastrophe klar sein musste, dass die größten Schäden wegen der Nähe zum Epizentrum in der Provinz Banda Aceh im Norden Sumatras zu erwarten waren, dauerte es mehrere Tage, bis die ersten Berichte über die Situation in Indonesien auch in unseren Medien zwischen all den Interviews aus Thailand und Sri Lanka wahrnehmbar wurden. Wir versuchten also zunächst, direkte Informationen über unsere indonesische Schwesterorganisation zu erhalten, die unsere Befürchtungen im Wesentlichen bestätigte. Für uns bedeutete das, dass wir sofort mit der Planung einer Hilfsoperation in Banda Aceh begannen. Nun war Banda Aceh allerdings schon vor der Katastrophe Bürgerkriegsgebiet und selbst für Indonesier gesperrt. Das Internationale Komitee vom Roten Kreuz war dort als einzige ausländische Organisation in den letzten Jahren mit einer kleinen Delegation vertreten gewesen. Über diese Delegation musste nun zunächst versucht werden, die Sicherheitslage vor Ort abzuklären und, wenn notwendig, auch verlässliche Garantien für eintreffende Helfer zu erhalten.

In der Zwischenzeit wurde hier in Deutschland bereits das Team zusammengestellt. Die meisten Teammitglieder waren aufgrund der Medienberichte schon auf den Anruf vorbereitet. Wegen der Urlaubssituation »zwischen den Jahren« benötigte die endgültige Freistellung einiger Helfer trotzdem fast zwei Tage, sodass unser Team erst am 29. Dezember tatsächlich feststand. Es bestand aus insgesamt sechs Personen – einem Arzt, zwei Krankenschwestern, zwei Krankenpflegern und einer Laborantin –, die gemeinsam an der am schlimmsten betroffenen Westküste Sumatras eine Basisgesundheitsstation errichten sollten. Ein genauer Einsatzort stand noch nicht fest. Diese Entscheidung sollte erst vor Ort zusammen mit unserer Schwesterorganisation getroffen werden. Unsere indonesischen Kollegen waren in diesem Fall unsere kompetenten Erkunder, auf die wir uns verlassen konnten. Der Abflug mit einer eigens gemieteten Frachtmaschine wurde nach Ausräumung der Sicherheitsbedenken auf den 31. Dezember festgesetzt. Eine weitere Maschine mit fünf Technikern sollte einen Tag später mit einer Wasseraufbereitungsanlage folgen. Die Frachtmaschinen waren zu diesem Zeitpunkt auf dem Weltmarkt schon ausgesprochen knapp geworden, da die meisten bereits für die vorher angelaufenen Operationen in Thailand und Sri Lanka in Beschlag genommen waren.

Unser Team traf sich am Nachmittag des 31. Dezembers auf dem Köln-Bonner Flughafen. Fast 30 Freiwillige des Roten Kreuzes standen bereit, um beim Verladen der 12 Tonnen Material zu helfen. Auch sie hatten also den Silvestertag geopfert.

In unseren Nothilfeteams kennen sich die zuerst ausreisenden Helfer meist schon seit Jahren, sodass die gruppendynamischen Prozesse im Wesentlichen abgeschlossen sind und man sich in einer solchen Situation gleich auf die geplante Operation einstellen kann. Die entsprechenden Einsatzmappen mit den Länderinformationen wurden kurz durchgegangen, Telefonlisten abgeglichen, das Material gecheckt, die Kommunikationseinrichtungen getestet und das immer notwendige Bargeld auf möglichst viele unauffällige Hosentaschen verteilt. Die notwendigen Versicherungsunterlagen wurden unterschrieben.

Es war gerade dunkel geworden, als uns von der russischen Crew mitgeteilt wurde, dass die Iljuschin aus flugtechnischen Gründen erst am nächsten Vormittag würde starten können. Weitere Nachfragen waren sinnlos. Mehr Erklärungen gab es nicht, und sie hätten an den Tatsachen auch nichts geändert. Wie erwartet stand natürlich ein Fernsehteam auf dem Flugfeld bereit, um die ersten Aufnahmen und Interviews beim Beladen zu machen. Es wurden schöne Bilder gedreht, wie unsere Freiwilligen den Unimog und den

Toyota in den dicken Bauch der Iljuschin fuhren, und anschließend waren von mir die üblichen Allgemeinplätze im Interview zu hören.

Die russische Crew hatte wie immer ausgesprochen professionell gepackt und fast jeden Kubikzentimeter in dem riesigen Laderaum genutzt. Zwei Fahrzeuge und weitere 10 Tonnen Material waren in der Maschine verstaut. Ein komplettes kleines Feldkrankenhaus, mit dem wir irgendwo im Urwald für mindestens fünf Wochen völlig unabhängig würden arbeiten können. Selbst unsere Verpflegung und Dutzende von Rollen Klopapier nahmen wir wie immer mit. Vorne in einer Ecke wurden neben einigen Kisten etwa 8 Quadratmeter Platz für uns freigehalten. Ganz oben auf den Kisten, direkt unter der Decke des Laderaumes mit den losen Kabeln und den freiliegenden Gestängen, waren sogar Schlafsäcke für uns ausgelegt, damit wir uns bei Bedarf hinlegen konnten. Wie wir diese Schlafplätze da oben erreichen sollten, würde sich sicher im Laufe des langen Fluges klären.

Wir verabschiedeten uns von den Freiwilligen, die toll gearbeitet hatten, und ließen uns in ein nahe gelegenes Hotel fahren, um nach dem Gläschen Sekt zum Jahreswechsel noch ein paar Stunden zu schlafen, ehe es am nächsten Morgen losgehen sollte. Die Stimmung zum Jahreswechsel war eigenartig zwiespältig. Wir alle standen unter Strom, der Tsumani war jetzt schon fünf Tage her, alles war gepackt und vorbereitet. Wir fühlten uns von den »flugtechnischen Gründen« ausgebremst, und wir hatten bereits ein erstes Fernsehinterview gegeben, in dem der Beginn einer Hilfsoperation vermittelt wurde. Und jetzt saßen wir hier in einem Hotel und zählten die Minuten bis zum Jahreswechsel. Nach Mitternacht, einem Glas Sekt und einem kurzen Blick in den leuchtraketenhellen Himmel wurden die üblichen Anrufe getätigt, und wir waren lange damit beschäftigt, allen Bekannten zu erklären, warum wir immer noch in Deutschland waren, ohne es eigentlich selbst so genau zu wissen. Als wir schließlich ins Bett gingen, wusste jeder von uns, dass es wohl länger dauern würde, bis wir wieder mal auf einer vernünftigen Matratze schlafen konnten.

Am nächsten Morgen um sieben Uhr standen wir auf dem Flughafen. Dort erfuhren wir, dass es inzwischen wohl auch die Genehmigung gäbe, sich mit Hubschraubern über dem Dschungel von Sumatra zu bewegen. Obwohl das alles noch sehr weit weg war, beruhigte es mich doch sehr. Weniger angenehm war die Nachricht, dass wir zunächst an den Arabischen Golf nach Oman fliegen würden, um dort die Maschine zu wechseln. Das bedeutete, dass unser ganzes Material dort noch einmal komplett umgeladen werden musste; es drohte uns also eine weitere Verzögerung von mindestens zehn bis zwölf Stunden durch die zusätzlichen Verladearbeiten. Auch in diesem Fall war es wenig sinnvoll, nach dem genauen Grund zu fragen.

Zwei Stunden später hoben wir endlich ab. Es war der 1. Januar 2005 – seit dem Tsunami waren inzwischen fast sechs Tage vergangen. Unser Ziel war Medan, der einzige internationale Flughafen in der Provinz Banda Aceh auf der Insel Sumatra. Die Flugzeit war noch völlig unklar. Obwohl die Crew in ihren Unterhemden ausgesprochen leger wirkte, wurden wir doch aufgefordert, uns beim Start irgendwo anzuschnallen. Der Lärm in der Maschine war wie immer ohrenbetäubend, und wir alle stopften uns die mitgebrachten Ohrstöpsel in die Gehörgänge. In den nächsten Stunden würden nur noch geschriene Unterhaltungen möglich sein. Wir richteten uns irgendwie auf unseren 8 Quadratmetern zwischen den Kisten und Kartons ein. Die meisten blätterten in den Informationsmappen.

Schon nach kurzer Zeit dösten wir alle. Ein plötzlicher Ruck am späten Nachmittag weckte uns aus unserem Schlaf. Wir waren in Fujairah in Oman angekommen. Sofort wurde eine Weltkarte aus einem Taschenkalender ausgepackt, um herauszufinden, in welchem Teil der Welt wir uns denn jetzt befanden und wie weit wir noch von unserem endgültigen Ziel in Indonesien entfernt waren. Wir gruben uns aus den Gepäckstücken und verließen neugierig den Frachtraum unserer Maschine. Draußen war es heiß und trocken. Nebenan standen drei weitere Iljuschins, von denen eine offensichtlich schon für das Umladen unseres Materials vorbereitet war. Dies war wohl der Heimatflughafen unserer russischen Fluggesellschaft. Innerhalb weniger Minuten hatte sich unsere Crew verabschiedet und war durch eine rote Metalltür verschwunden, während zwei Gabelstapler anrückten, um mit dem Umladen unseres Materials zu beginnen. Wir brauchten eine Weile, um herauszufinden, dass der Weiterflug erst am nächsten Morgen möglich war, und uns wurde empfohlen, uns für die Nacht ein Hotel in der Nähe zu suchen.

Wir einigten uns darauf, dass ich mich um das Hotel kümmern sollte, während die anderen zunächst einmal bei den Flugzeugen blieben, um das Umladen des Materials im Auge zu behalten. Direkt hinter der Metalltür wurde ich allerdings von plötzlich aus dem Nichts auftauchendem Wachpersonal gestoppt, und mir wurde erklärt, dass wir keine Visa hätten und also den Flughafen in der Nacht nicht verlassen könnten. Nach längeren Verhandlungen wurde dann immerhin ein Wartesaal mit einigen Holzbänken für uns aufgeschlossen, in dem wir die Nacht über bleiben konnten. Wichtiger als das Dach über dem Kopf war hierbei sicherlich, dass wir dadurch Zugang zu den Toiletten hatten. Das Team nahm die Neuigkeit gelassen auf.

Die nächste Stunde war mit Telefonaten nach Deutschland ausgefüllt, wo sich ein Team rund um die Uhr um weitere Informationen bemühte. Wir erfuhren, dass es auf unserem Zielflughafen in Medan schon beträchtliche logistische Probleme gäbe. Das zweite Team mit unseren Technikern und der Wasseraufbereitungsanlage würde trotzdem wie geplant am nächsten Vormittag starten. Außerdem seien ein erster Rotkreuz-Logistiker auf verschlungenen Pfaden in Banda Aceh und ein weiterer in Medan angekommen, die versuchen sollten, vor Ort erste Regelungen für uns zu treffen.

Die Nacht war unbequem und unendlich lang. Am nächsten Morgen begrüßte uns eine neue russische Crew, und ohne große Formalitäten starteten wir wieder Richtung Osten. Der geplante Zwischenstopp zum Auftanken in Colombo auf Sri Lanka ging erfreulich problemlos über die Bühne, obwohl auch dort wegen der angelaufenen Hilfsoperationen ein heilloses Durcheinander zu herrschen schien. Allerdings erfuhren wir nun, dass unser Zielflughafen auf Sumatra inzwischen für jeglichen Verkehr gesperrt war, weil die vielen eintreffenden Flugzeuge nicht entladen werden konnten und somit keine Standplätze verfügbar waren. Niemand konnte uns sagen, wie lange diese Sperrung dauern würde. Nach einer kurzen Diskussion mit unserem Flugkapitän beschlossen wir gemeinsam, den Flug nach Medan trotzdem zu versuchen. Da wir den Flughafen in Colombo wegen der vielen anfliegenden Maschinen sofort wieder verlassen mussten, blieb uns ohnehin nichts anderes übrig.

Nach einigen Stunden Flug kam der Navigator zu uns nach hinten geklettert, da der Kapitän mich sprechen wollte. Wir kraxelten gemeinsam nach vorn in die riesige zweistöckige Kanzel der Iljuschin, wo der Kapitän mir eröffnete, dass er keine Landegenehmigung in Medan erhalten habe. Der Navigator breitete eine Landkarte aus und wollte von mir wissen, in welchen Teil der Welt wir jetzt fliegen sollten. Dazu markierte er mit einem Kreis die verbleibende Reichweite unserer Maschine, um mir klarzumachen, dass als Alternative zu Sumatra eigentlich nur Malaysia übrig blieb. Auf diese Weise überzeugt stimmte ich natürlich der Landung auf dem malaysischen Flughafen in Penang zu.

Das war am Abend des zweiten Januars. Inzwischen war also eine Woche seit dem Tsunami vergangen. Und die Zeit der Improvisationen schien erst zu beginnen. Nach der Landung in Penang wurden wir am Rand der Landebahn geparkt. Es war immer noch heiß und feucht, obwohl die Sonne gerade unterging. Im Frachtraum war es bei der Hitze kaum noch auszuhalten. Wieder glühten die Telefone. Aus Medan erfuhren wir, dass die Freigabe des Flughafens nicht abzusehen war. Der Flughafen in Banda Aceh selbst konnte von unserer großen Maschine ebenfalls nicht angeflogen werden. Außerdem mussten alle internationalen Materialflüge über den Flughafen in Medan abgewickelt werden, damit die nötigen Formalitäten erledigt werden konnten.

Während das Team die Schlafsäcke aus dem Flugzeug holte, um

sich unter den Tragflächen der Iljuschin einigermaßen bequem einzurichten, ging ich mit dem Navigator zum Tower, um eine mögliche lokale Lösung zu diskutieren. Die Angestellten dort waren ausgesprochen freundlich und kooperativ und versprachen uns, am Ball zu bleiben und uns sofort Bescheid zu sagen, falls der Flughafen in Medan wieder freigegeben werden sollte.

Inzwischen war es stockdunkel geworden. Die russische Crew hatte es sich auf unserem Gepäck bequem gemacht. Wir zogen es vor, die Nacht im Freien zu verbringen, wo es deutlich kühler war. Nach einigen Stunden wurde ich vom Schein einer Taschenlampe geweckt, die mir mitten ins Gesicht gehalten wurde. Ein Angestellter des Towers war gekommen mit der Nachricht, dass es weitergehen könnte. Ich weckte das Team und die Crew, und es waren kaum zehn Minuten seit dem Aufschlagen der Augen vergangen, als die Triebwerke auch schon liefen und wir auf die Landebahn rollten und abhoben. Medan lag gar nicht mehr weit entfernt, und der Flug dorthin sollte weniger als eine Stunde dauern. Die Odyssee schien also doch allmählich ihrem Ende entgegenzugehen.

Entsprechend aufgedreht waren wir, als die Iljuschin nach einer knappen Stunde auf der Landebahn aufsetzte. Beim Aussteigen kam uns dann allerdings alles seltsam bekannt vor, und die Enttäuschung war groß, als wir feststellen mussten, dass wir wieder auf unserem Ausgangsflughafen in Penang gelandet waren. Die Behörden in Indonesien hatten uns verboten, in ihren Luftraum zu fliegen. Zum ersten Mal herrschte ein wenig Ratlosigkeit bei uns. Die Crew lag schon nach wenigen Minuten wieder unter ihren Decken und schlief unbeeindruckt.

Es begann gerade wieder hell zu werden und so blieben wir wach. Ich zog los, um irgendwo auf dem Flughafen vielleicht ein wenig Kaffee aufzutreiben. Dabei entdeckte ich am anderen Ende der Landebahn eine Passagiermaschine der Bundeswehr, die am Abend vorher noch nicht dort gestanden hatte. Ich wollte jede Chance nutzen und machte mich gleich auf den Weg dorthin. Der Empfang war ausgesprochen freundlich. Die Crew hatte am Vortag ein Vorauskommando der Bundeswehr in Banda Aceh abgesetzt und wollte heute leer wieder dorthin zurückfliegen. Für uns bot sich also eine Option, zumindest schon Personal an den Einsatzort zu bringen, um dort erste Vorbereitungen treffen zu können.

Sogar frischen Kaffee gab es bei den Kollegen der Bundeswehr. Die notwendigen Telefonate mit der Einsatzleitung in Deutschland gestalteten sich erfreulich unkompliziert, und nachdem wir ein paar Faxe losgeschickt hatten, gab es aus Deutschland grünes Licht für uns. Ich konnte also mit einem Teil des Teams mit der Bundeswehr nach Banda Aceh fliegen, während die anderen drei bei unserem Material bleiben sollten. Wir luden schnell unser Gepäck um. Die deutsche Crew bereitete ein Mittagessen vor, und wir warteten gemeinsam auf die Starterlaubnis.

Per Telefon erfuhren wir aus Deutschland, dass die zweite Iljuschin mit unseren Technikern uns in der Zwischenzeit eingeholt hatte und ebenfalls irgendwo in Malaysia geparkt wurde. Außerdem arbeitete unser Hauptquartier fieberhaft daran, einen Flughafen im Süden Sumatras für unsere Flüge zu öffnen, damit wir endlich ins Land kommen konnten, um dann von dort aus, nach einem weiteren Umladen auf kleinere Maschinen, Banda Aceh zu erreichen.

Die Hiobsbotschaft kam diesmal, kurz nachdem wir uns den Kaffee nach dem Essen eingeschenkt hatten. Der Flughafen in Banda Aceh war nun ebenfalls für jeglichen Flugverkehr gesperrt worden, weil eine Kuh ein landendes Flugzeug gerammt hatte und die beschädigte Maschine nun mitten auf der Landebahn lag und nicht weggeräumt werden konnte. Und wieder konnte uns niemand sagen, wie lange das voraussichtlich dauern würde.

Auch unsere russische Crew, die nicht unbegrenzt lange hier in Malaysia stehen wollte, wurde allmählich unruhig. Wir räumten unser Gepäck wieder um. Dann klingelte mein Telefon, und zum ersten Mal hatte ich unsere Techniker direkt in der Leitung. Sie waren gerade darüber informiert worden, dass der Flughafen in Batam, im Süden Sumatras, für unsere Maschinen frei wäre, und wollten sich sofort dorthin auf den Weg machen. Auch Herculesmaschinen zum Weiterflug nach Banda Aceh würden dort schon für uns bereitstehen. Irgendjemand in unserem Hauptquartier in Deutschland hatte hier im Hintergrund ganz großartige Arbeit geleistet.

Es gab also wieder mal Hoffnung. Allerdings war erst eine längere Diskussion mit unserer russischen Crew durchzustehen, die mir deutlich zu machen versuchte, dass der Flug nach Batam eine deutlich längere Flugstrecke bedeuten würde als im ursprünglichen Vertrag vereinbart. Zwei Stunden später ging es tatsächlich los, und am späten Abend landeten wir auf indonesischem Boden. Die Vorbereitungen, die dort getroffen worden waren, waren wirklich großartig. Dutzende von indonesischen Rotkreuz-Freiwilligen standen bereit, um sofort mit dem Umladen unseres Materials zu beginnen. Da die Maschinen erst am nächsten Morgen starten durften, war für uns sogar ein Hotel in der Nähe gebucht worden. Unsere Techniker waren bereits sechs Stunden vor uns angekommen.

Ich fühlte mich richtig ausgeschlafen, frisch und sauber, als wir früh am nächsten Vormittag die Hercules bestiegen. Nach zweieinhalb Stunden Flug kreisten wir endlich über Banda Aceh. Schon aus dem Flugzeug waren die verheerenden Verwüstungen am Küstenstreifen gut zu erkennen. Auf dem Flughafen selbst herrschte das übliche Durcheinander, das unsere einheimischen Rotkreuz-Kollegen allerdings souverän für uns vorsortiert hatten. Wieder standen schon Lastwagen und Freiwillige zum Entladen bereit. Zusätzlich hatten sie Staplerfahrer der australischen Armee besorgt, die mit einem freundlichen Lächeln und in stoischer Ruhe unser Material auf die Fahrzeuge packten.

Ein deutsches Kamerateam hatte auch schon die Kamera auf dem Flughafen aufgebaut und war überrascht, dass wir so unerwartet früh eingetroffen waren; und das immerhin neun Tage nach der Katastrophe.

Anschließend fuhren wir sofort zum Hauptquartier des Indonesischen Roten Kreuzes. Wir waren erwartet worden, und die Besprechung war kurz und effektiv. Zur Verstärkung unseres Teams wurden uns ein einheimischer Arzt und zwei Dolmetscher zugeteilt. Am nächsten Vormittag sollte ein Hubschrauber für uns bereitstehen.

Als später alle zusammensaßen, um den nächsten Tag zu besprechen, fing plötzlich das ganze Gebäude bedenklich zu wackeln und zu schwanken an. Wir rannten alle unter großem Geschrei und Gekreische so schnell es ging ins Freie und weg vom Gebäude. Nach knapp einer Minute war das Nachbeben zu Ende. Wir beschlossen, die Besprechung draußen weiterzuführen und auch die Nacht lieber unter freiem Himmel zu verbringen.

Banda Aceh erlebte jetzt, neun Tage nach der Katastrophe, den Ansturm der Erkundungsteams, und in der Stadt selbst schienen sie sich schon auf die Füße zu treten. Unser indonesischer Kollege bat uns inständig, uns weiter entfernt an der Westküste umzusehen. Dort wäre bisher noch niemand gewesen, und die meisten Hilfsteams wollten auch unbedingt in Banda Aceh selbst bleiben, weil sie nur hier über den Flughafen ihren Nachschub logistisch sichern könnten. Es war nicht schwer, uns davon zu überzeugen. Wir wuss-

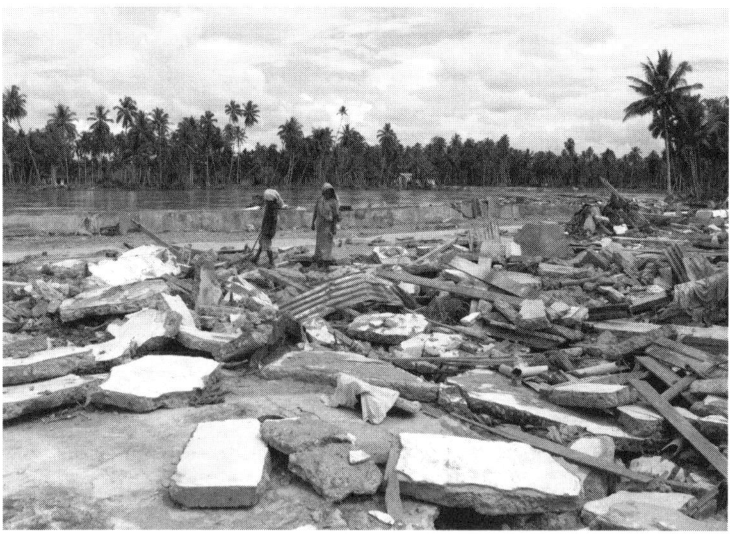

Abbildung 3: Banda Aceh, Januar 2005: Nach dem Tsunami.

ten, dass wir mit unserem Material zunächst nicht auf logistische Unterstützung von außen angewiesen waren. Am Abend sprachen wir mit indonesischen Militärpiloten, und auf deren Anraten wurde als Ziel unserer Reise der Ort Teunom ausgemacht, der einmal 10 000 Einwohner gehabt hatte und nun komplett zerstört sein sollte.

Am nächsten Morgen flog ich mit den beiden Krankenpflegern und unserem einheimischen Kollegen gut 200 Kilometer von Banda Aceh aus an der völlig zerstörten Westküste entlang. Auch die oft kilometerlangen Unterbrechungen der Küstenstraße waren von hier oben gut zu erkennen. Teunom lag mitten im Rebellengebiet, und so wurden auch wir sofort nach unserer Landung auf einem Fußballfeld von schwer bewaffnetem Militär in Empfang genommen. Trotzdem war die Stimmung ausgesprochen freundlich, und wir wurden als Erstes zu einer Kokosnuss eingeladen.

Die Stadt war wirklich völlig zerstört. Auch das örtliche Gesundheitszentrum war durch die Welle unbrauchbar geworden. Von den 30 Krankenschwestern und Ärzten waren zwölf bei der Katastrophe ums Leben gekommen oder noch vermisst. Die überlebenden Kollegen versuchten seit der Katastrophe, zusammen mit zwei Militärärzten, unter einer Plastikplane die medizinische Versorgung mit dem wenigen noch verbliebenen Material einigermaßen aufrechtzuerhalten. Sie machten das inzwischen seit mehr als zehn Tagen. In den ersten Tagen nach dem Tsunami waren sie von den Patienten noch völlig überrannt worden. Heute hatten sie auch schon mehr als 300 Patienten behandelt.

Die Sicherheitsfrage war schnell und positiv geklärt, sodass wir den Helikopter nach Banda Aceh zurückschicken konnten. Wir einigten uns mit den einheimischen Kollegen darauf, dass wir unser kleines Krankenhaus hier bei ihnen aufbauen würden. Unser Team in Banda Aceh informierten wir per Telefon, dass wir einen idealen Einsatzort gefunden hätten. Wir bauten unser Zelt für die Nacht auf und halfen unseren einheimischen Kollegen noch ein klein wenig bei der Versorgung der verbliebenen Patienten. Dann setzten wir uns alle zusammen und besprachen, wie wir unsere gemeinsame Hilfsoperation am nächsten Tag starten wollten. Von Anfang an sollte unsere Gesundheitsstation gemeinsam mit unseren indonesischen Kollegen betrieben werden. Meine Ankündigung, dass diese Station in zwei Tagen stehen würde, wurde allgemein freundlich und gnädig belächelt. Außer uns schien niemand dieser Ankündigung Glauben zu schenken. Das Militär sagte uns jegliche Unterstützung zu.

Der Rest des Teams, der in Banda Aceh zurückgeblieben war, kümmerte sich inzwischen darum, eine Transportmöglichkeit für unser Material zu organisieren. Irgendwie schafften sie das, und am nächsten Morgen tauchte tatsächlich der erste Hubschrauber mit unseren Kisten und Zelten über dem dampfenden Dschungel auf. Es war ein unglaublich gutes Gefühl. Endlich waren wir also angekommen.

Insgesamt 22 Hubschrauber kamen in den nächsten 48 Stunden zu uns in den Urwald. Unter den letzten hatten die Piloten unseren Landcruiser gehängt. Das indonesische Militär hatte das Entladen vor Ort perfekt organisiert, und wir konnten sofort mit dem gemeinsamen Aufbau beginnen. Auch unser Team kam nach und nach aus Banda Aceh an unseren Einsatzort herausgeflogen. Zwei Tage später konnten wir zusammen mit unseren einheimischen Kollegen den ersten Patienten in unserem Feldkrankenhaus behandeln.

Seit unserem Abflug in Deutschland waren neun Tage vergangen. Nach dem Tsunami hatte es insgesamt also fast zwei Wochen gedauert, bis wir als erste ausländische Helfer endlich mit der wirklichen Arbeit in Teunom beginnen konnten. Und ich hatte keineswegs das Gefühl, dass wir langsam gewesen waren. Aber genauso wenig hatte ich den Eindruck, dass wir die Ersten waren, die hier halfen.

Wenn unsere Medien in ihren Berichten über die ausländischen Teams aus den Katastrophengebieten also das Eintreffen der ersten Helfer feiern, werden sie der wirklichen Situation vor Ort keineswegs gerecht. Hin und wieder wird dann sogar noch hinzugefügt, dass unsere Hilfsorganisationen die einzigen seien, die vor Ort humanitäre Hilfe leisteten. Diese Art der Darstellung ist ausgesprochen überheblich und wird von den Betroffenen in den Katastrophengebieten auch sehr häufig als pure Arroganz erlebt.

Selbst bei sehr gut vorbereiteten Organisationen werden notwendigerweise immer mehrere Tage vergehen, ehe mit einer effektiven Arbeit begonnen werden kann. Bei spontanen Hilfsaktionen oder unvorbereiteten Organisationen ohne bestehende Kontakte in das Land der Katastrophe wird diese Zeitspanne noch deutlich länger sein. Auch für die zuerst eintreffenden ausländischen Teams im Katastrophengebiet ist es also eine absolute Notwendigkeit, anzuerkennen, dass nicht sie es sind, die eine Hilfsoperation starten, sondern dass sie sich in eine bereits tage- oder sogar schon wochenlang laufende Hilfsaktion zu integrieren haben, wenn sie eine einigermaßen sinnvolle Arbeit leisten wollen.

Ein abendliches Gespräch am Lagerfeuer einige Wochen nach dem Erdbeben im indischen Bhuj im Jahre 2001 bringt das für mich auf den Punkt: Als wir gemeinsam mit unseren indischen und japanischen Kollegen den bisherigen Verlauf der Hilfsoperation diskutierten, waren wir alle sehr zufrieden mit dem bisher Erreichten. Nur der Teamleiter des japanischen Teams wirkte nicht wirklich glücklich. Für seine Helfer war es der erste internationale Katastropheneinsatz, und die fünf Chirurgen aus Japan waren unzufrieden damit, dass sie nicht mehr Leben in den letzten Wochen hatten retten können. Sie diskutierten ständig und ergebnislos, was sie beim nächsten Einsatz anders machen müssten, um den schwer verletzten Erdbebenopfern mit ihren Operationen effektiv helfen zu können. Der indische Militärarzt, der sich zu uns gesetzt hatte, hörte sich das eine ganze Weile schweigend an. Dann stand er auf, ging zu dem japanischen Teamleiter und sagte: »Das ist doch ganz einfach. Ihr lasst euer Krankenhaus hier aufgebaut und bleibt hier und wartet auf das nächste Erdbeben.«

Kapitel 4

»Die Koordination ist chaotisch ...«

Der Mythos vom heillosen Durcheinander

Auch nach der Tsunami-Katastrophe in Sumatra wurde eine große Anzahl von Interviews mit Hilfsteams gesendet, die sich über die chaotischen Zustände vor Ort beklagten und dabei vor allem das offensichtliche Unvermögen der örtlichen Behörden kritisierten, die große Zahl an Helfern aus dem In- und vor allem auch dem Ausland effektiv zu koordinieren. Einige sollen sogar bemängelt haben, dass keiner der lokalen Verantwortlichen sie am Flughafen abgeholt hatte und dass noch nicht einmal Hotelzimmer für sie reserviert worden waren. Das wäre ungefähr so, als wenn bei uns die Feuerwehr zu einem Häuserbrand ausrücken würde, um dann vor Beginn der Löscharbeiten gegenüber der Lokalpresse zu klagen, dass die Zufahrt nicht gefegt sei und keine belegten Brote für die Kameraden geschmiert wurden. Würde irgendjemand bei uns einen solchen Kommentar ernst nehmen? Doch wenn in den Medien der gleiche Vorwurf in Bezug auf einen Katastropheneinsatz im Ausland gemacht wird, scheint sich niemand daran zu stören. Es erscheint uns fast schon logisch, dass die Dinge andernorts nicht funktionieren. Zusätzlich wird der Eindruck vermittelt, dass wir das alles viel besser organisieren würden, wenn sich nur alle nach uns richteten.

In der Tat erscheint die Koordination nach jeder Katastrophe zunächst einmal unvollkommen. Überraschen sollte das allerdings niemanden, denn eben das ist der Charakter einer Katastrophe: ein totales Chaos, bei dem die betroffene Bevölkerung und auch die örtlichen Hilfsstrukturen durch das gewaltige Katastrophenereignis zunächst überfordert und deshalb auch auf zusätzliche Unterstützung von außen angewiesen sind. Diese Erfahrung machen wir nicht nur im Ausland, sondern ganz genauso hier bei uns, wie die Flutkatastrophe an der Elbe eindrücklich gezeigt hat. Wer also in ein Katastrophengebiet fliegt – gleich ob als Medienbeobachter oder als Helfer – mit der Erwartung, dort bereits nach wenigen Stunden oder Tagen ein perfekt funktionierendes Hilfesystem vorzufinden, hat schlicht und einfach den Charakter einer Katastrophe nicht verstanden. Es geht eben in diesen Situationen gerade darum, möglichst schnell wieder geregelte Verhältnisse herzustellen, um den Opfern das Überleben zu ermöglichen. Eine Katastrophe ist ein Chaos, und Katastrophenhilfe hat die Aufgabe, dieses Chaos möglichst schnell zu sortieren. Es ist also wenig sinnvoll, in den ersten Tagen nach einer Katastrophe all das zu beklagen, was zerstört worden ist.

Die Herausforderung besteht vielmehr darin, herauszufinden und zu verstehen, was trotz des Katastrophenereignisses noch oder schon wieder funktioniert, um darauf in den nächsten Tagen und Wochen möglichst konstruktiv aufbauen zu können. Erfahrene Helfer sind in den ersten Tagen nach einer Katastrophe meist daran zu erkennen, dass sie zuhören und nicht so viel reden. Das bedeutet, dass von den ausländischen Hilfsteams erwartet werden muss, dass sie es zulassen, koordiniert zu werden, und dass sie aktiv daran mitarbeiten, die Strukturen in den folgenden Tagen weiter zu verbessern. Ansonsten drohen zahlreiche isolierte Einzelprojekte, die mit den Anstrengungen der lokalen Helfer so gut wie gar nichts zu tun haben. Derartige Projekte sind dann auch mit dem späteren Abzug der Hilfsteams ganz schlagartig beendet, da sie niemals in die folgenden Wiederaufbaumaßnahmen übernommen werden können. Die Gesamtverantwortung für die Koordination der Hilfsmaßnahmen liegt dabei immer und ausschließlich bei der Regierung des von der Katastrophe betroffenen Landes. Auch für uns in Deutschland war es selbstverständlich, dass die Hilfsmaßnahmen während der Elbeflut von einem deutschen Zentrum aus geleitet wurden, und von allen Hilfsteams wurde erwartet, dass sie sich mit dieser Stelle abstimmten. Wenn dies nicht geschieht, machen die ausländischen Helfer das Chaos mit Sicherheit noch beträchtlich größer.

Leider sind sehr oft schon die ersten Äußerungen vieler Organisationen voll von Klagen über die Unfähigkeit der Regierung und der lokalen Behörden, die Situation so zu regeln, wie es unseren Vorstellungen von perfekter Organisation entspricht. Im besten Fall wird den Verantwortlichen in dem Katastrophenland vorgeworfen, dass sie mit der Situation völlig überfordert sind. Oft werden diese Klagen aber auch vorschnell verbunden mit unverhohlenen Anspielungen auf mögliche Korruption und das Verfolgen von politischen Interessen durch die Verantwortlichen. Es soll hier nicht der Eindruck erweckt werden, dass all diese Dinge nach Katastrophen niemals passieren. Es stellt sich für mich aber die Frage, ob wirklich jede aus dem Ausland kommende Organisation unmittelbar nach der Katastrophe in den Medien ein Plenum bekommen sollte, um sich über Dinge zu beklagen, die zunächst noch überhaupt nicht durchschaubar sind. Hilfreich für den weiteren Verlauf der Hilfsoperationen sind derartige Äußerungen zu diesem Zeitpunkt ganz sicher nicht. Oft entsteht sogar der Verdacht, dass die Kritik nur geäußert wird, um sich in den Medien zu profilieren.

Oft sind die Klagen nichts anderes als ein Ausdruck von schlechter Vorbereitung und mangelnder Flexibilität der eintreffenden Hilfsteams, denen es nicht gelingt, ihre mitgebrachten Vorstellungen der vermeintlich perfekten Hilfsoperation den Gegebenheiten anzupassen. Häufig kommen die Hilfsteams bereits mit sehr genauen Vorstellungen, was sie wo unternehmen wollen, im Katastrophengebiet an. Meist sind genau diese Pläne schon vor der Ausreise in den einheimischen Medien vorgestellt worden, woraus sich eine gewisse Verpflichtung ergeben mag, sie dann vor Ort auch genau so umzusetzen. Da die Tage nach einer Katastrophe aber von einer enormen Dynamik geprägt sind, in denen sich die Situation fast stündlich ändern kann, wird ein stures Beharren auf den eigenen Plänen oft an den wirklichen Notwendigkeiten vorbeiführen. Trotzdem nehmen unsere Medien diese Klagen dankbar in ihre Schlagzeilen auf. Eine kritische Auswertung mit allen Beteiligten sollte niemals in den ersten Tagen nach einer Katastrophe erfolgen, sondern erst nach Abschluss aller Maßnahmen, wenn alles ruhig und gelassen diskutiert werden kann.

Tatsächlich ist es die erste und wichtigste Aufgabe, die ausländische Helfer zu bewältigen haben, wenn sie in einem Katastrophengebiet eintreffen, die Koordination und Organisation der Hilfsmaßnahmen vor Ort zu verstehen. In den Tagen vor dem Eintreffen der Helfer haben sich Strukturen und Vorgehensweisen herausgebildet, die teilweise wirklich funktionieren. Selbst für erfahrene Helfer dauert es eine gewisse Zeit, hier einen Überblick zu bekommen. Die oft gehörte Aussage, dass in einem Katastrophengebiet rein gar nichts mehr funktioniert, ist immer falsch. Man kann sich über die verschütteten Straßen beklagen, die den Transport so schrecklich erschweren, oder sich aber über andere freuen, die noch oder schon wieder befahrbar sind. Wenn ausländische Hilfsteams eintreffen, haben die lokalen Behörden schon lange versucht, Informationen zu sammeln und sie weiterzugeben. Es steht längst fest, wohin die Überlebenden ihre verletzten Angehörigen bringen, selbst wenn dort die medizinische Versorgung noch nicht perfekt funktioniert. Die Effektivität der Koordination hängt eben nicht nur von den Verantwortlichen ab, sondern mindestens genauso sehr von den zahlreichen ausländischen Organisationen und deren Fähigkeit und Bereitschaft, sich koordinieren zu lassen.

Das Recht der Opfer von Katastrophen, schnellstmöglich jede nur erdenkliche Hilfe zu erhalten, ist in den letzten Jahren zunehmend zu dem Recht der Helfer umgedeutet worden, überall auf der Welt humanitäre Hilfe zu leisten, wo immer sie es für angemessen halten. Und auch so, *wie* sie es für angemessen halten. Und »humanitär« tätig kann sich heute fast jeder nennen, ohne befürchten zu müssen, dass dieser Anspruch einmal kritisch hinterfragt würde. Und je mehr von ihnen im Rampenlicht der großen Katastrophen auftauchen, umso geringer wird leider die Bereitschaft, sich mit den anderen Akteuren abzustimmen und zusammenzuarbeiten und eigene Pläne und Vorstellungen eventuell zu revidieren. Stattdessen wird der Drang, das Profil der eigenen Organisation in der Masse der Hilfsteams erkennbar zu machen, immer größer. Ich habe den Eindruck, dass die Anzahl der Kameras, die in einem Katastrophengebiet auftauchen, ziemlich genau mit der Zahl der Hilfsteams korreliert, die dann beschließen, dort auch tätig zu werden. Nicht nur die Summe der zur Verfügung stehenden Spendengelder hängt also ganz entscheidend vom Umfang der Berichterstattung und damit der Präsenz der Katastrophe in den Medien ab, sondern ganz genauso auch die Anzahl der Organisationen und Initiativen, die in der Folge einer Medienkatastrophe in dem betroffenen Gebiet auftauchen.

Ich erinnere mich sehr gut daran, wie wir im Jahre 1999 nach dem Ende der Kämpfe endlich in den Kosovo einreisen konnten und dort schon nach wenigen Tagen auf 256 verschiedene ausländische Organisationen trafen. Schon damals hatten wir erhebliche Zweifel, ob diese zahlreichen Aktivitäten einigermaßen vernünftig koordiniert und abgestimmt werden könnten. Der Balkankonflikt war ein Medienereignis ersten Ranges, und folglich waren die Spendenkonten der Organisationen bestens gefüllt. Da die Spendengelder aber zweckgebunden waren, mussten sie alle versuchen, möglichst schnell nach der Öffnung der Grenze zum Kosovo Projekte an Land zu ziehen, um diese Gelder auch bestimmungsgemäß ausgeben zu können.

Wenn die Organisation dieser Helfermassen damals schon ausgesprochen schwierig war, so wurde sie nach der Tsunami-Katastrophe in Südasien zu einem echten Albtraum. Ende Januar 2005 waren alleine in Sumatra mehr als 300 ausländische Hilfsorganisationen und elf verschiedene Streitkräfte tätig. In Sri Lanka gab es zu diesem Zeitpunkt sogar mehr als 1 100 Organisationen und Initiativen vor Ort. Angesichts dieser großen Zahl sollte man sich einmal fragen, wie wir hier in Deutschland eine derartige Invasion ausländischer Hilfsteams innerhalb weniger Wochen organisatorisch bewältigen würden und welchen Eindruck die dann unvermeidlichen Klagen der Hilfsteams über schlechte Organisation oder Behinderung der Hilfsoperationen bei uns hinterlassen würden.

Beim Erdbeben in Pakistan im Jahre 2005, über das die Medien trotz der für die Betroffenen wirklich hochdramatischen Situation zunächst nur sehr zögerlich und zurückhaltend berichteten, konnte ich nur ein paar Dutzend Organisationen vor Ort antreffen. Es ist sicher keine Überraschung, dass die Zusammenarbeit und die Abstimmung der einzelnen Hilfsorganisationen deutlich reibungsloser funktionierte.

An diesen beiden Beispielen wird der schmale Grat deutlich, auf dem sich die wenigen Hilfsorganisationen bewegen, die nicht nur dort arbeiten, wo auch das Rampenlicht der Fernsehanstalten strahlt. Eine gute und erfolgreiche Zusammenarbeit mit den Medien für die Finanzierung notwendiger Hilfsmaßnahmen wird in zunehmendem Maße vom Auftauchen neuer und unerfahrener Akteure in den Katastrophengebieten begleitet, eine Tatsache, die die Organisation vor Ort in den vergangenen Jahren immer schwerer gemacht hat. In den letzten 15 Jahren ist die Zahl der Hilfsorganisationen weltweit dramatisch gewachsen. Viele neue Vereinigungen haben sich nach dem Vorbild bereits bestehender Organisationen gebildet. Leider ist die Sinnhaftigkeit und der Nutzen dieser zweifellos sehr engagierten und hilfsbereiten Gruppen nicht immer erkennbar.

Die Organisation »Ärzte ohne Grenzen« hat in den letzten Jahrzehnten großartige Arbeit in zahlreichen Katastrophen geleistet und tut dies noch heute mit großer Professionalität. Auch bei der Darstellung ihrer Arbeit in den Medien hat diese Organisation neue Maßstäbe gesetzt. Vielleicht ist es ihrem großen Erfolg zu verdanken, dass sich inzwischen immer mehr Menschen berufen fühlen, es dieser Hilfsorganisation gleichzutun. Fast jede Berufsgruppe in Deutschland hat inzwischen ihre eigene Hilfsorganisation gegründet und sie mit dem Zusatz »... ohne Grenzen« versehen, mit dem Ziel, in Katastrophengebieten auf der ganzen Welt als Soforthelfer tätig zu werden. Diese Gruppierungen werden in den Katastrophengebieten inzwischen auch schon als »die Grenzenlosen« bezeichnet.

Damit sind Helfer gemeint, die für sich selbst einfach keine Grenzen und Beschränkungen mehr gelten lassen und nur das tun, was sie für richtig halten. Die Zahl derartiger neuer Organisationen wird ohne Zweifel in den nächsten Jahren noch weiter anwachsen, wenn wir das Image der heldenhaften Retter aus dem Ausland weiter so polieren wie in der Vergangenheit. Und genau das Gleiche geschieht in vielen anderen Ländern der westlichen Welt mit derselben Geschwindigkeit.

Keinem dieser Helfer soll hier sein Engagement zum Vorwurf gemacht werden. Ganz im Gegenteil. Es ist ja genau dieses Engagement, das die humanitäre Hilfe braucht und das sie am Leben erhält. Allerdings stellt sich die Frage, warum dieses Engagement nicht in eine etablierte Organisation eingebracht wird. Jede Hilfsorganisation braucht erfahrene und engagierte Helfer mit den verschiedensten beruflichen Erfahrungen. Man muss einfach sehen, dass die schiere Menge der Organisationen, die heute in medienwirksamen Katastrophengebieten auftauchen, eine wirkliche Koordination deutlich erschwert. Nach dem Tsunami war sie in einigen der betroffenen Länder gar nicht mehr möglich und von sehr vielen auch ganz und gar nicht gewünscht.

Um in dieser Masse der Helfer sichtbar zu bleiben, hat sich ein Teil der Hilfsorganisationen inzwischen allzu gut auf die Bedürfnisse und Wünsche der Medien eingestellt, und der Darstellung ihrer eigenen Hilfsoperationen wird manchmal mehr Wert beigemessen als dem wirklichen Effekt für die betroffene Bevölkerung. Leider wird dabei auch immer häufiger die Grenze zum reinen »humanitären Showbusiness« überschritten. Der Grat, auf dem sich die vielen Hilfsorganisationen im Spiel mit den Medien um Aufmerksamkeit und Spenden bewegen, ist immer schmaler geworden, und immer häufiger wird leider dem Spektakulären der Vorrang vor dem Sinnvollen gegeben.

Nach dem Erdbeben im iranischen Bam nach Weihnachten 2003 hatten wir in einem Fußballstadion unser kleines Feldkrankenhaus den ganzen Tag über mühsam aufgebaut. Am Abend fuhren wir zurück in unser Camp, um die restlichen Materialien zusammenzustellen, damit wir am nächsten Tag direkt mit der Arbeit beginnen konnten. Als wir am Morgen wieder in dem Fußballstadion ankamen und gerade beginnen wollten, unsere Medikamente in den Zelten einzusortieren, erwartete uns eine große Überraschung. Unsere neu aufgestellten Zelte waren in der Nacht von einer Helfergruppe aus Spanien besetzt und als Schlafplätze genutzt worden. Im Gespräch bei einem gemeinsamen Morgenkaffee stellte sich heraus, dass es sich bei unseren Gästen um Freiwillige der Organisation »Bomberos sin Fronteras«, also der spanischen »Feuerwehrleute ohne Grenzen« handelte, die mit dem Auftrag hierhergekommen waren, ein Feldkrankenhaus aufzubauen, da in wenigen Tagen die spanische Außenministerin zu einem Besuch in Bam erwartet wurde.

Warum es gerade Feuerwehrleute sein mussten, die ein Krankenhaus aufbauen, sei dahingestellt. Klar war aber auf jeden Fall, dass es eben ein Feldkrankenhaus sein musste, weil dies für die begleitenden Reporter am meisten bieten konnte. Die Gruppe war ausgesprochen sympathisch und schien sich auch über den rein publizistischen Charakter ihrer »Hilfsoperation« völlig im Klaren zu sein. Obwohl also keinerlei Bedarf für ein weiteres Feldkrankenhaus an dieser Stelle bestand, bauten sie ihre Zelte gleich neben den unsrigen auf und richteten ein zweites, voll funktionstüchtiges Feldkrankenhaus ein.

Zehn Tage später traf tatsächlich die spanische Außenministerin mit mehreren Kamerateams und zahlreichen Journalisten in dem Fußballstadion ein. Sie wurde herumgeführt und dabei gefilmt, und alle waren glücklich und zufrieden mit dem Gezeigten. Die Ministerin reiste zurück nach Spanien, und zwei Tage später bauten auch unsere spanischen Feuerwehrleute ihre Zelte wieder ab und flogen zufrieden nach Hause. Sie hatten ihre Mission erfüllt.

Es ist müßig, an dieser Stelle zu diskutieren, ob nun die Hilfsorganisation, die Politik oder letztendlich die Presse am meisten von dieser Aktion profitiert hat. Fest steht allerdings, dass es ganz sicher nicht die Überlebenden des Erdbebens waren. Und genauso unstrittig ist für mich, dass ohne die gängigen Klischees, in denen sich die humanitäre Hilfe noch immer sonnt, ein solcher Einsatz wohl nicht möglich gewesen wäre. Hier ist für mich zumindest der Punkt erreicht, an dem ich denke, dass ein Journalist, der einen solchen Hilfseinsatz in seinem Heimatland als humanitäre Heldentat verkauft, sein Publikum nach Strich und Faden belügt.

Auch aufgrund von derartigen Aktionen haben manche Länder inzwischen die Konsequenz gezogen, im Falle einer Katastrophe auf die Unterstützung durch ausländische Hilfsteams völlig zu verzichten. Es ist zu befürchten, dass in Zukunft weitere Länder ausländische Helfer ablehnen werden. Ausländische Hilfsorganisationen, die sich nicht in die Koordinierung vor Ort einbinden lassen und darauf bestehen, ihr eigenes Süppchen zu kochen, werden in den Katastrophengebieten mit einigem Recht nicht als Helfer, sondern als »humanitäre Invasoren« betrachtet. So hat Indien bereits nach der Tsunami-Katastrophe darauf bestanden, die Hilfsoperationen ausschließlich mit einheimischem Personal durchzuführen. Neben der verständlichen Absicht, unnötige »Publicity-Hilfseinsätze« zu vermeiden, spielt auch der Versuch eine Rolle, nach der eigentlichen Katastrophe eine weitere, verursacht durch unkontrollierbare ausländische Helfermassen, zu vermeiden.

Außerdem schicken viele Länder zunehmend Armeeeinheiten in betroffene Länder, die nicht von jedem Land mit Freude begrüßt werden, deren Hilfsangebote aber oft aus diplomatischen und politischen Gründen nicht abgelehnt werden können.

Grundsätzlich muss ein Land, das von einer Katastrophe betroffen ist, zunächst einmal für sich selbst entscheiden, ob es Hilfe aus dem Ausland in Anspruch nehmen möchte oder nicht. Aus den genannten Gründen werden immer mehr Regierungen zunehmend zögerlich mit dieser Entscheidung. Immer häufiger wird versucht, nur um finanzielle Unterstützung zu bitten und den Einsatz von ausländischen Helfern abzulehnen. Da die ausländischen Regierungen allerdings ein großes Interesse daran haben, die Hilfen ihres jeweiligen Landes wirklich sichtbar zu machen, wird – oft mit Erfolg – versucht, den jeweiligen Hilfsteams durch politische Verhandlungen den Weg in das Katastrophengebiet zu öffnen. Auch die Politiker haben die Publicity-Möglichkeiten nach medienwirksamen Katastrophen für sich entdeckt, und man kann sicher sagen, dass in den vergangenen Jahren die humanitäre Hilfe zunehmend zu einem werbewirksamen Mittel der Außenpolitik vieler Länder geworden ist. Und ein solcher Auftrag ist natürlich nicht gerade förderlich für die Koordination mit den lokalen Kräften.

Dies alles gilt natürlich nur für Katastrophen, die in unseren Medien auch gut platziert sind und dort eine gewisse Zeit präsent bleiben. In diesem Fall bedeutet das für die von der Katastrophe betroffenen Länder, dass sich eine Schleuse öffnet und eine Welle der Hilfsbereitschaft erwartet werden muss, die im schlimmsten Fall all das hinwegspülen wird, was man in den ersten Tagen nach dem Ereignis mühsam in Gang gebracht hat. Meist ist hiermit verbunden, dass das betroffene Land in den Tagen nach der Katastrophe die Visumspflicht aufhebt, um die Hilfsoperationen zu beschleunigen. Diese Tatsache kann als der Startschuss für all die wartenden Organisationen bezeichnet werden, mit dem das Rennen zu den wartenden Journalisten vor Ort beginnt. Dann wird auch meist nicht mehr auf eine Anforderung aus dem betroffenen Land gewartet und der Einsatz im Vorfeld abgestimmt, sondern es wird einfach selbst beschlossen, dass die Helfer jetzt dort benötigt werden, und sie werden in Marsch gesetzt.

Wenn ich solche Situationen erlebe, befällt mich immer wieder dieselbe Assoziation: Ich sehe dann ein Fußballstadion vor mir, in dem gerade die erste Halbzeit angepfiffen wird. Plötzlich stürmen ein paar engagierte Zuschauer auf das Feld, um mitzuspielen, die entweder die Regeln überhaupt nicht kennen oder sich weigern, nach ihnen zu spielen. Auf der Tribüne sitzt auch noch ein Reporter, der bisher nur über klassische Klavierkonzerte berichtet hat, und schildert nun der ganzen Welt seine Eindrücke von dem für ihn undurchschaubaren Chaos. Wenn die ersten der spontanen neuen Mitspieler wegen Erschöpfung vom Platz getragen werden, eilt er schnell hinunter an die Seitenlinie, um in einem ganz exklusiven Interview eine erste Stellungnahme einzufangen, in der die Spieler mit letzter Kraft für das Publikum in der Heimat über das völlige Durcheinander auf dem Platz klagen dürfen und über die Unfähigkeit der örtlichen Platzwarte, gut sichtbare Seitenlinien zu ziehen.

Ich bin mir durchaus darüber im Klaren, dass diese Vorstellung es vielleicht zu sehr auf die Spitze treibt. Nach der Tsunami-Katastrophe im Jahre 2005 war das Fußballfeld allerdings so voll mit engagierten Spielern, dass schon nach kurzer Zeit weder Ball noch Tore zu sehen waren.

Die Vereinten Nationen haben dieses Problem schon vor vielen Jahren erkannt und senden in solchen Fällen möglichst schnell ein eigenes Team in das betroffene Land, das die Aufgabe hat, die ausländischen Hilfsmaßnahmen mit der Hilfsoperation der einheimischen Behörden abzustimmen und zu koordinieren. Je präsenter die jeweilige Katastrophe in unseren Medien ist, umso dringender werden diese Teams in den betroffenen Ländern benötigt, da dann auch die Anzahl der internationalen Hilfsteams entsprechend groß sein wird. Eine solche Koordinierung setzt allerdings zwei Dinge voraus: Zuallererst muss die koordinierende Stelle und ihre Funktion allen Akteuren im Katastrophengebiet bekannt sein. Andererseits müssen die eintreffenden Helfer wirklich bereit und gewillt sein, sich mit dieser Einrichtung abzustimmen. Sehr oft mangelt es den ausländischen Teams aber aus unterschiedlichen Gründen gerade an dieser Bereitschaft, sich koordinieren zu lassen und flexibel auf die aktuellen Anforderungen der einheimischen Organisatoren zu reagieren.

Von den mehr als 300 Organisationen, die in den Wochen nach dem Tsunami alleine in Sumatra aufgetaucht sind, hat gerade einmal ein Viertel mit den koordinierenden Kollegen der Vereinten Nationen zusammengearbeitet, indem sie dort zumindest über ihre Pläne und Aktivitäten berichtet haben. Die Übrigen waren völlig auf eigene Faust aktiv. Es kann unterstellt werden, dass ein großer Teil der erstmals in einem Katastrophengebiet aufgetauchten Organisationen und Initiativen von einer solchen Koordinierungsstelle überhaupt nichts gewusst hat. Ein anderer Teil hatte sicherlich befürchtet, dass die geplanten eigenen Aktivitäten durch Absprache und Zusammenarbeit gefährdet werden könnten. Bei der Vielzahl der Akteure nach dem Tsunami war es auch schon kurz nach der Katastrophe nicht immer einfach, noch einigermaßen sinnvolle Projekte zu finden. Eine Koordination war unter diesen Umständen für die Kollegen der Vereinten Nationen schlicht und einfach nicht möglich.

Wir waren auf Sumatra seit mehreren Tagen zusammen mit den Ortsvorstehern des betroffenen Tales damit beschäftigt, Listen zu erstellen, um den Familien, die Obdachlose aufgenommen hatten, die zusätzlichen Nahrungsmittel zur Verfügung zu stellen, die sie in den nächsten Wochen brauchen würden. Es bestand keine akute Hungersnot, sodass wir diese Listen wirklich sorgfältig und mit den Betroffenen zusammen vorbereiten konnten. Jede Verteilung von Nahrungsmitteln hat immer ganz direkte Auswirkungen auf die lokalen Märkte und sollte darum sehr sorgfältig geplant und vorbereitet werden. Wir trafen uns jeden Vormittag für eine halbe Stunde mit dem Bürgermeister an unserem kleinen Krankenhaus, um die Listen zu ergänzen und die entsprechenden Bestellungen aufzugeben. Während einer dieser Besprechungen schwebte ein Hubschrauber ein, landete direkt vor unseren Zelten, öffnete die Tür und warf 20 Säcke Reis auf die Wiese, um direkt danach wieder abzuheben, ohne dass auch nur jemand aus der Maschine ausgestiegen war. Wir erfuhren später, dass an diesem Tag genau dasselbe in allen 18 umliegenden Dörfern passiert war.

Am nächsten Morgen beobachteten wir das gleiche Schauspiel erneut. Und wieder wurden den ganzen Tag über Reissäcke in den umgebenden Dörfern abgeladen, die sich dann abholen konnte, wer wollte. Am dritten Tag gingen wir schließlich zu dem Hubschrauber, um nachzufragen, was hier eigentlich vor sich ging. Wir trafen einen ausländischen Helfer, der uns erklärte, dass er hier für zehn

Tage Reis mit dem Hubschrauber verteilen würde. Auf die Frage, nach welchen Kriterien er das mache und mit wem er das abgesprochen habe, bekamen wir die Antwort, dass diese Aktion von seiner Organisation in Europa perfekt koordiniert wäre. Mit wem, konnte er uns nicht sagen. Eine Absprache mit den Verantwortlichen hier im Lande hielt er nicht für notwendig.

Am nächsten Morgen wurden wir von den Ortsvorstehern gebeten, unsere lange geplante und vorbereitete Verteilung von Lebensmitteln doch abzusagen und die mühsam vorbereiteten Listen einfach nur beiseitezulegen oder zu verbrennen. »Die Menschen hier im Tal haben bisher entweder vom Fischfang an der Küste oder vom Reisanbau im Hinterland gelebt«, wurde uns erklärt. »Da an der Küste alles kaputt ist, können wir nun keine Fische mehr fangen. Und jetzt bekommen die Reisbauern große Angst, dass auch sie nichts mehr verkaufen können, wenn hier wahllos Reis in den Dörfern abgeladen wird.« Wohl oder übel haben wir daraufhin die geplante Verteilung der Lebensmittel abgesagt. Und das in dem Bewusstsein, dass es sicher Presseorgane geben wird, die in den nächsten Tagen in Europa dieses Reisbombardement als schnelle und effiziente Versorgung der hungernden Bevölkerung in Sumatra feiern würden.

Wenn ein ausländisches Hilfsteam, dessen Einsatz vom betroffenen Land ausdrücklich angefordert wurde, im Katastrophengebiet eintrifft, dann haben sich die lokalen Verantwortlichen auch bereits Gedanken gemacht, wie und wo dieses Team am sinnvollsten eingesetzt werden kann. Sich darauf einzulassen, erfordert von den Helfern nicht nur Flexibilität, sondern auch Einfühlungsvermögen und die Bereitschaft, die Strukturen vor Ort verstehen zu wollen. Eigenschaften, die hektische und schlecht vorbereitete Retter aus dem Ausland leider allzu oft vermissen lassen. Eigenschaften, von denen aber der Erfolg eines Einsatzes entscheidend abhängt.

Im Frühjahr 1996 war in den Staaten südlich der Sahara eine verheerende Epidemie einer Hirnhautentzündung mit Tausenden von

Toten ausgebrochen. Unsere nigerianischen Kollegen hatten internationale Unterstützung angefordert, um schnellstmöglich eine Massenimpfung durchzuführen und die schon Erkrankten zu behandeln. Unser Team bestand neben mir noch aus zwei Krankenschwestern und zwei Rettungsassistenten. Zusammen standen wir vor dem ehrgeizigen Ziel, innerhalb von acht Wochen 800 000 Menschen zu impfen, um die Epidemie damit zu stoppen. Jeder von uns fünfen hätte dafür knapp 3 000 Impfungen täglich durchführen müssen. Es war uns allen klar, dass diese Zahl weit außerhalb unserer Möglichkeiten lag. Unsere Skepsis verflog allerdings nach der optimistischen Reaktion unserer Kollegen aus Nigeria, die uns telefonisch versicherten, dass wir das mit ihrer Unterstützung ganz sicher schaffen würden.

Wir beluden unser Frachtflugzeug mit einem Kühlcontainer, Kühlschränken und Kühltaschen. Dazu kamen eine Million Spritzen und Kanülen und all das weitere benötigte Material einschließlich zweier Geländefahrzeuge. Wir machten uns auf den Weg in den Norden Nigerias und wurden auf dem Flughafen – wie vereinbart – von einem Kollegen des Nigerianischen Roten Kreuzes empfangen. Zu meiner Überraschung kannte ich ihn persönlich aus einem anderen Einsatz in Afrika, der wenige Jahre zurücklag und bei dem wir zwei Monate lang Tür an Tür gelebt und gearbeitet hatten. Wir buchten für uns Zimmer in einem Hotel in der Provinzhauptstadt Kano und setzten uns dort gleich am Abend mit ihm zusammen, um das weitere Vorgehen zu besprechen.

Er erklärte uns die Situation und vor allem die möglichen Fallstricke für die geplante Hilfsoperation. Vor allem wies er darauf hin, dass es hier im Norden des Landes offiziell keine Epidemie gab, da befürchtet wurde, dass ansonsten die muslimischen Gläubigen kein Visum für ihre geplanten Flüge nach Mekka bekommen würden. Wir sollten also mit unseren Äußerungen entsprechend vorsichtig sein. Dann wies er uns darauf hin, dass wir in zwei muslimischen Provinzen arbeiten würden, die sich gerade für unabhängig erklärt hatten. Die obersten Autoritäten dort seien fünf Emire, die alles zu entscheiden hätten und die wir von unseren Plänen überzeugen müssten. Da es zwischen ihnen eine klare Hierarchie gab, hatte er zur Sicherheit schon Termine für Audienzen ausgemacht, bei denen ich dann jeweils eine eindrucksvolle Rede halten sollte. Er wies mich darauf hin, dass es bei diesen Terminen sehr förmlich zugehen und dass auch die Presse teilnehmen werde. Da ich nicht sehr erfahren war mit formvollendeten Reden, bot er mir an, etwas Eindrucksvolles für mich aufzusetzen. Ich wusste nicht einmal, wie man einen Emir korrekt anredet. Am nächsten Morgen schon sollte es losgehen.

Außerdem erfuhren wir, dass wir vom nächsten Tag an einen Arzt aus dem Gesundheitsministerium zur Seite gestellt bekommen würden, der uns zunächst einmal beobachten und kontrollieren sollte. Er wies uns sehr deutlich darauf hin, dass unsere ganze Operation letztendlich von der Erlaubnis dieses Mannes abhängen würde. Ohne sein Plazet würden wir die geplante Impfaktion nicht durchführen können. Er beschrieb ihn als ein wenig schwierig und machte uns klar, dass uns dieser Mann jederzeit würde nach Hause schicken können, wenn ihm etwas nicht passen sollte. Dann verkündete er uns stolz, dass ab morgen früh 400 nigerianische Freiwillige bereitstehen würden, die wir trainieren und ausbilden sollten, damit sie die Impfaktion durchführen könnten, sobald sie von den Emiren und dem Gesundheitsministerium genehmigt wäre.

Wir kannten jetzt also zumindest die ersten Fallstricke, von denen wir ohne den guten Kontakt zu unseren lokalen Kollegen schwerlich etwas erfahren hätten. So erfuhr ich auch, dass die Emire mit »Königliche Hoheit« angesprochen werden und dass sie alle in Europa oder Amerika studiert haben und es ganz und gar nicht schätzten, wenn man ihnen den Eindruck vermittelt, dass man sie für Hinterwäldler hält.

Wir saßen auf der Terrasse vor den Hotelzimmern und wurden schon seit einiger Zeit ziemlich übel von den Moskitos gepiesackt, als die Jungs vom Flughafen zurückkamen. Sie hatten drei Gläser mit eingemachten Knoblauchzehen als Geheimrezept gegen die Plagegeister dabei. Wir beschlossen, die Probe aufs Exempel zu machen, und die Gläser wurden aufgeschraubt. Als ich auch zugreifen wollte, bremste mich mein nigerianischer Kollege lachend und riet mir, besser keinen Knoblauch zu essen, da ich morgen früh einen wichtigen Termin hätte, bei dem ich nach Möglichkeit nicht allzu streng riechen sollte. Vor dem Schlafengehen las ich mir noch einmal meine Notizen durch, um eine wirklich eindrucksvolle und geschwollene Rede zustande zu bringen.

Während des Frühstücks am nächsten Morgen kam dann auch unser Aufpasser aus dem Gesundheitsministerium. Er war traditionell gekleidet, benahm sich auch so und machte uns sehr schnell klar, dass wir ohne sein Einverständnis hier überhaupt nichts würden tun können. Unsere beiden Kolleginnen beachtete er überhaupt nicht, die Rettungsassistenten begrüßte er zumindest mit einem kurzen Nicken.

Eine der Krankenschwestern wollte gerne mit zur Audienz bei dem ersten Emir. Dem Doktor aus dem Gesundheitsministerium schien das nicht wirklich zu gefallen, aber er sagte schließlich nichts, als unser Kollege vom Nigerianischen Roten Kreuz dazu nickte und sie lediglich bat, ein Kopftuch zu tragen, sich unauffällig zu verhalten und immer im Hintergrund zu bleiben.

Nach einer gut einstündigen Fahrt kamen wir mitten in der Wüste vor einem riesigen Lehmkomplex an. Die Mauern waren mehr als einen Meter dick, und unser Toyota hielt vor einem riesigen Holztor, das leuchtend blau gestrichen war. Das Tor wurde eingerahmt von zwei Türmen, die mit Fahnen geschmückt waren. Vor den Fahnen wiederum standen zwei bunte, vermummte Gestalten, die ein langes Blasinstrument in den Händen hielten. Die ganze Szene wurde beleuchtet von einer sengenden Sonne. Im spärlichen Schatten vor den Mauern lagerten zahlreiche Schaulustige, die uns allerdings überhaupt nicht zu beachten schienen.

Kaum waren wir aus dem Fahrzeug ausgestiegen, als auch schon fremd klingende Blasmusik von den beiden Türmen ertönte und die blauen Torflügel sich wie von Geisterhand öffneten. Wir gingen durch den heißen Sand in einen großen Innenhof und wurden sofort von einer Gruppe sehr verwegen aussehender tanzender Derwische mit wehenden Gewändern umringt, die mit ihren Speeren vor unseren Nasen herumfuchtelten. Mir wurde ein wenig mulmig, aber mein nigerianischer Kollege lachte nur. Die Derwische führten uns ganz zielgerichtet in eine große Halle, ohne auch nur eine Sekunde mit dem kreisenden Tanz aufzuhören. Der Ring, den sie dabei um uns bildeten, war so dicht, dass es unmöglich gewesen wäre, aus ihm zu entkommen. So wurden wir zu einer Stuhlreihe geleitet, die in einigem Abstand zu einem aufwändig geschnitzten hölzernen Thron stand, und mit einem kurzen Nicken zum Hinsetzen aufgefordert. Unsere Krankenschwester hatten sie zunächst auf einem Stuhl in der Ecke platziert. Vor jedem von uns blieb einer der Derwische stehen. Wir wurden keine Sekunde aus den Augen gelassen. Ihre Augen unter den dunklen Turbanen flackerten eindrucksvoll grimmig, und ich war mir nicht mehr ganz sicher, ob wirklich alles nur Show und Spaß war. Die Übrigen stellten sich rechts und links von den verschiedenen Eingängen auf, und vier weitere postierten sich zu beiden Seiten des Thrones.

Ein plötzlicher lauter Schrei kündigte dann die Ankunft des Emirs an, und wir wurden von den vor uns stehenden dunklen Gestalten sofort aufgefordert, aufzustehen. Die restlichen Derwische umtanzten nun den Emir und geleiteten ihn so zu seinem Thron. Inzwischen war auch ein Kameramann aufgetaucht, der die beeindruckende Szene filmte. Es war einfach nur faszinierend, und ich versuchte mir vorzustellen, was wohl mit mir passieren würde, wenn ich den hohen Würdenträger mit »Lieber Emir« anspräche.

Nachdem der Emir auf seinem Thron Platz genommen hatte, forderte er uns mit einem Nicken auf, uns ebenfalls wieder zu setzen. Er begrüßte uns mit einer wirklich eindrucksvollen Rede, gegen die alle meine Versuche vom Vorabend einfach nur stümperhaft gewesen waren. Ich gab mir daher die größte Mühe mit meinem Vortrag, und als ich ihn erstmals lächeln sah, hatte ich das Gefühl, dass er mein Bestreben zumindest wohlwollend anerkannte. Nach der Rede überreichte ich ihm als Gastgeschenk eine unserer Kühlboxen und setzte mich wieder auf meinen Stuhl. Anschließend nickte der Emir dem Kameramann kurz zu, der daraufhin sofort die Halle verließ.

Zu meiner großen Überraschung begann danach eine ausgesprochen lockere und nette Unterhaltung, in die auch unsere Krankenschwester ganz selbstverständlich mit eingeschlossen wurde. Wir diskutierten gemeinsam die Pläne und Strategien für die geplante Massenimpfung. Er hatte sich auf das Thema offensichtlich sehr gründlich vorbereitet. Von sich aus bot er uns an, hier in den regionalen Radiostationen einen Spot senden zu lassen, der die Impfaktion beschrieb und in dem er die Menschen dringend aufforderte, daran teilzunehmen. Wir waren begeistert von dem Vorschlag. Bei alldem achteten wir sehr peinlich darauf, die ganze Impfaktion als eine Operation des Gesundheitsministeriums darzustellen, die wir aus dem Ausland lediglich ein wenig unterstützten. Unser Begleiter aus dem Ministerium registrierte das hocherfreut.

Nach einer guten halben Stunde wurde die Audienz durch einen lauten Schrei des obersten Derwischs beendet. Der Emir begleitete uns mit den tanzenden Wächtern zunächst in den Innenhof. Dort blieb er stehen und erklärte mir, dass es für die Impfaktion vor allem darauf ankäme, die Männer aufzufordern, dass sie ihre Frauen und Kinder zu den Impfungen schickten. Er hielt es für das Sinnvollste, das gleich heute noch in den Moscheen bekanntzumachen, und fragte mich, ob ich damit einverstanden wäre, dass er seine Leutnants losschickte, um das zu tun. Natürlich hatten wir keine Einwände. Schon standen nach einem kurzen Wink von ihm wie aus dem Nichts zwölf malerisch geschmückte Reiter mit ihren ebenfalls herausgeputzten Kamelen in einer Reihe vor uns auf dem Innenhof. Der Emir gab ihnen kurze Anweisungen auf Haussa. Danach ertönte wieder die Musik von den Türmen, und außer dem großen Tor, durch das wir hereingekommen waren, öffneten sich jetzt auch noch drei kleinere in alle Himmelsrichtungen. Sofort stoben die Reiter auf ihren Kamelen los durch diese Tore und verschwanden langsam hinter Staubwolken am Horizont.

Danach begleitete der Emir uns durch das große Tor zu unserem Wagen und verabschiedete sich dort demonstrativ mit einem Handschlag von uns. Dies schien ein erwartetes Zeichen für die vielen Schaulustigen zu sein, die uns bis dahin keinerlei Beachtung geschenkt hatten. Nach diesem Handschlag kamen sie alle sofort zu uns herübergelaufen. Die Kinder zupften an unseren Kleidern, und jeder der Erwachsenen hatte nun anscheinend auch das Bedürfnis, uns einmal die Hände zu schütteln. Der Emir verabschiedete sich mit einem freundlichen Winken. Ich bin sicher, dass er sehr zufrieden war mit der großartigen Inszenierung, die er uns geboten hatte. Wir waren es allemal.

Als wir wieder bei den anderen ankamen, herrschte dort schon eine sehr fröhliche Stimmung. Den Freiwilligen wurden gerade unsere Generatoren und die Anschlüsse für den Kühlcontainer erklärt. Die Stromversorgung war hier im Norden Nigerias sehr unzuverlässig, und wir mussten uns auf die fast täglich vorkommenden Stromausfälle vorbereiten. Statt der 400 angekündigten Freiwilligen waren an diesem Tag zwar nur 40 erschienen, das machte hier aber keinem wirklich Sorgen. Die restlichen wurden in den nächsten Tagen erwartet.

Das Material war inzwischen vollständig überprüft, und da ich in den nächsten Tagen noch je eine Audienz bei einem Emir hinter mich bringen musste, ehe wir beginnen konnten, hatten wir also genügend Zeit, um die Freiwilligen einzuweisen und den Ablauf zu organisieren. Der Arzt aus dem Gesundheitsministerium würde uns bei den Unterrichtsstunden in den nächsten Tagen ständig begleiten, und letztendlich würde es dann bei ihm liegen zu entscheiden, ob die Freiwilligen die offizielle Genehmigung für die Impfaktion bekämen. Er wusste das und konnte der Versuchung nicht widerstehen, uns das hin und wieder deutlich spüren zu lassen. Es waren zwar nur sehr kurze Bemerkungen und Gesten, aber sie reichten immer wieder aus, um uns in eine unangenehme Spannung zu versetzen. Er wich mir keinen Moment mehr von der Seite.

Da das Team in den nächsten Tagen ziemlich oft auseinandergerissen sein würde, weil jeder von uns an einer anderen Stelle beschäftigt war, hatten wir uns in unserem Hotel ein kleines Büro eingerichtet, in dem wir uns jeden Abend um 20 Uhr zu einer Tagesbesprechung nur unter uns treffen wollten. Dort sollten die aktuellen Ereignisse besprochen und der nächste Tag geplant werden. Und wir freuten uns darauf, einfach auch eine Zeit lang nur unter uns zu sein.

Kurz nachdem es dunkel geworden war, verabschiedeten wir uns von den Freiwilligen und machten uns auf den Weg in unser Hotel. Unterwegs besorgten wir noch einige Dosen Coca-Cola, die wir in einem der Kühlschränke in unserem Büro kalt stellten. Gerade als wir mit der Besprechung angefangen hatten, öffnete sich die Türe unseres Zimmers, ohne dass irgendjemand angeklopft hatte, und unser Aufpasser aus dem Gesundheitsministerium trat grußlos in den Raum. Er ging direkt zu unserem Kühlschrank, öffnete ihn und nahm sich eine Dose Coca-Cola. Keiner von uns sagte ein Wort. Er öffnete die Dose und kam zu uns an den Tisch, lehnte sich an das Sofa der beiden Frauen und schaute sie auf eine Art und Weise an, die er wohl in einem schlechten Film gesehen haben musste. Man konnte den beiden ansehen, wie unangenehm ihnen die Situation war. Die Atmosphäre war zum Schneiden, und ich wusste, dass ich etwas unternehmen musste, damit hier nichts eskalierte. Ich fragte ihn freundlich, ob ich ihm eine Cola anbieten dürfe, und bugsierte ihn weg von den beiden Frauen, die daraufhin ein wenig aufatmeten. Er lehnte dankend ab, trank seine Büchse leer und verließ dann mit einem Grinsen und ohne weitere Kommentare den Raum.

Wir alle versuchten, uns einen Reim auf das zu machen, was hier eben passiert war. Besonders die beiden Männer waren wütend. Als sich nach einer halben Stunde alle wieder ein wenig beruhigt hatten, einigten wir uns darauf, dass sich das Team in den nächsten Tagen völlig von ihm fernhalten und ich der Einzige sein sollte, der mit ihm zu tun haben würde. Am nächsten Morgen besprach ich den Vorfall mit meinem Kollegen vom Nigerianischen Roten Kreuz. Er bat mich daraufhin inständig, das noch eine Weile auszuhalten, solange nicht alle fünf Emire von unserer Impfaktion überzeugt waren, und jetzt keine Fehler zu machen.

Gegen Mittag kam einer der Freiwilligen mit einem Transistorradio zu mir gerannt und hielt es mir lachend ans Ohr. Ich verstand nichts von dem, was da in Haussa erzählt wurde, und er erklärte mir, dass das die erste Ankündigung unserer Impfaktion im Radio sei, wie es uns der Emir am Tage vorher versprochen hatte. Und er erzählte mir auch, dass dieser Spot ab jetzt zu jeder vollen Stunde laufen würde.

Gleich danach musste ich los zu der nächsten Audienz, die schon deutlich entspannter und routinierter ablief. Aber auch hier gab es zunächst den offiziellen und formellen Teil und anschließend das lockere Gespräch. Wieder trafen wir uns am Abend in unserem Hotel zur Besprechung. Und wieder öffnete sich die Tür, kurz nachdem wir begonnen hatten, und unser Albtraum betrat erneut grußlos das Zimmer und ging zum Kühlschrank, um sich zu bedienen. Wir alle waren äußerst wütend und hatten große Mühe, uns unter Kontrolle zu halten. Ich versuchte zu verstehen, was das alles bedeuten sollte, doch es gelang mir immer noch nicht. Dann stand einer der beiden Rettungsassistenten plötzlich ganz ruhig und gelassen auf, öffnete einen der Wandschränke und holte eine Polaroid-Kamera heraus, die wir damals immer bei den Einsätzen dabeihatten. Wir anderen saßen nur sprachlos da und versuchten, die Ruhe zu bewahren. Er stellte sich direkt vor den Ministeriumsmitarbeiter und lächelte ihn freundlich an. Als dieser dann zu trinken begann, nahm er die Kamera und schaute durch den Sucher. Als er den Auslöser drückte und ein greller Blitz das Zimmer erhellte, wussten wir alle, dass jetzt etwas passiert war, das eigentlich nicht hätte passieren dürfen. Wütend brüllte der Mann los, was mein Kollege sich erlauben würde, einfach ohne zu fragen ein Foto von ihm zu machen? Unser Rettungsassistent blieb ganz ruhig. »Nein, nein«, sagte er zu dem Nigerianer, »mach dir keine Gedanken. Es ist nur so, dass ich eine Tochter zu Hause habe und die trinkt fast nichts anderes als Coca-Cola. Und ihr werde ich dieses Bild zeigen.

Und dann werde ich ihr sagen: Schau, dieser Mann hat auch jeden Tag Coca-Cola getrunken ... und jetzt ist er so schwarz.«

Darauf folgte Stille. Ein Riesenfettnapf, und wir hatten die Nerven verloren und waren mitten hineingesprungen. War das der dumme Fehler gewesen, vor dem mich mein nigerianischer Kollege immer wieder eindringlich gewarnt hatte?

Plötzlich brachen beide Männer, unser Rettungsassistent und der nigerianische Aufpasser, in schallendes Gelächter aus, fielen sich in die Arme und beglückwünschten sich gegenseitig zu ihrem großartigen und unvergleichlichen Humor. Mir brach der Schweiß aus, und auch die anderen atmeten spürbar durch. Wenig später verabschiedete sich unser Gast ausgesprochen freundlich, winkte uns allen an der Türe noch einmal lachend zu und verließ den Raum. Als ich unseren Kollegen zur Rede stellte, welcher Teufel ihn denn da geritten habe, hatte er keine Erklärung. Auch heute noch zuckt er bei dieser Frage nur mit den Schultern. Er hatte einfach das Gefühl gehabt, etwas tun zu müssen, ehe er platzen würde – und glücklicherweise war es das Richtige gewesen. Am nächsten Abend, als wir wieder bei unserer Besprechung saßen, klopfte es plötzlich an der Tür. Nach unserem »Herein« öffnete sie sich und unser Doktor vom Gesundheitsministerium stand mit einem Kasten Bier im Zimmer. Er begrüßte uns als seine Gäste, und als diese hätten wir auch die Erlaubnis, hier Bier zu trinken. Dann fragte er höflich, ob er eine Coca-Cola mit uns trinken dürfe. Wir waren sprachlos, und unser Rettungsassistent sprang sofort auf, um ihm eine Dose zu holen. Beide lachten wieder, als er sie öffnete und sie ihm reichte. Danach saßen wir eine Stunde zusammen und plauderten locker und ungezwungen mit ihm über dies und das. Dabei sagte er uns, dass alle unsere Pläne hiermit vom Gesundheitsministerium abgesegnet seien und dass wir ab jetzt ohne Aufpasser weiterarbeiten könnten. Er bestand aber darauf, dass wir zu ihm kommen sollten, falls wir irgendwelche Probleme hätten. Als ich meinem Kollegen vom Nigerianischen Roten Kreuz diese Geschichte erzählte, schüttelte er nur den Kopf und nannte uns Idioten, die einfach nur ein Riesenglück gehabt hätten. Unser gesamtes Unternehmen hatte auf Messers Schneide gestanden und hätte an diesem Punkt genauso gut scheitern können.

Der weitere Verlauf dieser Hilfsoperation ist schnell beschrieben. Vier Tage später konnten wir mit den Impfungen beginnen, wobei wir jede Unterstützung der Emire und des Gesundheitsministeriums bekamen. Nach vier Wochen hatten die nigerianischen Freiwilligen mehr als 500 000 Impfungen durchgeführt. Unsere deutschen Krankenschwestern hatten in dieser Zeit genau 84 Kinder geimpft, als sie von einem Emir gebeten wurden, die Impfaktion in seinem Harem durchzuführen. Nach drei Wochen entschlossen wir uns, nach Hause zurückzufliegen und nur die beiden Männer für die logistische Unterstützung und die Kühlkette in Nigeria zurückzulassen. Inzwischen waren 500 Freiwillige ausgebildet und die ganze Aktion mit ihrer Hilfe komplett durchorganisiert. Nach zwei Monaten waren von ihnen dann insgesamt mehr als zwei Millionen Menschen geimpft worden. Eine Zahl, die ich vier Wochen zuvor noch für absolut illusorisch gehalten hatte.

Für diesen erfolgreichen Einsatz erhielt unser Team so heftiges Lob, dass es schon beinahe peinlich wurde. Wenn wir ganz ehrlich waren, mussten wir eingestehen, dass der ganze Einsatz nur deshalb so reibungslos und gut funktioniert hatte, weil unsere lokalen Partner uns mit viel Geduld und Geschick davor bewahrt hatten, von Fettnäpfchen zu Fettnäpfchen zu springen und die gesamte Mission zum Scheitern zu bringen. Unser Beitrag zu dieser Hilfsoperation hatte wohl im Wesentlichen darin bestanden, dass wir nicht auf der Durchführung unserer Pläne bestanden hatten, die zuvor in Deutschland am »grünen Tisch« ausgebrütet worden waren, sondern die guten Ratschläge angenommen und zugelassen hatten, sodass wir geduldig um die Fettnäpfchen herumgeführt wurden.

Verlief dieser Einsatz nun letztlich wegen uns oder trotz uns so erfolgreich? Ganz nüchtern betrachtet, war unser Anteil am Gelingen in diesem Fall eher bescheiden. Doch genau diese Frage sollte eigentlich nach jeder humanitären Hilfsoperation gestellt werden. Viel zu oft sonnen sich Hilfsorganisationen im vermeintlich verdienten Erfolg, ohne kritisch zu reflektieren, was eigentlich ihr Verdienst bei dem jeweiligen Einsatz war oder wie viel Chaos sie selbst aus Unwissenheit oder zweifelhaften Motiven verursacht haben. Es sollte auch immer gefragt werden, wie das Ergebnis ihrer Bemühungen ausgesehen hätte, wenn sie keine einheimische Unterstützung gehabt hätten. Solange sich dieses Bewusstsein nicht durchsetzt, werden viele Hilfsorganisationen damit fortfahren, dieselben Fehler zu wiederholen und die Schuld für Chaos und Koordinationsprobleme immer ausschließlich bei anderen zu suchen.

Kapitel 5

»Jede Hand wird gebraucht ...«

Der Mythos von unserer Unentbehrlichkeit

»Was wird hier jetzt am dringendsten gebraucht?«, ist eine der Standardfragen, die Journalisten den Helfern in den ersten Tagen nach einer Katastrophe stellen.

Zu diesem Zeitpunkt sind auch wir Helfer noch oft versucht, ein wenig Dramatik zu vermitteln, da uns bewusst ist, dass wir gerade dabei sind, eine Hilfsoperation zu starten, deren Finanzierung noch nicht endgültig gesichert ist. Deshalb sprechen wir meist von all den Dingen, die potenzielle Spender zur Unterstützung unserer Operationen veranlassen könnten. Meist also von medizinischer Versorgung, bei extremem Klima auch von Zelten und von Decken. In der Tat wird nach großen Katastrophen sehr vieles gebraucht, um den Betroffenen möglichst schnell das Überleben zu sichern.

Was aber sicher nicht gebraucht wird, und worum auch noch nie jemand gebeten hat, sind helfende Hände im Übermaß, auch wenn die Schlagzeilen im fernen Ausland diesbezüglich oft das Gegenteil suggerieren.

Zum Beispiel herrscht allgemein Konsens unter Experten und erfahrenen Katastrophenhelfern darüber, dass nach den meisten großen Katastrophen der Bau von Latrinen oberste Priorität hat, wenn drohende Seuchen sicher vermieden werden sollen. Die Dringlichkeit ergibt sich aus der Tatsache, dass die gefürchteten Durchfallepidemien durch Exkremente übertragen werden, die ohne Latrinen innerhalb kürzester Zeit im ganzen Gelände verstreut sein würden. Genauso ist man sich allerdings einig, dass der Bau von Toiletten kaum ein Thema ist, mit dem man potenzielle Spender überzeugen kann.

Was man für den Bau von lebenswichtigen sanitären Einrichtungen nach einer Katastrophe am allerwenigsten benötigt, sind unvorbereitete freiwillige Helfer, die in unkontrollierbaren Massen in das Katastrophengebiet einfallen. Diese sind im Gegensatz zu Material, Werkzeugen, Medikamenten, Verpflegung und anderen Dingen, an denen tatsächlich Mangel herrscht, reichlich vor Ort in Gestalt der unverletzten Überlebenden. Andererseits kommen die Helfermassen aus dem Ausland ganz sicher nicht, um Latrinen zu bauen. Latrinenbau ist weit unter der Würde von zugereisten Helden – und auch kein Motiv für die Medien.

»Gebt uns einfach Werkzeug, damit wir hier endlich ein wenig Ordnung machen können«, war der erste Wunsch der ruandischen Flüchtlinge, als wir sieben Tage nach ihnen im neu errichteten Flüchtlingslager Benaco in Tansania ankamen. Über 300 000 Menschen waren 1994 während des Völkermordes in Ruanda in das Nachbarland geflohen und fanden auf einer riesigen ehemaligen Farm, nur wenige Kilometer vom Grenzfluss Kagera entfernt, nach einem oft tagelangen Marsch ein wenig Sicherheit. Die meisten Hütten und Unterstände waren nur provisorisch aus Zweigen und Gras zusammengefügt worden und kaum größer als 6 bis 8 Quadratmeter. Nur einige wenige hatten bis dahin blaue Plastikplanen erhalten, um sich vor den in dieser Jahreszeit häufigen kurzen, aber heftigen Regengüssen schützen zu können.

Die Flüchtlingskatastrophe war in jenen Tagen eines der absoluten Topthemen in den Medien. Die Bilder von den Zehntausenden von Menschen, die in einer nicht enden wollenden Schlange die Brücke über den Grenzfluss überquerten, waren eindrucksvoll und anrührend. Unvergessen sind für viele von uns bis heute die Fernsehberichte über die verstümmelten Leichen, die oft zu Dutzenden im Fluss trieben. Bei diesen Bildern war man sich sehr schnell und auch richtigerweise einig, dass sofort und ganz massiv geholfen werden musste. Hinzu kam das schlechte Gewissen der Weltgemeinschaft, die es trotz zahlreicher Warnungen versäumt hatte, den sich ankün-

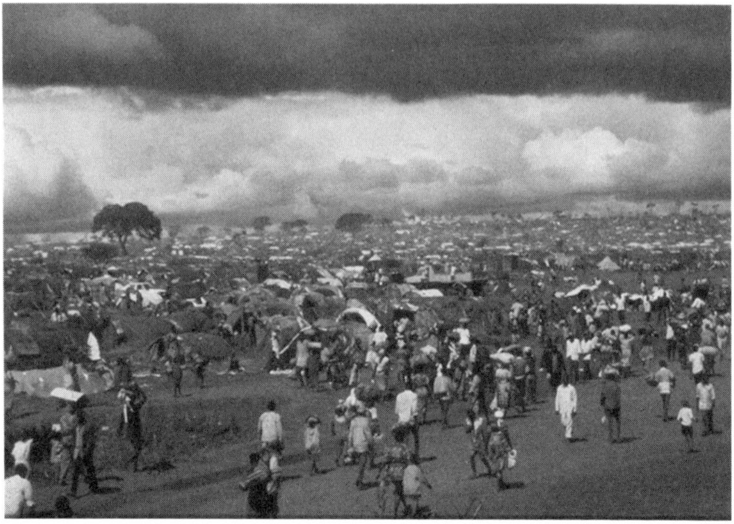

Abbildung 4: Flüchtlingslager Benaco, Tansania, Juli 1994: Zufluchtsort für Hunderttausende nach dem Völkermord in Ruanda

digenden Völkermord an Hunderttausenden von Menschen in Ruanda rechtzeitig zu verhindern. Wie so oft gipfelte diese Betroffenheit in der Feststellung, dass in den Flüchtlingslagern alles fehlen und »jede Hand« gebraucht würde. Und meist sind damit Hände aus dem Ausland gemeint, die den vermeintlich hilflosen Opfern von Katastrophen zu Hilfe eilen sollen.

Vieles war bei unserer Ankunft dann auch tatsächlich nicht vorhanden, Hände allerdings jede Menge. Die Vertriebenen hatten es auf ihrer oft tagelangen Flucht immerhin bis hierher geschafft. Es waren also bestimmt nicht die Schwächsten, die schließlich auf diesem Stück Savanne in Tansania angekommen waren. Und sie alle waren bereit, sofort etwas für die Verbesserung ihrer Lebensumstände zu tun. Und dass jede Menge getan werden musste, um in der tansanischen Steppe überleben zu können, war auch für sie ganz offensichtlich. Was ihnen fehlte, waren zunächst einfach nur Werkzeuge. Also wurden vom UNHCR, der Hilfsorganisation der Vereinten Nationen, die für die Versorgung von Flüchtlingen zuständig ist, Schaufeln, Pickel und Hacken verteilt. Und während wir noch rechneten, wie viele Wochen oder Monate es wohl dauern würde, um für all diese Menschen hier Latrinen aufzubauen, fingen sie an, mit diesen Schaufeln und Hacken ungefähr 30 Zentimeter tiefe und 30 Meter lange Rinnen in die Wiese zu graben. Sie taten das in parallelen Reihen mit ungefähr einem Meter Abstand und schütteten das ausgehobene Erdreich jeweils an den hinteren Rand einer jeden Reihe. Und je mehr Werkzeug zur Verfügung gestellt wurde, umso mehr Flüchtlinge fingen an zu arbeiten. Innerhalb weniger Stunden waren 20 solcher Reihen gegraben und das ganze Gelände bis auf einen schmalen Eingang abgesperrt. Natürlich war diese Latrinenanlage kein technologisches Wunderwerk, sondern ein reines Provisorium und löste auch bei weitem nicht alle Hygieneprobleme im Lager, doch es war ein Anfang gemacht worden, um die gefürchteten Durchfallepidemien zu verhindern und die Situation zumindest etwas zu verbessern.

Doch während Katastrophenhilfe an sich durchaus »sexy« für die Medien ist, da sie eine Vielzahl an eindrucksvollen und anrührenden Bildern liefern kann, sind die Latrinen etwas, was sich so gut wie gar nicht in den Medien platzieren lässt. Ich kenne zumindest keinen Kameramann, der bisher die Herausforderung angenommen hätte, in ersten Berichten nach einer Katastrophe den dringenden Bau von Latrinen wirklich dramatisch und mit »human touch« in unseren Nachrichten unterzubringen. Verletzte oder kranke Kinder sind zu diesem Zeitpunkt sicher immer ein für die Medienwirksamkeit lohnenderes und eindringlicheres Motiv. Realistischerweise müssen wir wohl auch davon ausgehen, dass der durchschnittliche Fernsehzuschauer eher bereit ist, für die medizinische Versorgung eines verletzten Kindes 50 Euro zu spenden als für den völlig undramatischen Bau von einem Dutzend Latrinen. Dabei ist deren Dringlichkeit schon theoretisch sehr einfach vermittelbar. 100 000 Menschen werden an ihrer Lagerstätte jeden Tag die beeindruckende

Menge von 30 bis 40 Tonnen Fäkalien verstreuen, wenn sie keine Möglichkeit haben, sie in Latrinen einigermaßen sicher zu entsorgen. Und mit diesen Fäkalien werden Krankheitskeime im Lager verteilt, die über das Trinkwasser die Menschen gefährden. Wenn wir davon ausgehen, dass maximal 50 Menschen eine Latrine benutzen können, da sonst die morgendlichen Schlangen einfach zu lang wären, dann müssen in einem Camp mit 300 000 Menschen also insgesamt mindestens 6 000 Latrinen gebaut werden. Idealerweise sollte allerdings ein Plumpsklo für höchstens 20 Menschen zur Verfügung stehen, woraus sich eine notwendige Gesamtzahl von 15 000 errechnet. Dass dies nicht in wenigen Tagen zu schaffen ist, wird jedem einsichtig sein. Deshalb wird auch versucht, bei planbaren Lagern die Gesamtzahl der Flüchtlinge auf jeweils 20 000 bis 30 000 Menschen zu begrenzen. Allerdings sind diese planbaren Lager eher eine Seltenheit. Meist werden die humanitären Hilfsoperationen erst dann gestartet, wenn die Katastrophenopfer sich schon irgendwo niedergelassen haben, und Hilfe kann nur noch darin bestehen, die bereits bestehenden Strukturen so gut es eben geht zu verbessern. Das wissen die Betroffenen durchaus, und sie sind auch bereit und in der Lage, an diesen Verbesserungen zu arbeiten, wenn sie das nötige Werkzeug dazu zur Verfügung haben.

Zeitgleich mit dem Latrinenbau müssen schnellstmöglich die weiteren Grundbedürfnisse sichergestellt werden, um den Menschenansammlungen in Flüchtlingslagern und Zeltstädten ein Überleben über die ersten Tage hinaus zu ermöglichen. Es geht zunächst einmal darum, ausreichend sauberes Wasser, eine vernünftige Unterkunft, Nahrungsmittel und eine medizinische Basisversorgung zur Verfügung zu haben und die Organisation all dieser Dinge mit den Betroffenen selbst abzustimmen. Auch für diese einfachen Dinge des täglichen Lebens werden zunächst kaum ausländische Spezialisten gebraucht, sondern in erster Linie Werkzeuge und Material in ausreichenden Mengen. Diese Schaufeln und Hacken können von den Überlebenden mindestens genauso effektiv benutzt werden wie von eingeflogenen Helfern und mit Sicherheit deutlich billiger.

Erste Priorität hat sauberes Trinkwasser. Während ein normal ernährter Mensch durchaus einige Tage auf Essen verzichten kann, wird fehlendes Trinkwasser schon nach zwei oder drei Tagen zu einer echten Lebensbedrohung. Als schnellstmöglich zu erreichende Menge gelten hierbei mindestens 4 bis 5 Liter pro Person und Tag für den reinen Konsum, wobei diese Menge je nach den klimatischen Bedingungen auch noch deutlich höher sein kann. Das endgültige Ziel sind 20 Liter, um den Flüchtlingen auch die Möglichkeit zu geben, einfache Hygienestandards einzuhalten. Zum Vergleich: Jeder Deutsche verbraucht im Durchschnitt pro Tag mehr als 120 Liter Wasser, den Großteil davon für die Toilettenspülung.

Das Hauptproblem besteht darin, dass man dem Wasser in der Nähe der Flüchtlingscamps meist nicht ansehen kann, ob es bereits mit Fäkalien verseucht ist oder noch nicht. Und wenn die Menschen Durst haben, werden sie das zur Verfügung stehende Wasser einfach trinken müssen, auch wenn es keine Trinkwasserqualität mehr haben sollte. Verbote nützen in diesen Fällen nichts.

Daher gehören die Wasseraufbereitungsanlagen richtigerweise immer mit zu den ersten Gerätschaften, die in das Katastrophengebiet geflogen werden. Und mit ihnen einige wenige ausgebildete und gut vorbereitete Helfer, die in der Lage sind, mit diesen Anlagen zu arbeiten und die Betroffenen selbst in die Arbeit mit den Gerätschaften einzuweisen. Hände, die die Arbeit später erledigen können, gibt es vor Ort immer genug. Selbst diese ersten Teams mit ihren Wasseraufbereitungsanlagen setzen allerdings meist einen Schritt zu spät an. Wenn eine Gruppe von Menschen sich auf die »grüne Wiese« gerettet hat, dann gibt es dort normalerweise eine Wasserquelle, sei es nun ein See, ein Fluss oder ein größerer Bach. Vor Ankunft der Flüchtlinge war diese Wasserquelle sauber, da vorher schlicht und einfach keine Menschen da waren, um sie zu verschmutzen. Die erste und dringendste Aufgabe muss also sein, diese Wasserquelle zunächst nur sauber zu halten. Je weniger verschmutzt der Fluss oder der See ist, der als Wasserreservoir genutzt wird, umso einfacher und sicherer wird auch die Wasseraufbereitung später sein. Und da die größte gesundheitliche Gefährdung von Wasser ausgeht, das mit menschlichen Fäkalien verschmutzt ist, haben Latrinen logischerweise immer oberste Priorität und sind mit der Wasserversorgung in den Camps untrennbar verknüpft. Selbst wenn es gelingen sollte, für alle Betroffenen ausreichende Mengen von sauberem Trinkwasser zur Verfügung zu stellen, wird es in einem Lager ohne Latrinen mit ziemlicher Sicherheit wieder verunreinigt, ehe die Menschen es in ihren Behausungen oder Zelten trinken können. Mit der Aufbereitung des verschmutzten Wassers ist das Problem also noch keineswegs gelöst.

Damit das aufbereitete Wasser sauber in den einzelnen Hütten ankommt, müssen Verteilungsstellen in ausreichender Anzahl eingerichtet werden, und das auch noch in einem akzeptablen Abstand von den einzelnen Unterkünften. Die Aufgabe, das Wasser zu transportieren, wird meistens von den Kindern übernommen. Das sind also Tausende von Händen, die täglich ihren Anteil an der Wasserversorgung in einem solchen Lager haben. Und es sind die Hände von Betroffenen. Um das saubere Wasser sicher transportieren zu können, werden Plastikkanister mit 20 Liter Inhalt verteilt, die einen festen Schraubverschluss haben, damit das Wasser unterwegs nicht wieder verschmutzt wird. Bei einer durchschnittlichen Familiengröße von fünf Personen bedeutet das, dass die Kinder jeden Tag 100 Liter Wasser zu schleppen haben. Bei einer zu großen Entfernung bis zur Verteilungsstelle besteht dabei immer die Gefahr, dass sie sich das Wasser einfach aus der nächsten größeren Pfütze holen, und der ganze Aufwand mit der Wasseraufbereitung wäre umsonst gewesen. Dasselbe gilt, wenn sich an den Wasserverteilungsstellen jeden Morgen und jeden Abend lange Schlangen bilden. Auch dann werden es die Kinder oft vorziehen, sich das Wasser schneller irgendwo anders zu besorgen. Und schließlich müssen in den Hütten selbst Gefäße vorhanden sein, um das Wasser sicher zu lagern, bis es genutzt wird, und auch Becher, aus denen es getrunken werden kann.

Es zeigt sich also, dass viel mehr nötig ist als nur eine Wasseraufbereitungsanlage, um den Opfern nach Katastrophen die Möglichkeit zu geben, das saubere Trinkwasser auch wirklich zu nutzen. Dabei wird der weitaus größte Teil dieser Arbeit immer von den Überlebenden selbst geleistet werden. Die Aufgabe der ausländischen Helfer und Organisationen besteht vor allem darin, all diese zusätzlichen Dinge zu finanzieren, zu beschaffen, zu transportieren und möglichst schnell und effektiv zu verteilen. Dafür ist neben umfangreicher Vorbereitung auch eine ganze Menge an Erfahrung nötig. Guter Wille und zwei Hände, die zupacken können, werden alleine nicht ausreichen, um einer solchen Aufgabe gerecht zu werden. Es geht hier oft um Zigtausende von Plastikkanistern, Bechern und Schüsseln.

All diese Maßnahmen mögen wenig dramatisch und spektakulär erscheinen und sind den Medien in der Regel keine Meldung wert. Für den Gesundheitszustand der Betroffenen sind sie allerdings mindestens genauso dringlich und entscheidend wie der Aufbau eines Krankenhauses. Während es inzwischen Hunderte von Hilfsorganisationen auf der ganzen Welt gibt, die sofort bereit sind, mit ihren mehr oder weniger erfahrenen medizinischen Teams in ein Katastrophengebiet aufzubrechen, ist die Zahl derer, die sich professionell mit Latrinenbau und Abfallbeseitigung befassen, bis heute leider auf einige wenige beschränkt. Und es wird sicher auch in Zukunft keine Organisation geben, die sich auf dieses dringliche Problem spezialisiert. Die Chance, alleine für diese Aufgabe ausreichende Spendenmittel einwerben zu können, ist sicher nicht allzu groß, solange sich die Mythen und Klischees der humanitären Hilfe in unseren Medien weiterhin auf die heldenhaften Retter verletzter und kranker Kinder beschränken. Hierbei werden den Medien einfache und spektakuläre Bilder geboten, die keiner weiteren Erklärung bedürfen und gegen die der Bau von Latrinen immer blass und langweilig wirken wird.

Bei der Versorgung mit Nahrungsmitteln stellt sich die Situation noch um einiges komplizierter dar. Allerdings ist die Dringlichkeit hier bei weitem nicht so hoch wie beim Trinkwasser, außer etwa bei extremer Dürre oder Hungersnöten. Der durchschnittliche Grundbedarf wurde von den Hilfsorganisationen mit 2 100 Kilokalorien pro Person und Tag festgelegt, wobei die einzelnen Rationen dann gemäß den lokalen Bedürfnissen und Möglichkeiten zusammengestellt werden sollten. Je nach den örtlichen Gegebenheiten sind dies Säcke mit Bohnen, Mais, Reis oder anderen Grundnahrungsmitteln. Dazu wird Zucker, Salz und auch Öl verteilt, das in Flaschen abgefüllt werden muss. Es müssen Listen erstellt und Verteilungsstellen eingerichtet werden. Die Nahrungsmittel müssen zum Camp selbst transportiert werden, und die Betroffenen müssen die Möglichkeit haben, alles, was sie erhalten, in ihre Hütte zu tragen. Dort muss es wiederum sicher vor Ungeziefer gelagert werden können. Die Opfer der Katastrophe brauchen Töpfe, Kochgeschirr und Besteck, um eine Mahlzeit zubereiten zu können, und nicht zuletzt brauchen sie dafür Brennmaterial. Um all dies zu organisieren und schließlich durchzuführen, brauchen die Helfer eine gute Ausbildung und eine Menge Erfahrung. Die Verteilung all dieser Dinge möglichst gerecht und auch noch möglichst schnell sicherzustellen, ist eine der größten Herausforderungen bei Hilfsoperationen und für die Überlebenden einer Katastrophe ebenso wichtig wie ein funktionierendes Krankenhaus. Wenige erfahrene und gut ausgebildete Helfer sind auch in diesem Fall deutlich effektiver und billiger als viele gutwillige aber unvorbereitete Helfer aus dem Ausland.

Des Weiteren wird zum Überleben eine vernünftige Unterkunft gebraucht, also Schutz vor der Witterung und vor allem vor Nässe. Auch hier ist von den großen Organisationen einvernehmlich ein allgemein akzeptierter Standard festgelegt worden. Jeder Bedürftige sollte demnach insgesamt mindestens 3 überdachte Quadratmeter für sich zur Verfügung haben: 2 Quadratmeter zum Schlafen und etwa 1 Quadratmeter, um die persönlichen Dinge verstauen zu können. In Afrika wird dafür in vielen Fällen nur eine große Plastikplane verteilt, die die Flüchtlinge über einigen Zweigen oder Ästen aufspannen, um einigermaßen vor den heftigen tropischen Regengüssen geschützt zu sein. In Europa stehen hierfür normalerweise Zelte zur Verfügung. Auch Wolldecken gehören in diesen Bereich, und sie sind selbst in Afrika und anderen tropischen Gebieten sehr wesentlich, wenn Lungenentzündungen unter den schwierigen Lebensbedingungen vermieden werden sollen.

Die häufig aus dem Ausland gespendeten Kleider sind dagegen alles andere als überlebensnotwendig. In der Vergangenheit ist es bereits vielfach vorgekommen, dass sich die betroffenen Regierungen nach Katastrophen geweigert haben, die ankommenden Container mit Altkleidern in den Häfen auch nur auszuladen. Der logistische Aufwand, die Kleider vorzusortieren, zu transportieren und auch noch einigermaßen gerecht zu verteilen, ist in den ersten Tagen und Wochen nach einer Katastrophe schlichtweg nicht zu leisten. Sämtliche verfügbaren Lastwagen und Einsatzkräfte werden für andere Transporte dringender benötigt, sodass die Kleidung oftmals einfach irgendwo abgeladen wird. Nach dem Erdbeben in Pakistan lagen zum Beispiel mitten auf den Straßen wochenlang ganze Berge von Kleidern, die schließlich von den Überlebenden als

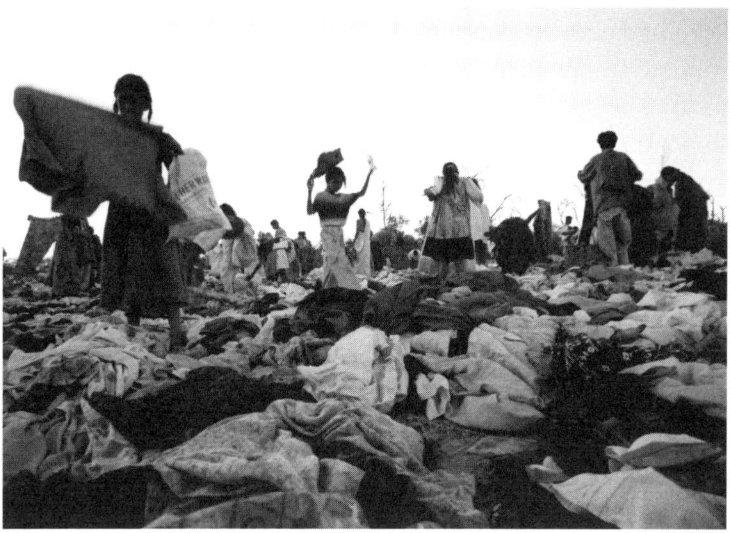

Abbildung 5: Einheimische zwischen Bergen von Kleidern, die nach dem Erdbeben in Bhuj im Januar 2001 gespendet wurden.

Brennmaterial benutzt wurden. Das war sicherlich nicht im Sinne der Spender. Aber unmittelbar nach einer Katastrophe müssen nun mal ganz eindeutige Prioritäten gesetzt werden, und die Verteilung von Kleiderspenden wird kaum jemals zu den dringlichsten Notwendigkeiten zu zählen sein. Sie kann in diesen Situationen ganz einfach nicht geleistet werden.

Selbst von gut ausgebildeten und erfahrenen Helfern können all diese Dinge nach Katastrophen nicht immer perfekt durchgeführt werden. Sie werden aber viel eher in der Lage sein, aus den regelmäßig auftretenden schwierigen Situationen das Beste zu machen. Sie müssen allerdings damit rechnen, dass die Medien mit ihrer auf das Spektakuläre reduzierten Sichtweise dies nur selten erkennen und deshalb auch oft zu vorschneller und oberflächlicher Kritik neigen.

Als ein Beispiel hierfür soll die harsche Kritik der Presse nach dem Erdbeben in Kaschmir Ende des Jahres 2005 dargestellt werden. Damals wurde von den Medien sehr hart und einhellig bemängelt, dass lediglich 10 bis 15 Prozent der 400 000 benötigten Zelte wirklich winterfest waren und damit den Anforderungen in den schneebedeckten Bergen Pakistans gerecht wurden. Die Tatsache, dass ansonsten nur Sommerzelte an die Erdbebenopfer verteilt wurden, kreidete man den Hilfsorganisationen als groben und unverzeihlichen Fehler an. Dass bei der Erstversorgung nach Katastrophen selten die Möglichkeit besteht, für die aktuellen Probleme nur Ideallösungen zu finden, ist hierbei leider nicht berücksichtigt worden. Und nichts ist leichter zu kritisieren als Erstmaßnahmen nach Katastrophen, die nun einmal der Dringlichkeit Tribut zollen und aus den wenigen vorhandenen Möglichkeiten die beste und schnellste Lösung herausfinden müssen. Oft ist diese »beste Lösung« eben nur die beste von vielen schlechten. In diesem Fall hätte schon ein einfaches Nachfragen seitens der Journalisten ausgereicht, um zu erfahren, dass es nirgendwo auf der Welt ein Lager gab, in dem die benötigte Anzahl von 400 000 Winterzelten auf ihre Verteilung gewartet hätte. Es gab ganz einfach nicht mehr als die verteilten 30 000 Winterzelte auf dem Markt, und die Hilfsorganisationen mussten mit den Unternehmen zuerst Verträge abschließen, damit diese möglichst schnell weitere Winterzelte produzierten. Es war klar, dass es Monate dauern würde, bis diese Zelte dann letztendlich zur Verfügung stehen würden. Für die Zwischenzeit hat man richtigerweise die in größeren Mengen vorhandenen Sommerzelte verteilt, weil den Betroffenen damit sicher mehr geholfen war als mit einem bedauernden Schulterzucken und dem monatelangen Vertrösten auf Winterzelte, die es noch nicht gab.

Aus all diesen Gründen ist es wichtig, dass versierte Organisationen wenige Experten schicken, um diese Aufgaben zu übernehmen. Ganz sicher besteht kein Bedarf an »jeder verfügbaren Hand«, die schnell aus Europa eingeflogen wird. Für wirklich effektive Hilfsarbeit braucht es mehr als nur spontane Betroffenheit. Vielmehr ist gerade die Fähigkeit, die eigene Betroffenheit überwinden zu können, Voraussetzung für wirkungsvolles Arbeiten. Von einem Unfallchirurgen wird schließlich auch erwartet, dass er sich voll auf seine Aufgabe konzentriert, wenn er im Operationssaal um das Überleben eines Unfallopfers kämpft, dass er seine Emotionen abschaltet und gute und professionelle Arbeit leistet. Einen Chirurgen, der sich anschickt, in tiefer Betroffenheit und mit Tränen in den Augen einen unserer Angehörigen zu operieren, würden wir doch auch schnellstens aus dem Operationssaal entfernt und durch einen Kollegen ersetzt wünschen, der mit der nötigen Professionalität zu Werke geht. Professionalität bedeutet in diesen Fällen, dass der Arzt sich mit seinen Emotionen erst dann auseinandersetzt, wenn die Arbeit erledigt ist. Da auch Katastrophenopfer einen Anspruch auf professionelle Hilfe haben, ist auch bei humanitären Hilfseinsätzen eine solche Einstellung zu fordern. Ein Helfer, der auf eigene Faust und unvorbereitet in einem Katastrophengebiet auftaucht, mag damit vielleicht sich selbst in seiner tiefen Betroffenheit ein wenig geholfen haben. Für die Opfer, also die Menschen, denen seine Betroffenheit eigentlich gilt, wird er nicht viel Gutes tun können.

Als wir nach dem Erdbeben im indischen Bhuj im Jahr 2001 unser Krankenhaus aufgebaut und mit der Arbeit begonnen hatten, stand eines Tages plötzlich ein sehr netter junger Mann aus Deutschland vor mir. Er war Handwerker, hatte zu Hause die Berichte vom Erdbeben im Fernsehen gesehen und war ganz spontan ins Flugzeug gestiegen, um hier direkt vor Ort seine Hilfe anzubieten. Ein solches Engagement und solche Eigeninitiative sind wirklich bewundernswert. Es fällt daher auch ganz und gar nicht leicht, dem Betreffenden klarzumachen, dass man keine Verwendung für ihn hat. Und doch ist es dringend notwendig, verständlich zu machen, dass spontanes, unvorbereitetes Helfenwollen einfach der falsche Weg ist, dass man sich vielmehr lange vor einem ersten Einsatz gründlich vorbereiten sollte. Darüber hinaus sollten wir niemals die Improvisationsfähigkeit und Fantasie der einheimischen Handwerker unterschätzen. Sie haben uns in dieser Beziehung jede Menge voraus. Dem jungen deutschen Handwerker habe ich geraten, sich nach seiner Rückkehr nach Deutschland unbedingt mit einer Hilfsorganisation in Verbindung zu setzen, die ihre Helfer gründlich auf derartige Einsätze vorbereitet, und ich hoffe sehr, dass er es auch getan hat.

Fast schon absurd wurde die Situation dann allerdings einige Tage später, als plötzlich eine Gruppe von fünf Damen aus Europa in wallenden indischen Gewändern in mein Zelt direkt neben unserem Krankenhaus geführt wurde. Die Gesichter der Damen waren weiß gepudert, und zum Zeichen der kulturellen Anpassung hatten sie die Stirn mit dem hier üblichen roten Punkt geschmückt. Meine indische Kollegin lächelte amüsiert, als sie die Gruppe ankommen sah. Die Damen stellten sich als Reiki-Meisterinnen vor, die sich ebenfalls spontan entschlossen hatten, nach Indien zu reisen und zu helfen, nachdem sie die ersten dramatischen Bilder der Katastrophe gesehen hatten. Sie boten mir dann mit einem freundlichen Lächeln an, durch das Krankenhaus zu gehen und alle meine Patienten mit den Händen zu berühren, um damit ihre Genesung zu beschleunigen. Aus den Augenwinkeln konnte ich sehen, wie meine Kollegin ihre Augen verdrehte. Es war leicht zu erklären, dass die Patienten in dem Krankenhaus ganz sicher nicht »meine« Patienten waren und dass ich eine solche Entscheidung nicht alleine treffen könne. Ich versuchte also, die fällige Entscheidung auf die einheimische Ärztin abzuwälzen. Leider merkte sie das rechtzeitig und verschwand sehr schnell unter einem Vorwand aus dem Zelt.

Die Hilfsbereitschaft und Begeisterung der Damen war unbestritten eindrucksvoll, dennoch waren meine Kollegin und ich uns kurz darauf schon einig, dass wir den Vorschlag der Gruppe keinesfalls annehmen konnten. Allerdings bestand meine Kollegin darauf, dass es meine Aufgabe sei, ihn diplomatisch abzulehnen, da es sich schließlich um Europäerinnen handele. Außerdem würde die gebotene Gastfreundschaft es ihr als Inderin nicht erlauben, die Damen zurückzuweisen. Meine Ablehnung ihres Vorschlags trug die Gruppe mit Fassung, da wir schließlich eine für alle zufriedenstellende Kompromisslösung fanden: Wir einigten uns darauf, dass sie in Sichtweite des Krankenhauses ihr Zelt aufstellen könnten, um dort jeden Tag für ein paar Stunden ein »Distanz-Reiki« für die Patienten durchzuführen. Auch meine indische Kollegin lächelte, als sie später von dieser Lösung hörte.

Es liegt mir fern, hier irgendwelche Kritik an der Methode des Reiki zu üben. Dazu bin ich ganz sicher in keiner Weise kompetent und es ist auch nicht Gegenstand dieses Buches. Ich kann mich allerdings in solchen Situationen nicht der Vorstellung erwehren, was in Deutschland passiert wäre, wenn bei der Elbeflut im Jahre 2002 eine Frauengruppe aus einem arabischen Land in Sachsen erschienen wäre, gewandet in vermeintlich einheimische Trachten, um bei den Flutopfern Hände aufzulegen, ihnen Blumenkränze umzuhängen oder Henna-Ornamente auf die Handflächen zu malen. Ich bezweifle, dass unser Verständnis in der damaligen Situation ausgereicht hätte, um den wohlmeinenden Helferinnen in aller Gastfreundschaft einen Platz und eine Gelegenheit für ihre private Hilfsoperation in einem deutschen Katastrophengebiet zuzuweisen.

Ich fürchte, dass derartige spontane Einsätze auch für die gutwilligen Helfer selbst in den meisten Fällen in einem großen und sehr unbefriedigenden Frust enden, weil sie feststellen müssen, dass ihre ursprünglichen Erwartungen, zumindest in den ersten Wochen nach einer großen Katastrophe, mit der Wirklichkeit nur sehr wenig zu tun haben. Auch ihr Engagement und ihre spontane Hilfsbereitschaft wurde in den meisten Fällen im Wesentlichen durch dramatisierende und grelle Medienberichte ausgelöst. Oft sind diese wenig objektiven Bilder dann der letzte Auslöser für all jene, die »so etwas auch immer schon mal machen wollten«. Bei vielen Hilfsorganisationen und bei den ärztlichen Standesorganisationen gingen nach den ersten Berichten über die Tsunami-Katastrophe in Südasien Hunderte von Anrufen ein, in denen sich Ärzte und anderes medizinisches und technisches Personal ganz spontan für einen sofortigen Einsatz angeboten haben. Abgesehen von der Tatsache, dass dies der am wenigsten geeignete Zeitpunkt überhaupt ist, um neues Personal zu rekrutieren, bleibt die dringende Notwendigkeit, diese spontane Hilfsbereitschaft in Zukunft sinnvoller zu kanalisieren und den Interessierten in den ruhigeren Zeiten zwischen den Katastrophen Wege zu weisen, wie sie sich auf solche Einsätze sinnvoll vorbereiten können. Es wird vor allem an den Hilfsorganisationen selbst liegen, dieses Engagement aufzugreifen und den Engagierten Gelegenheiten zu bieten, bei denen die erforderlichen Qualifikationen und Erfahrungen erworben werden können.

Wenn ich in Deutschland mit Blaulicht zu einem Notfall fahre, treffe ich dort häufiger eine beträchtliche Menge Zuschauer an, die sich nicht entschließen konnten, mit Maßnahmen zur Ersten Hilfe zu beginnen, obwohl sie ganz offensichtlich dringend notwendig gewesen wären. Bei der Frage nach dem Grund für diese Zurückhaltung bekomme ich fast immer dieselbe Antwort: »Ich war mir nicht sicher und hatte Angst, etwas falsch zu machen und dem Patienten dann mehr zu schaden als zu helfen.« Ich kann dieses Argument durchaus nachvollziehen, und oft ergibt sich daraus auch der begrüßenswerte Vorsatz, möglichst bald einen Auffrischungskurs in Erster Hilfe zu machen, um bei der nächsten Gelegenheit sicher und kompetent einen wirklichen Beitrag zur Rettung eines Patienten leisten zu können. Eigenartigerweise ist eine solche Zurückhaltung und Selbstkritik bei den kurz entschlossenen Helfern in internationalen Katastropheneinsätzen so gut wie gar nicht anzutreffen. Ich würde sie mir sehr oft wünschen.

Und da ich weiß, wie gewaltig die Betroffenheit meist ist, die die spektakulären Bilder in unseren Medien nach großen Katastrophen erzeugen, habe ich deshalb sehr großen Respekt vor all denen, die sich trotz ihrer Betroffenheit dazu entscheiden, nicht spontan loszufliegen, weil sie Zweifel daran haben, ob sie in den betreffenden Situationen wirklich eine Hilfe für die Opfer sein könnten.

So wichtig allerdings gewisse berufliche Qualifikationen und auch berufliche Erfahrung für die Helfer sind, allein entscheidend sind sie auf keinen Fall. Völlig falsch ist die Annahme, dass wegen der großen Anzahl von Verletzten zuerst vor allem Ärzte und Krankenschwestern gebraucht werden. Im Gegenteil: Das nichtmedizinische Personal ist bei allen Katastropheneinsätzen deutlich in der Mehrheit. Neben einem kleinen, gut vorbereiteten medizinischen Team werden vor allem Logistiker, Organisatoren, Kommunikatoren und andere Allroundtalente und Macher gebraucht. Menschen, die bereit sind, sich auf ein großes Durcheinander einzulassen und Freude daran haben, es mit Flexibilität und Improvisationstalent gut gelaunt aufzulösen. Wenn sie es dann sogar noch schaffen, Zuversicht und Optimismus auszustrahlen, sind sie genau die Leute, die in diesen Situationen wirklich gebraucht werden.

Die Anforderungen, die die einzelnen Organisationen an ihre Helfer stellen, sind dabei sehr verschieden. Hierbei sind die erfahrenen und professionell arbeitenden Organisationen auch diejenigen, die die höchsten Qualifikationen von ihren Helfern fordern. Entsprechend unterscheiden sich die Vorbereitungen, die sie den Interessierten anbieten, und die Bedingungen, unter denen sie dann schließlich eingesetzt werden. Das Spektrum reicht von mehrwöchigen Vorbereitungskursen bis zu einem Einsatz ohne jegliche Ausbildung oder Vorbereitung, wenn Hilfsorganisationen nach medienwirksamen Katastrophen ganz plötzlich in Zeitungsanzeigen nach sofort einsetzbarem Personal suchen. Solche Anzeigen, in denen zeitnah Helfer gesucht werden, die man möglichst sofort in das Katastrophengebiet schicken kann, sind ein deutliches Zeichen von Versäumnissen beim Aufbau und der Ausbildung eines ausreichenden Personalpools. Organisationen, die auf derartige Methoden zurückgreifen müssen, sollten eigentlich auf einen Einsatz in Katastrophengebieten verzichten, und jedem Interessenten würde ich abraten, sich auf eine solche Anzeige zu melden. Seriöse, professionelle Organisationen führen in der Regel deutlich auf, wie sie sich die Vorbereitung und den Einsatz ihrer Helfer vorstellen, und bieten auch rechtzeitig die entsprechenden Fortbildungsmöglichkeiten dazu an.

Ebenso reicht die Bandbreite der Einsatzbedingungen von Angeboten, bei denen das deutsche Gehalt voll weiterbezahlt wird, bis zu anderen, bei denen lediglich der Flug erstattet wird und ansonsten von den Helfern erwartet wird, dass sie ihren Jahresurlaub für die Hilfsoperation opfern.

Allen Interessierten ist also ganz dringend anzuraten, sich in »ruhigen Zeiten« mit den für sie infrage kommenden Hilfsorganisationen in Verbindung zu setzen und sich ein klares Bild darüber zu machen, mit wem sie sich unter welchen Bedingungen engagieren wollen. Wenn das Interesse nicht darauf beschränkt ist, einen solchen Hilfseinsatz »auch einmal machen zu wollen«, wird sich sicher in vielen Fällen auch eine Gelegenheit dazu bieten. Die Betroffenheit jedes Einzelnen sollte dabei aber über die gerade aktuelle Katastrophe hinausgehen.

Ein weiteres Kriterium, das ein Helfer im Katastropheneinsatz erfüllen muss, ist die Verfügbarkeit. Eine Katastrophe ereignet sich meist ohne Vorankündigung. Im Notfall muss der Helfer seinen Arbeitsplatz also kurzfristig verlassen können; und das geht in der Regel nur mit vorheriger klarer Absprache mit dem Arbeitgeber.

Noch viel wichtiger erscheint mir allerdings, dass der Helfer die Unterstützung seiner Familie hat. Ein Helfer, den ein schlechtes Gewissen plagt, weil er Hals über Kopf den Ehepartner mit Kindern und all den alltäglich anstehenden Problemen zurückgelassen hat, um zu einem weit entfernten Katastrophenort zu fliegen, wird kaum in der Lage sein, vor Ort wirklich all das zu leisten, wozu er ansonsten vielleicht imstande wäre. Außerdem wird er in eine Familie zurückkommen, die sich nicht nur freut, dass er wieder daheim ist, sondern auch verärgert ist, dass er überhaupt weg war. Und das ist sicher keine gute Voraussetzung für einen weiteren Einsatz. Meiner Erfahrung nach sind diejenigen Teammitglieder die angenehmsten und ausgeglichensten, die sich schon beim Abflug auf das Wiedersehen mit ihrer Familie freuen.

Auch Sprachkenntnisse, zumindest in Englisch, werden von den Helfern erwartet, wobei jede weitere Fremdsprache natürlich von Vorteil ist. Für den Einsatz bedeutet »Sprachkenntnisse« allerdings weit mehr als nur das Beherrschen einer fremden Sprache. Im Einsatz kommt es in erster Linie auf Kommunikationsfähigkeit an, also auf etwas, das weit über die Sprache selbst hinausgeht. Bei vielen Katastrophen kann nur mithilfe eines Dolmetschers mit den Einheimischen gesprochen werden. Gebraucht wird also die Fähigkeit, sich verständlich zu machen und zu verstehen, offen zu sein und auf Menschen zugehen zu können. Auch das Verständnis für fremde Kulturen und die Bereitschaft, in ihnen zu arbeiten und ihre Regeln zu akzeptieren, wird vorausgesetzt; ein Kriterium, das bei der Auswahl der Helfer naturgemäß nur sehr eingeschränkt zu überprüfen ist. Außerdem ist dies eine Kompetenz, die wahrscheinlich jeder von uns sich ganz selbstverständlich zuschreibt.

Da die Katastropheneinsätze so gut wie immer in Teams durchgeführt werden, ist Teamfähigkeit eine wichtige persönliche Voraussetzung. Genauso wie die anderen Persönlichkeitseigenschaften wie Improvisationstalent und Flexibilität ist sie nicht durch Zeugnisse und Bescheinigungen belegbar. Trotzdem halte ich diese Eigenschaften für entscheidender als berufliche Diplome und Zeugnisse. Nur mit einem Team, das wirklich zusammenpasst und nicht nur mit sich selbst und gruppendynamischen Prozessen beschäftigt ist, wird es gelingen, sinnvolle Arbeit in einer Katastrophe zu leisten. Nur ein gutes Team wird in der Lage sein, sich selbst als Teil einer viel größeren Operation zu sehen und sich sinnvoll in diese Hilfsmaßnahmen zu integrieren.

Allerdings lassen sich diese Eigenschaften nur durch wirklich gründliche Vorbereitung der Helfer aufspüren, entwickeln und ausbauen. Diese Vorbereitung besteht also durchaus nicht allein in der Vermittlung von Fakten, sondern gibt vor allem den potenziellen Helfern die Möglichkeit, sich kennen zu lernen. Jede Vorbereitung sollte dazu dienen, ein wirkliches Team zu bilden mit gemeinsamen Zielen und einem gemeinsamen Verständnis für die Situation, in die man sich gemeinsam begeben möchte.

Auch hier sind wieder die Organisationen gefragt und gefordert, die auf diesen Aspekt sehr oft viel zu wenig Wert legen. Helfer für zukünftige Katastrophen vorzubereiten bedeutet für sie oftmals, dass sie Geld für etwas ausgeben müssen, ohne zu wissen, wann und wie es sich für sie refinanziert. Während die psychologische Nachbetreuung für die Helfer in den letzten Jahren zunehmend Trend wurde, wird die gute Vorbereitung und die Zusammenstellung der Teams noch allzu häufig vernachlässigt. Ich bin überzeugt, dass ein großer Teil des Frustes, den die Helfer oft von ihren Einsätzen mit nach Hause bringen, durch eine gute Vorbereitung vermieden werden könnte und nicht nachher von Psychologen nachbearbeitet werden müsste. Hierbei halte ich es für ganz entscheidend, dass die Hilfsorganisationen die überzogenen Medienklischees in ihrem eigenen Interesse korrigieren und dafür sorgen, dass Helfer zum Einsatz kommen, die eine realistische Einschätzung von dem haben, was sie am Katastrophenort erwartet. Das werden dann auch Helfer sein, die mehr als nur einen Einsatz machen. Wer allerdings mit der naiven Erwartung loszieht, täglich durch heldenhafte Taten Dutzende von Kindern zu retten, wird enttäuscht und frustriert nach Hause zurückkehren. Irgendwie sind diese Helfer dann auch zu Opfern der Katastrophe geworden und die entsendende Organisation trägt mit Schuld daran.

Es kann daher nicht genug betont werden, dass keineswegs jede Hand in den Katastrophengebieten gebraucht wird, sondern vor allem wenige gut vorbereitete Helfer, bei denen weniger die Hände als vielmehr die Köpfe gefragt sind.

Kapitel 6

»Wegen der vielen Leichen droht Seuchengefahr …«

Der Mythos vom Leichengift

Die Weltgesundheitsorganisation weist immer wieder darauf hin, dass es bis heute keine Epidemie nach Naturkatastrophen gegeben hat, die durch eine große Anzahl nicht bestatteter Leichen ausgelöst wurde. Dennoch hält sich dieser Mythos hartnäckig in der Vorstellung der Menschen, und unter erfahrenen Helfern gilt er inzwischen fast schon als unausrottbar. Regelmäßig etwa eine Woche nach jeder internationalen Katastrophe, bei der eine große Anzahl von Todesopfern zu beklagen war – also sobald die dramatischen Bilder der ersten Tage nicht mehr überboten werden können und die letzten Lebendrettungen ausgiebig medial gefeiert wurden –, wird in den Medien die Seuchengefahr durch Leichen heraufbeschworen und das Märchen vom Leichengift aus der Schublade gezogen. Selbst in den großen Nachrichtensendungen des Fernsehens leitet dieser Mythos meist das allmähliche Ende der Berichterstattung über eine Katastrophe ein.

Die Fakten sind allerdings vollkommen andere: Leichen nach Naturkatastrophen und nach bewaffneten Konflikten stellen keine Seuchengefahr dar. Sie sind nicht giftig. Dies gilt genauso für die Umgekommenen, die im Wasser liegen. Auch sie bedeuten keine wesentliche Gefahr für die Gesundheit der Überlebenden.

Zwar beginnt besonders im heißen und feuchten Tropenklima der Zersetzungsprozess schneller als in unseren gemäßigten Zonen und führt somit ohne Zweifel bald zu ausgesprochen unangenehmen Gerüchen. Neben dem Geruch wird auch der dauerhafte Anblick der Toten zu einer großen psychischen Belastung für die Hinterbliebenen. Aber medizinisch ergibt sich daraus trotz alledem keinerlei Seuchengefahr für die Überlebenden, denn so etwas wie »Leichengift« existiert nicht. Man kann diese regelmäßig wiederkehrende Schlagzeile wohl am ehesten als Überbleibsel aus längst vergangenen Zeiten erklären. Im Mittelalter waren auch hier bei uns in Europa zahlreiche Todesfälle auf ansteckende Krankheiten zurückzuführen. Es sei hier nur an die Pestepidemie im 14. Jahrhundert erinnert. Das bedeutete selbstverständlich auch, dass die Verstorbenen eine mögliche Infektionsquelle für die Überlebenden darstellten und zum Schutz der Allgemeinheit möglichst schnell bestattet werden mussten. Selbst damals galt allerdings, dass die deutlich größere Gefahr für die Allgemeinheit von den lebenden Infizierten ausging und nicht von denen, die bereits verstorben waren. Bei den großen Naturkatastrophen oder bewaffneten Konflikten der letzten Jahrzehnte war die Situation dagegen eine völlig andere. Hier starben Menschen an ihren schweren Verletzungen und nicht an einer Infektionskrankheit und stellten daher keinerlei Seuchengefahr für die Überlebenden dar.

Auch in ihren ersten Berichten nach dem Erdbeben in Pakistan im Oktober 2005 wies die Weltgesundheitsorganisation wieder ausdrücklich darauf hin, dass durch die noch nicht bestatteten Toten keinerlei Epidemien drohten. Die stereotypen Meldungen über drohende Seuchen in den Medien konnten allerdings selbst dadurch wieder nicht verhindert werden. Leider suggerieren diese falschen Berichte zudem, dass die Seuchengefahr nach Katastrophen gebannt wäre, sobald alle Toten verbrannt oder begraben seien. Dies aber ist ein sehr verhängnisvoller und auch gefährlicher Trugschluss. Denn in der Tat besteht nach Katastrophen durchaus die Gefahr des Ausbruchs von Epidemien. Allerdings geht diese Gefahr nicht von den Leichen aus, sondern in erster Linie von den Überlebenden einer Katastrophe. Es sind ganz alleine deren Lebensbedingungen, oder vielleicht sollten wir besser sagen deren Überlebensbedingungen, die diese Bedrohung letztendlich ausmachen.

Die schlichte Sicherstellung ihrer lebenswichtigen Grundbedürfnisse ist letztendlich entscheidend für die Verhinderung von Epidemien. Es sind die Versorgung mit sauberem Trinkwasser, der Zugang zu Nahrungsmitteln, die Bereitstellung von angemessenen Unterkünften und vor allem der Bau einer ausreichenden Zahl von Latrinen, wodurch Seuchen verhindert werden können und müssen. Wenn es nach Katastrophen zu einem Ausbruch von Seuchen kommt, dann deshalb, weil die Überlebenden sich gegenseitig anstecken. Seuchenbekämpfung muss also vor allem bei ihnen ansetzen und nicht bei den Leichen. Die Schwierigkeit dieser Aufgabe zeigt sich nicht zuletzt darin, dass die Zahl der Überlebenden und Obdachlosen, die zunächst unter schwierigen Bedingungen zurechtkommen müssen, in den großen Katastrophen der letzten Jahre immer um ein Vielfaches höher war als die Zahl der Verstorbenen. Wenn es nicht gelingt, die Grundbedürfnisse der Überlebenden schnellstmöglich ausreichend abzudecken, droht ein eigentlich vermeidbarer Verlust an Menschenleben, der die Anzahl der Todesopfer durch die eigentliche Katastrophe bei weitem übersteigen kann.

Zuletzt mussten wir das im Jahre 1994 schmerzlich erleben, als in den überfüllten Flüchtlingslagern um Goma in Zaire innerhalb weniger Wochen mehr als 50 000 Menschen einer Choleraepidemie, einer schweren infektiösen Durchfallerkrankung, zum Opfer fielen, weil es aufgrund der schwierigen Bodenverhältnisse nicht gelungen war, eine genügende Anzahl von Latrinen zu bauen und somit keine ausreichende Versorgung mit sauberem Trinkwasser sichergestellt werden konnte. Natürlich waren diese Toten nach Ausbruch der Epidemie tatsächlich ansteckend und damit eine potenzielle Gefahr für die anderen Flüchtlinge. An manchen Tagen standen nicht genügend Lastwagen zur Verfügung, um die Toten aus den Lagern zu bringen und schnellstmöglich zu bestatten. Allerdings lag auch in dieser Situation die Zahl der infizierten Überlebenden noch deutlich höher als die der Verstorbenen. Und da sie sich frei in den Camps bewegen konnten und so die Erreger weiter verteilten, stellten sie eine weitaus größere Gefahr für die anderen dar als die Toten. Dieses Beispiel soll noch einmal unterstreichen, dass die Maßnahmen zur Vermeidung einer Seuche nach einer Naturkatastrophe immer bei den Lebenden anzusetzen haben.

Dass eine Tragödie wie in Goma sich nach den Katastrophen der vergangenen zehn Jahre nicht wiederholt hat, kann durchaus als ein Erfolg der Hilfsoperationen betrachtet werden. Einige wenige Hilfsorganisationen haben sich inzwischen auf diese Bedrohung eingestellt und beginnen ihre Hilfsoperationen mit dem Bau von Latrinen und der Sicherung der Trinkwasserversorgung. Ganz banale Latrinen können nach Naturkatastrophen Leben retten – Massengräber dagegen kaum.

Auch in Gegenden, in denen übertragbare Krankheiten bereits vor der Katastrophe mehr oder weniger häufig oder regelmäßig vorkamen, ist keine Epidemie durch Leichen zu befürchten, selbst wenn davon ausgegangen werden muss, dass mit großer Wahrscheinlichkeit ein Teil der Umgekommenen mit diesen Krankheiten infiziert war. Auch die widerstandsfähigsten Bakterien und Viren sterben innerhalb weniger Stunden, nachdem der Körper, in dem sie sich befinden, zu Tode gekommen ist. Dies erklärt auch, warum die Weiterverbreitung dieser Erreger durch Ratten oder andere Nager ausgesprochen selten ist und im Vergleich zum Ansteckungspotenzial der Überlebenden ein zu vernachlässigendes Risiko darstellt.

Selbst bei der beschriebenen Choleraepidemie in Goma im Jahre 1994 hat die Weltgesundheitsorganisation als Grund für die dramatische Verschlechterung der Situation ganz eindeutig die mangelnde Wasserversorgung und die Überfüllung der Lager identifiziert. Hinzu kam die Tatsache, dass bei einer Durchfallerkrankung das Ansteckungspotenzial durch Exkremente sowie der Verbreitungsradius sehr hoch sind. Die vielen Leichen wurden lediglich als ein Faktor unter vielen beschrieben, der selbst in der damaligen schwierigen Situation auf den Verlauf der Epidemie keinen wesentlichen Einfluss genommen hat. Die geringe Bedrohung durch die Verstorbenen lag in diesem speziellen Fall lediglich darin, dass Leichen manchmal in Wasserpfützen lagen, die wegen des ständigen Trinkwassermangels direkt als Wasserquelle benutzt wurden. Die Gefahr besteht also darin, dass infektiöse menschliche Ausscheidungen in das Trinkwasser gelangen. Und die Ausscheidungen der lebenden Infizierten stellen hierbei mengenmäßig den alles entscheidenden Faktor dar.

Interessanterweise ist die Entsorgung von Tierleichen nach Katastrophen nie ein Thema, das die Öffentlichkeit beschäftigt, obwohl bei Naturkatastrophen nicht nur Menschen zu Schaden kommen, sondern auch mit einer großen Anzahl von Tierkadavern gerechnet werden muss. Im Wesentlichen gilt für diese Kadaver aber dasselbe: Auch sie stellen keine wesentliche Bedrohung für die Überlebenden dar.

Häufig wird als Grund für die oft hektischen Massenbestattungen auch der »unerträgliche Leichengeruch« angegeben, der über dem Katastrophengebiet liege. Oft wird dieser Leichengeruch sogar noch als ganz »typisch« beschrieben. Doch diese Beschreibung ist unsinnig. Ohne Zweifel stinkt es nach den meisten Katastrophen ganz gewaltig, sicher sogar manchmal unerträglich. Das liegt jedoch weniger an den Leichenbergen als vielmehr daran, dass nach einer Katastrophe vielfach nur noch ein großes Trümmerfeld zurückbleibt, das auf den ersten Blick einer riesigen Müllkippe gleicht. Kühlschränke funktionieren nach Stromausfällen nicht mehr, Nahrungsmittel und Tierfutter verfaulen. Zerborstene Öl- und Benzinfässer und andere Behälter strömen Gestank aus. Kleine Feuer sind ausgebrochen oder von den Überlebenden angezündet worden, und beißender Rauch liegt über den Trümmern. Tierkadaver verwesen auf den Straßen, und stinkendes Abwasser dringt durch zerstörte Leitungen an vielen Stellen an die Oberfläche und verpestet die Luft. All diese Gerüche, und sicher noch viele andere mehr, vermischen sich dann tatsächlich zu einem Gestank, der oft nur schwer zu ertragen ist und einem manchmal den Atem zu nehmen droht. Allerdings hat für mich bisher jede der zahlreichen Katastrophen, die ich miterlebt habe, ihren ganz eigenen Gestank gehabt. Einen »typischen Leichengeruch« habe ich hierbei bisher noch nicht ausmachen können.

Die Folgen des Mythos vom Leichengift sind leider für die Überlebenden einer Katastrophe auch noch in anderer Hinsicht ausgesprochen tragisch: Die Toten werden als Reaktion auf diese stereotype Schlagzeile meist hastig in großen Massengräbern verscharrt, ohne dass ihre Identität vorher eindeutig geklärt wurde. Es soll hier klar festgestellt werden, dass derartige Maßnahmen niemals von den ausländischen Helfern initiiert werden. Dies ist eine Entscheidung, die immer nur von den zuständigen einheimischen Behörden getroffen werden kann. Allerdings beteiligen sich die eingeflogenen Helfer sehr häufig und unkritisch an diesen Maßnahmen, da auch sie, wie die lokalen Behörden und die Öffentlichkeit vom Leichengift-Mythos infiziert zu sein scheinen, der von den Medien permanent weiter verbreitet wird. Manchmal wird sogar die schnelle Verbrennung der Opfer vorgezogen. Dies geschieht in dem Glauben, dass durch Feuer alle potenziellen Viren und Bakterien, die eine Seuche hervorrufen könnten, sicher vernichtet werden. Eine Maßnahme, die schon deshalb meist unnötig ist, da die Erreger in den verstorbenen Körpern wie erwähnt innerhalb weniger Stunden selbst zugrunde gehen. Allerdings bedeutet eine Verbrennung ohne vorherige eindeutige Identifizierung der Toten, dass auch später kaum mehr zweifelsfrei festgestellt werden kann, wer hier nun verbrannt worden ist. Zurück bleibt nur Asche. Oft werden bei diesen Massenbestattungen nicht einmal Kleidungsstücke oder andere Dinge, die später bei einer Identifikation helfen könnten, zurückbehalten.

Für viele der Hinterbliebenen gelten die unidentifiziert Bestatteten meist nur als vermisst. Es bleibt für sie eine quälende und ewig dauernde Ungewissheit und auch ein nie völlig auszulöschender kleiner Funke an Hoffnung, dass der vermisste Angehörige vielleicht doch durch ein kleines Wunder überlebt haben könnte und eines Tages plötzlich wieder auftaucht. Ein Abschied kann in diesen Situationen nicht vollzogen werden. Es bleibt stets nur die

Trauer mit einem einschränkenden Vorbehalt aus verbleibender Hoffnung. Eine Trauer, die niemals beginnen und deshalb auch niemals wirklich abgeschlossen werden kann und die damit auch einen Neuanfang für die Hinterbliebenen nach einer Katastrophe ganz erheblich erschwert.

Hinzu kommt, dass die Angehörigen der in den Massengräbern Bestatteten niemals einen Totenschein für ihre Verstorbenen erhalten werden. Und ohne einen solchen Totenschein haben sie weder einen Anspruch auf eine eventuelle Rente noch auf Entschädigungszahlungen der Regierungen. Für viele hinterbliebene Witwen und deren Familien bedeutet dies eine Zukunft in Armut. Während wir hier in Deutschland nach Unfällen alles daransetzen, um die Toten zweifelsfrei zu identifizieren, lassen wir uns im Ausland immer wieder zur Teilnahme an hektischen Aktionen hinreißen, die zwar spektakuläre Bilder liefern mögen, für die Überlebenden einer Katastrophe aber oft ein schweres und lang andauerndes psychisches Trauma zur Folge haben.

Während nach der Tsunami-Katastrophe in Thailand alle Verstorbenen fotografiert wurden und durch aufwändige gerichtsmedizinische Untersuchungen versucht wurde, die Identität aller Toten zweifelsfrei festzustellen, wurden in der indonesischen Provinz Aceh Zehntausende in eiligst ausgehobenen Massengräbern verscharrt. Inzwischen ist dort von Hinterbliebenen schon mehrmals versucht worden, die Verstorbenen wieder auszugraben, um endlich auch Gewissheit über ihr Schicksal zu bekommen.

Die unterschiedliche Behandlung der Toten in den beiden Ländern lässt sich am ehesten mit der Tatsache erklären, dass in Thailand fast die Hälfte der Umgekommenen ausländische Touristen waren, während in Aceh ausschließlich Einheimische durch die Riesenwelle ums Leben kamen. Nachdem es erste Berichte über Bestattungen von Ausländern in thailändischen Massengräbern gegeben hatte, kam es zu einer massiven Intervention europäischer Außenminister, um dies überall dort zu verhindern, wo Europäer unter den Opfern vermutet wurden. Anschließend wurden ganz erhebliche logistische und auch finanzielle Anstrengungen unternommen, um die eindeutige Identifizierung der ausländischen Toten sicherzustellen. Kühlanlagen und Kühlcontainer wurden nach Thailand geschickt, und Dutzende von europäischen Pathologen waren rund um die Uhr und mit modernsten Methoden damit beschäftigt, jeden einzelnen toten Europäer zweifelsfrei zu identifizieren. Eine eventuelle Seuchengefahr, die von den toten Touristen ausgehen könnte, wurde dabei ganz offensichtlich – und richtig – als äußerst gering eingeschätzt. Da aber wohl niemand ernsthaft behaupten wird, dass die Seuchengefahr durch Leichen von deren Nationalität abhängt, könnte dies vielleicht ein Anfang sein, den Mythos vom Leichengift endgültig in den Bereich der Märchen und Mythen zu verbannen und in Zukunft auch den nichteuropäischen Todesopfern von Katastrophen eine angemessene Behandlung zuzugestehen. Die eindeutige Identifizierung der Toten ist eine Maßnahme, die den einheimischen Hinterbliebenen das Überleben nach dem Unglück deutlich erleichtern kann. In manchen Fällen sicherlich sogar mehr als der Bau eines Hauses oder der Kauf eines neuen Fischerbootes.

Wenn es also einen Bereich gibt, in dem von ausländischen Helfern und Organisationen ein ganz besonderes Maß an kultureller Sensibilität erwartet werden sollte, dann in erster Linie beim Umgang mit den Toten. Die Trauer der Überlebenden um ihre toten Angehörigen ist eine Grundvoraussetzung für die Überwindung ihrer psychischen Traumatisierung. Zu dieser Trauer gehören alle lokal üblichen Bräuche und Riten, die Schritt für Schritt das Abschiednehmen erleichtern oder erst ermöglichen. Hierbei können sie durchaus gezwungen sein, nach einer Katastrophe von diesen Regeln einvernehmlich abzuweichen. Kaum einer von uns Helfern wird aber von sich behaupten können, dass er mit all diesen Gegebenheiten wirklich vertraut ist. Ich denke, es würde uns als Ausländern sicher nicht übel genommen, wenn wir uns aus diesen Dingen weitestgehend heraushalten. Allerdings müssten wir dafür ein wenig von dem Anspruch ablegen, dass wir als Helfer und Retter aus der hoch technisierten westlichen Welt eben alles besser, schneller und effizienter können als die Einheimischen. Um ihre Toten trauern können nur die Hinterbliebenen selbst. Wir sollten ihnen die Gelegenheit lassen, dies so zu tun, wie sie es für angemessen halten.

Ich erinnere mich noch sehr gut an unsere indonesischen Kollegen nach der Tsunami-Katastrophe in Sumatra. Ich war beeindruckt und überrascht von ihrem Optimismus und ihrer Zuversicht, als wir unser kleines Feldkrankenhaus draußen im Urwald aufgebaut hatten und gemeinsam die medizinische Versorgung der Überlebenden übernahmen. Sie hatten die Hälfte ihrer Kollegen in der Katastrophe verloren, und fast jeder von ihnen hatte Todesopfer oder Vermisste in der eigenen Familie zu beklagen. Davon konnte ich ihnen bei der täglichen Arbeit so gut wie nichts anmerken. Sie scherzten und lachten. Sie freuten sich über ihre neuen weißen Uniformen und waren glücklich über jede kleine Verbesserung, die wir gemeinsam erreichten. Sie waren stolz auf jede sauber heilende Wunde.

Wir standen oft ein wenig ratlos neben unseren indonesischen Kollegen und versuchten, ihre für uns etwas befremdliche Art der Bewältigung der Geschehnisse zu verstehen. Es gelang uns nicht wirklich. Wir bekamen von ihrer Trauer zunächst überhaupt nichts mit. Als ich meinen indonesischen Kollegen fragte, wie sie diese Verluste in ihren Familien so einfach wegstecken könnten, hat er mich lange und nachdenklich angesehen. »Zum einen«, sagte er dann, »sind wir froh und dankbar, dass wir selbst diese Katastrophe überlebt haben. Wir haben einfach großes Glück gehabt und freuen uns, dass wir jetzt helfen können. Und zum andern trauern wir jeden Abend. Ganz alleine und nur für uns. Wir beten dann für unsere Toten und verabschieden uns von ihnen. Bei den Vermissten ist das schwieriger. Für sie beten wir auch, aber verabschieden können wir uns einfach noch nicht.«

Man kann wohl mit einiger Berechtigung feststellen, dass das erste und wichtigste Kriterium für die Dimension einer Katastrophe für unsere Nachrichtenredakteure zunächst einmal die Anzahl der

Todesopfer ist, die allerdings bei zunehmender Entfernung auch deutlich größer werden muss, um in unseren Medien zur Kenntnis genommen zu werden. Ein Verkehrsunfall mit mehreren Toten hier in Deutschland ist immer eine Meldung wert, während im fernen Afrika deutlich höhere Opferzahlen vorliegen müssen, um bei uns berichtenswert zu sein, denn natürlich nimmt mit der zunehmenden Entfernung auch der persönliche Bezug der Zuschauer und Leser deutlich ab.

Wir alle kennen inzwischen diese Meldungen, in denen sich die Opferzahlen nach Katastrophen stündlich weiter steigern, und wir wissen auch, wie diese dynamischen Steigerungen unsere Betroffenheit immer weiter vergrößern. Wenn die Zahlen dann vierstellig werden, ist die Katastrophe endgültig zu einem echten Gesprächsthema geworden, und wenn sie gar die 100 000 überschritten haben, machen sich allgemeines Entsetzen und Betroffenheit breit. Diese zunächst immer nur geschätzten Opferzahlen haben sich hierdurch bei uns allmählich zu der allgemein akzeptierten Maßeinheit für die Schwere von Katastrophen entwickelt. Leider ist es eine Maßeinheit, die das Falsche misst.

So bedrückend diese ersten Bilder von Umgekommenen und auch die Zahlen der Todesopfer nach einer Katastrophe auch sein mögen, so ungeeignet sind sie gleichzeitig, um die dringenden Notwendigkeiten für die Überlebenden zu beschreiben. Entscheidend für eine Hilfsoperation sind niemals die Toten oder deren Anzahl, sondern immer nur die Überlebenden einer Katastrophe. Also die Verletzten, die Obdachlosen und all die anderen, die nach dem Unglück auf Unterstützung und Hilfe angewiesen sind, um sicher über die nächsten Wochen zu kommen; um also nach der Katastrophe auch die Katastrophenfolgen zu überleben.

Die Zahl der Todesopfer steht hierbei in keinerlei klarem Verhältnis zur Zahl der überlebenden Betroffenen und hilft in dieser Beziehung keinesfalls weiter. So lag die Gesamtzahl der Todesopfer nach der Tsunami-Katastrophe im Dezember 2004 bei knapp 200 000. Die Zahl der Obdachlosen in allen elf betroffenen Ländern wurde auf 1,7 Millionen geschätzt. Der weitaus größte Teil von ihnen wurde sofort nach der Katastrophe von in der Nähe wohnenden Familienangehörigen oder Freunden aufgenommen und mitversorgt.

Bei dem Erdbeben in Kaschmir im Oktober 2005 sind etwa 85 000 Menschen ums Leben gekommen, also deutlich weniger als bei dem Tsunami. Allerdings lag die Zahl der Obdachlosen bei 3,5 Millionen, also mehr als doppelt so hoch wie in allen von dem Seebeben betroffenen Ländern zusammen. Außerdem war die Zahl der Schwerverletzten in Kaschmir um ein Vielfaches höher. Zusätzlich waren die Lebensumstände der Menschen in den hohen Bergen Kaschmirs vor dem einbrechenden Winter um einiges prekärer als in den küstennahen Regionen des Indischen Ozeans, die ja oft nur auf wenigen Hundert Metern von der zerstörerischen Welle heimgesucht worden waren.

Noch tragischer wird diese einseitige Fixierung auf die Anzahl der Todesopfer leider bei sich langsam entwickelnden Katastrophen, wie zum Beispiel Hungersnöten, die sich oft schon durch lang anhaltende Dürren oder andere Naturereignisse ankündigen. Während hier in Deutschland schon die Gefährdung von Einheimischen für eine Meldung in den Nachrichten ausreicht, braucht es im weit entfernten Afrika erst Bilder von verhungerten Kindern oder von verstümmelten Opfern, damit wertvolle Sendezeit zur Verfügung gestellt wird. Eine nur drohende Katastrophe in Afrika reicht einfach noch nicht aus, um die Öffentlichkeit bei uns wirklich zu beeindrucken. Bei fast allen Hungersnöten der letzten Jahre hatte es schon lange vorher Warnungen der Hilfsorganisationen gegeben, meist ohne dass es wirklich gelungen wäre, diese Meldungen in das öffentliche Bewusstsein zu bringen. Und erst mit diesem öffentlichen Bewusstsein besteht die Chance, ausreichende Mittel zur Verfügung zu haben, um die drohende Katastrophe und damit unnötige Todesopfer zu verhindern.

Die Anzahl der Toten mag vielleicht als erster Ausdruck für das Ausmaß einer Katastrophe gelten und wohl auch für die beklagenswerte Tragik des Geschehens. Für die Entscheidung über die Notwendigkeit und die Dringlichkeit von Hilfsoperationen ist sie aber denkbar ungeeignet. Wenn ein Passagierflugzeug mit mehreren Hundert Menschen an Bord abstürzt und alle Insassen dabei zu Tode kommen, so ist dies zwar eine beklagenswerte Katastrophe, da es allerdings keine Überlebenden gibt, denen noch geholfen werden kann, werden sich die Hilfsmaßnahmen im Wesentlichen auf die Betreuung und Unterstützung der Hinterbliebenen beschränken. Die Notwendigkeit von Hilfsoperationen wird sich somit immer an der Anzahl der Überlebenden und an deren Lebensumständen und Gefährdungen nach der Katastrophe ausrichten müssen. Ihr Leben und ihr Überleben sind auch nach einer Katastrophe oft noch ganz erheblich bedroht. Wenn wir uns darüber einmal im Klaren sind und diese Erkenntnis auch im öffentlichen Bewusstsein verankern können, wird in Zukunft vielleicht sogar hin und wieder die Chance bestehen, heraufziehende Katastrophen noch rechtzeitig zu verhindern.

Während die Fixierung auf die Anzahl der Umgekommenen in unseren Medien als Erstmeldung noch einigermaßen nachvollziehbar erscheint, muss sie für die Hilfsorganisationen, die wirklich sinnvoll helfen wollen, immer eine untergeordnete Größe bleiben. Entscheidend für Hilfsmaßnahmen muss für sie immer die Anzahl der betroffenen Überlebenden sein. Doch die vielen Toten in einem Katastrophengebiet und die Seuchengefahr, die angeblich von ihnen ausgeht, sind ein Unsinn, der wunderbar in die Spaltenbreite fetter Überschriften zu passen scheint und der deshalb nach jeder großen Katastrophe wieder aus der Schublade geholt wird.

Der Mythos vom Leichengift, der nun schon seit Jahrzehnten immer wieder durch die Schlagzeilen geistert, hat in vielen Katastrophengebieten zu einem Aktionismus geführt, der für die Hinterbliebenen oft entsetzliche Folgen hat. Selbst verantwortliche Behörden in den Katastrophengebieten gehen diesem Mythos inzwischen auf den Leim und werden in ihren unnötigen Maßnahmen von unerfahrenen ausländischen Hilfsteams unterstützt, die ihn ebenfalls verinnerlicht haben. Nach dem Tsunami scheinen wir zumindest gelernt zu haben, dass die Seuchengefahr durch europäische Tote als nicht dramatisch eingeschätzt wird. Es sollte kein allzu großer Schritt sein, dies auch für alle anderen Toten nach Katastrophen gelten zu lassen. Leichen sind nicht giftig, egal welche Hautfarbe sie haben.

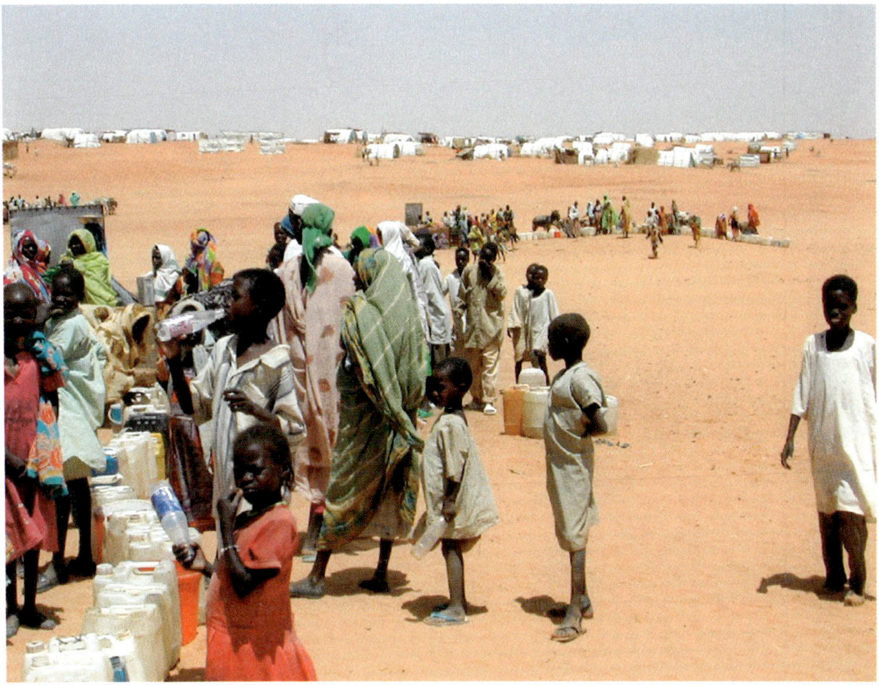

I Flüchtlingslager Abu Shok nahe Al-Fasher, Provinz Darfur, Sudan 2004:
Anstehen zum Wasserholen

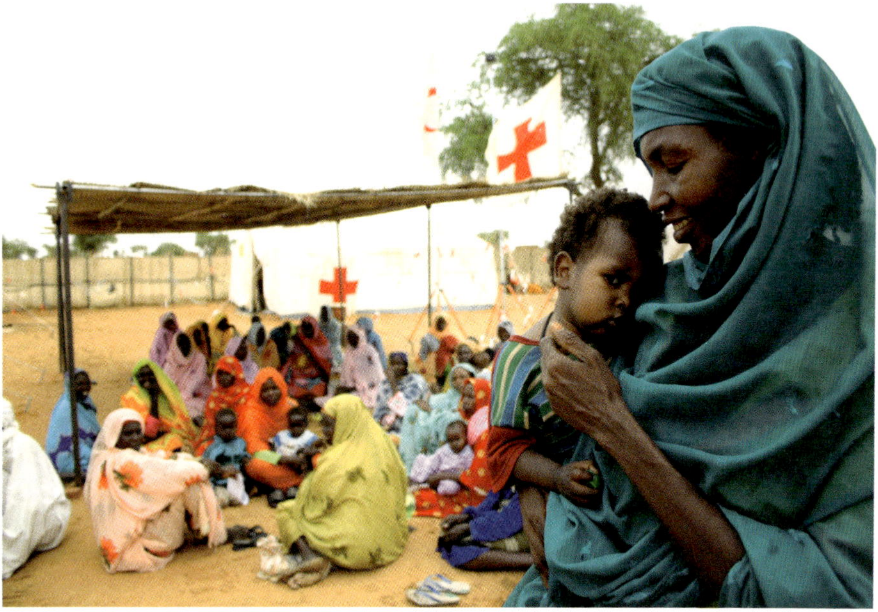

11 Al-Fasher, Darfur, Sudan 2004

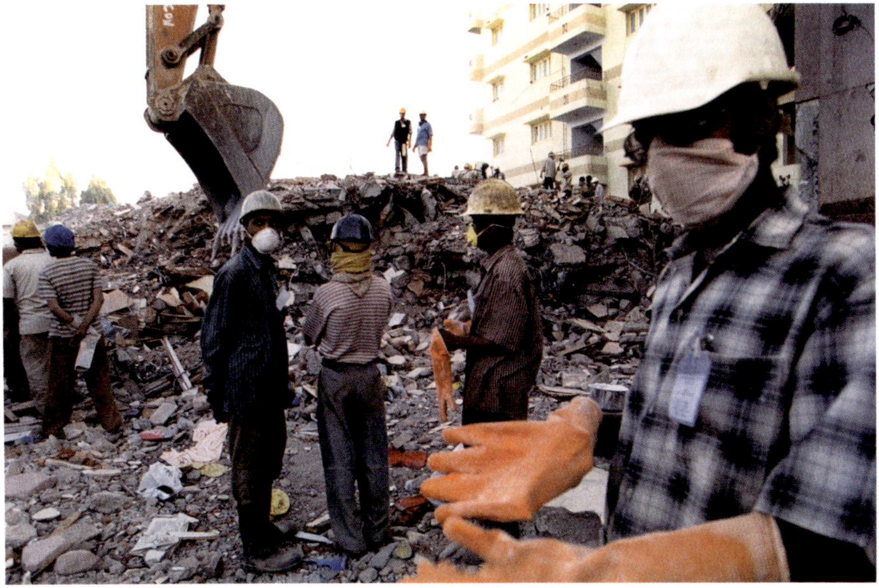

III Bhuj, Bundesstaat Gujarat, Indien 2001

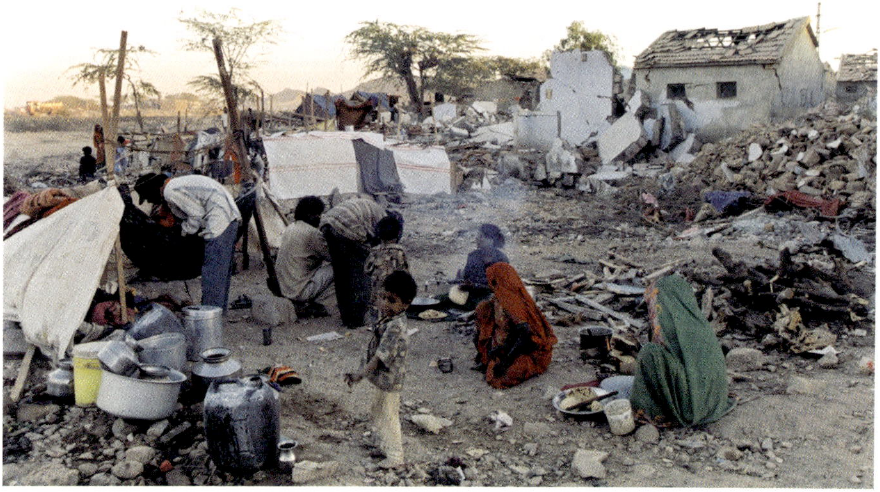

IV Bhuj, Indien 2001

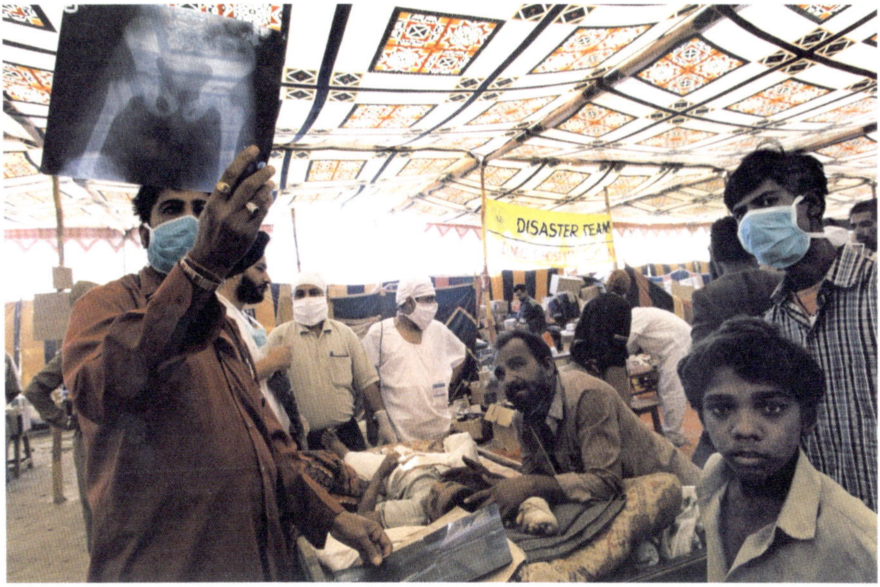

V Bhuj, Indien 2001: Einheimisches Ärzteteam

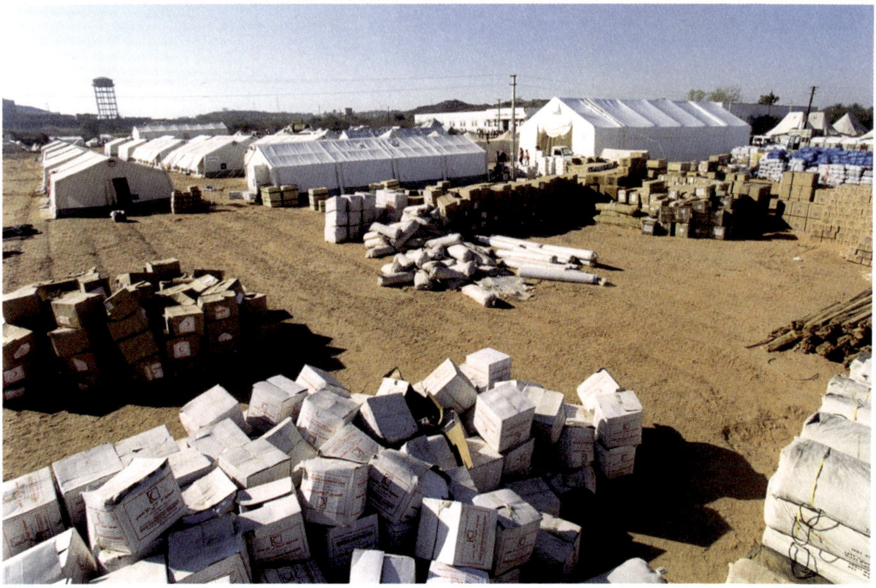

VI Bhuj, Indien 2001: Aufbau des Feldhospitals

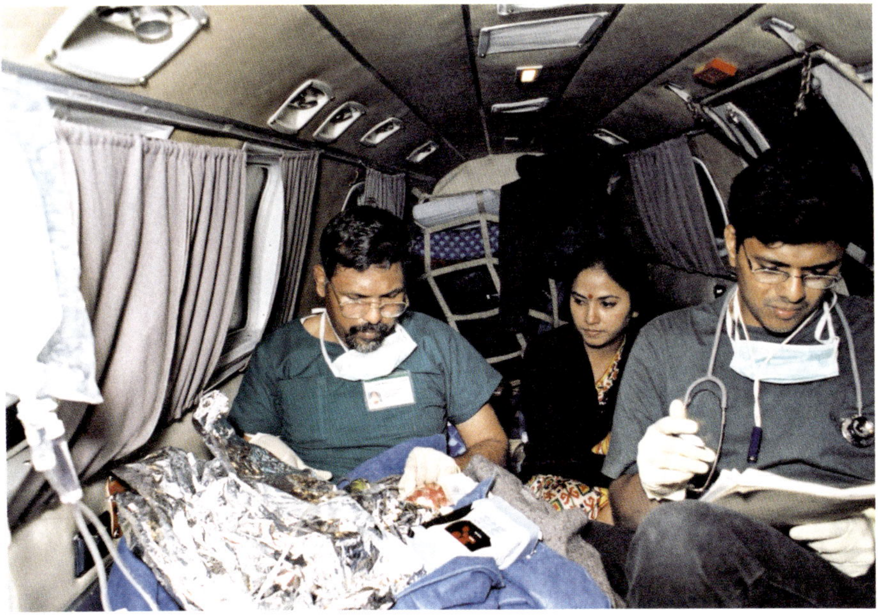

VII Bhuj, Indien 2001: Transport eines verletzten Säuglings im Flugzeug

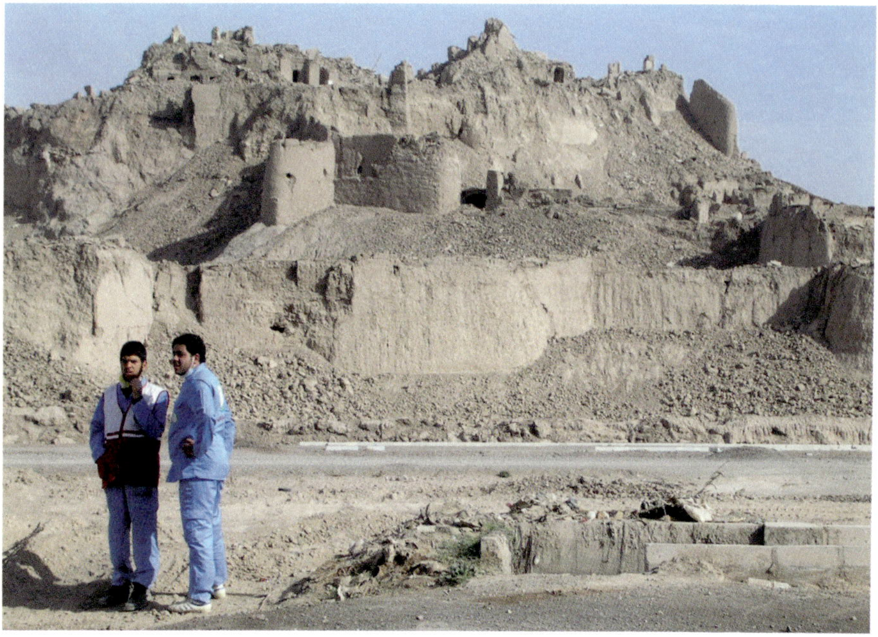

VIII Bam, Iran 2004: Die zerstörte Zitadelle Arg-é Bam

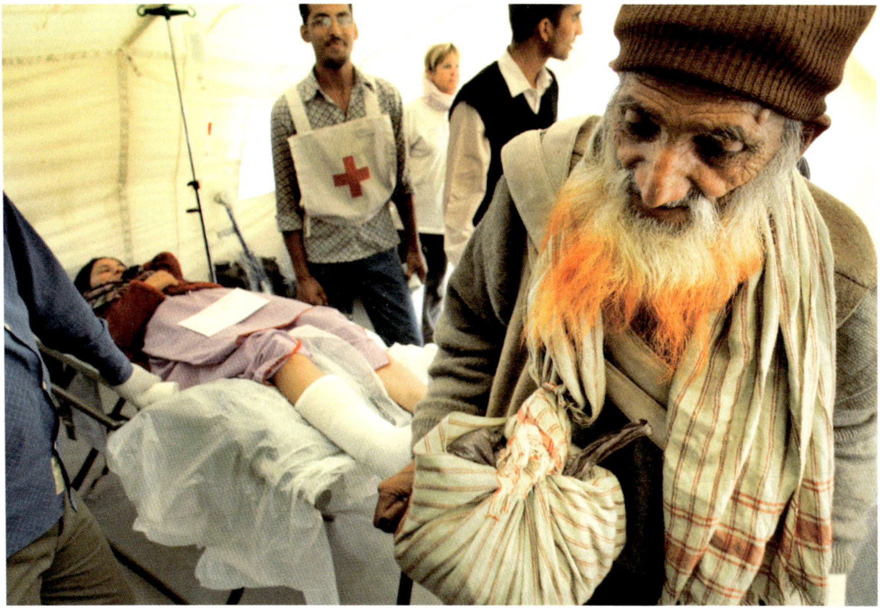

IX Muzaffarrabad, Pakistan 2005: Unser 101-jähriger Patient

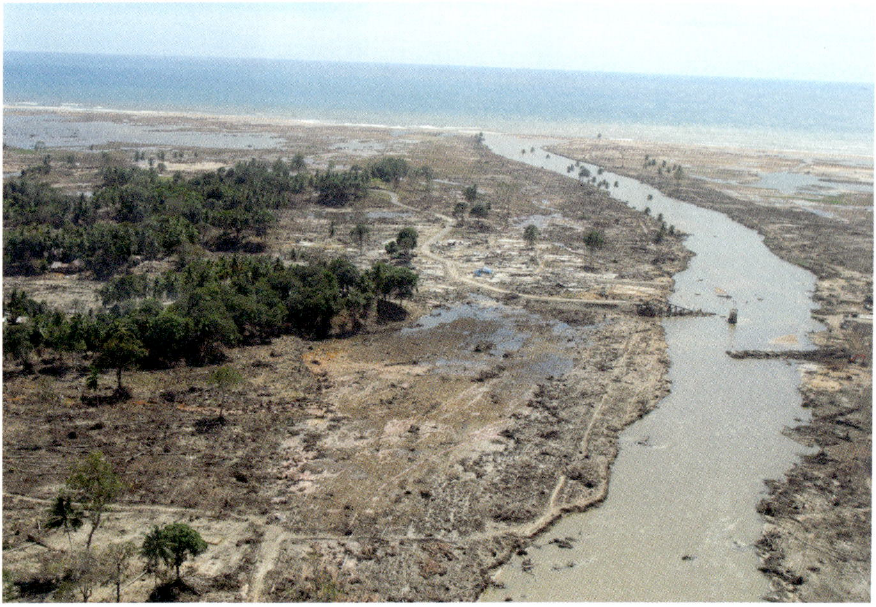

X Provinz Aceh, Indonesien 2005

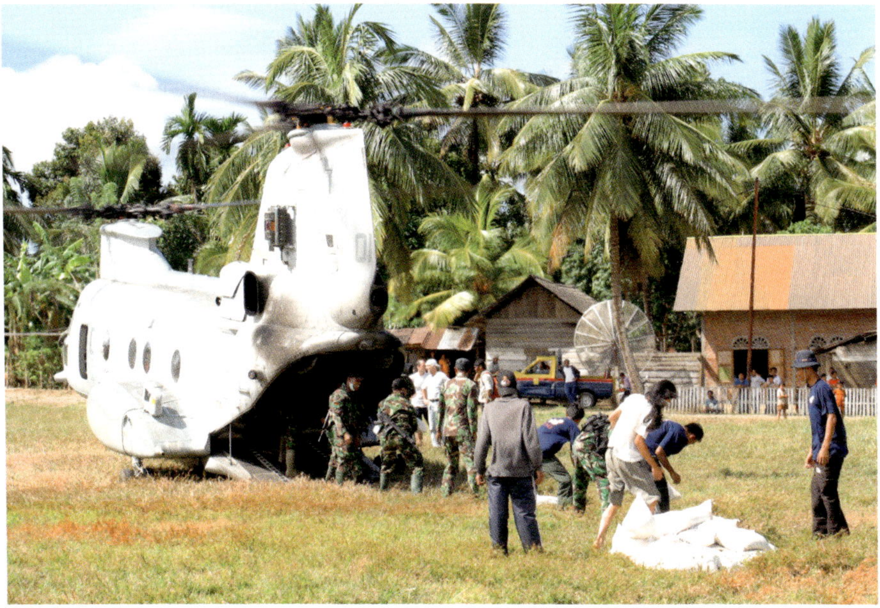

XI Teunom, Indonesien 2005

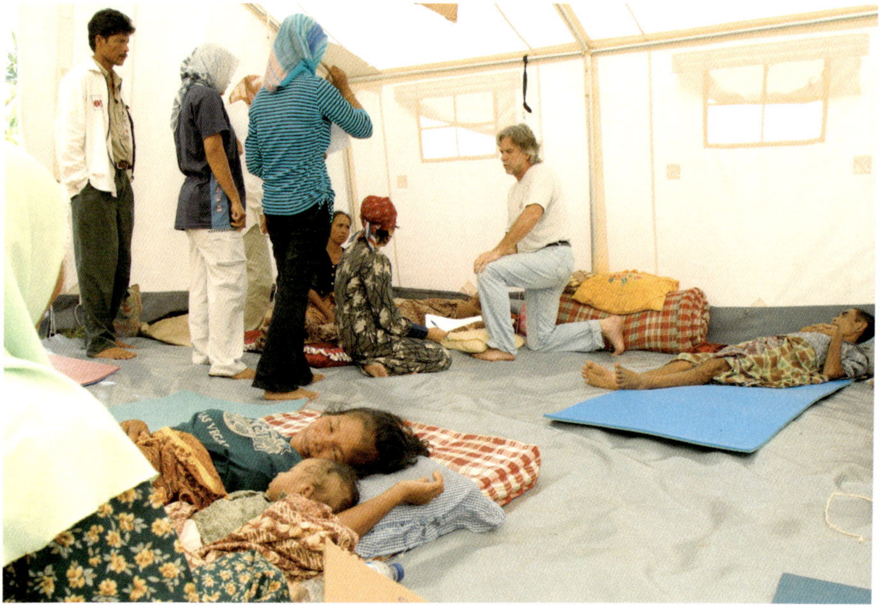

XII Teunom, Indonesien 2005: Im Hospital

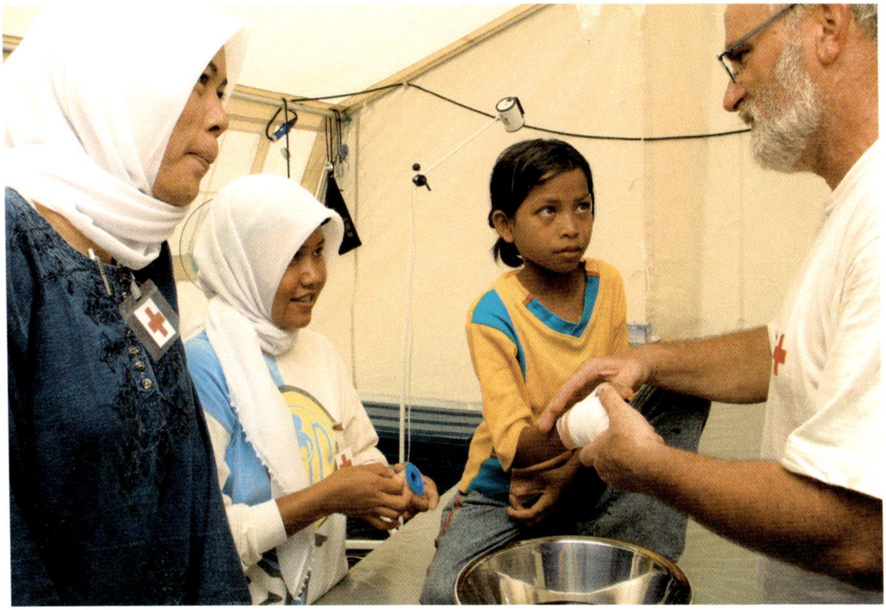

XIII Teunom, Indonesien 2005

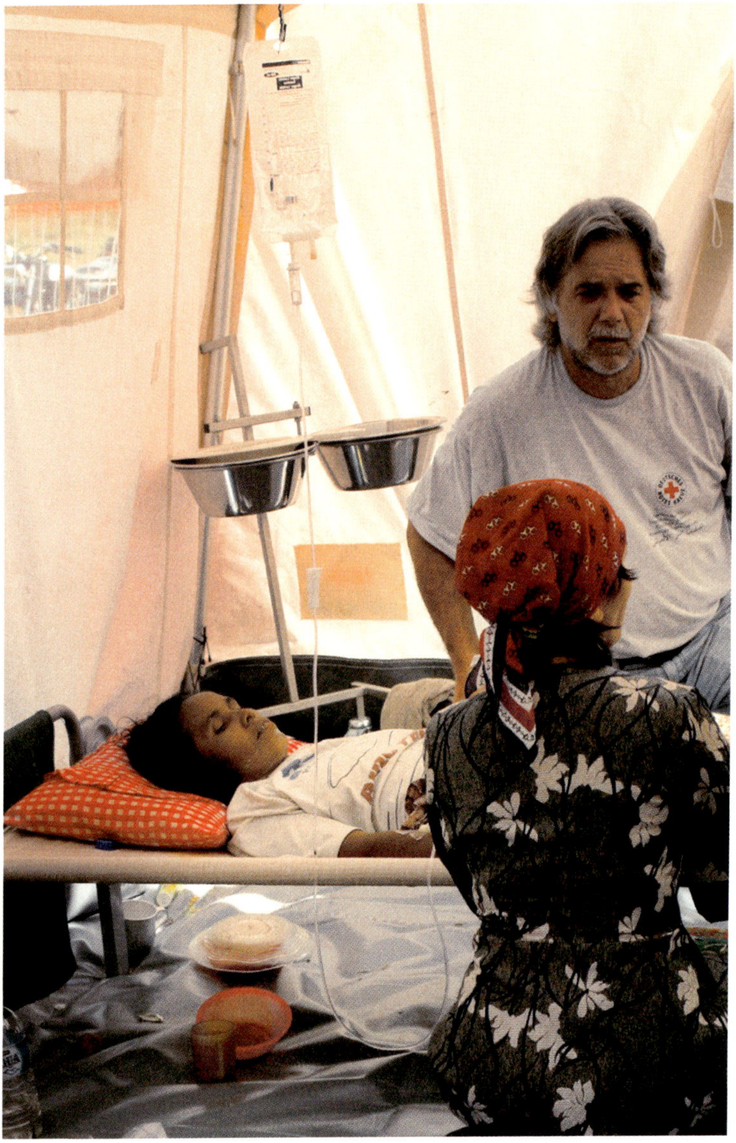

XIV Teunom, Indonesien 2005

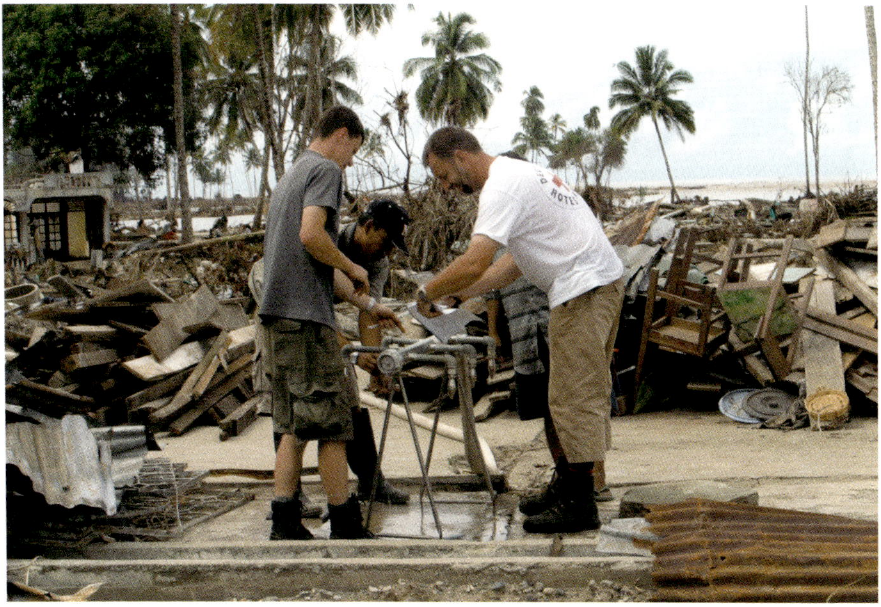

XV Teunom, Indonesien 2005

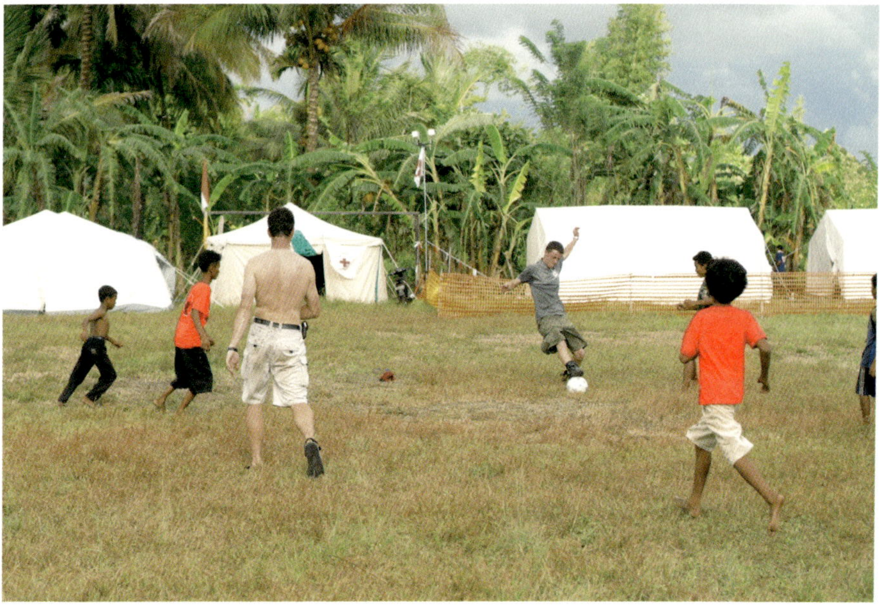

XVI Teunom, Indonesien, Januar 2005: Erste Anzeichen von Normalität

Kapitel 7

»Helfen, wo es am nötigsten ist …«

Der Mythos von der gezielten Soforthilfe

Mit der Spende etwas Gutes tun – und zwar da, wo es gerade am allernötigsten ist –, das ist wohl der grundlegende Wunsch aller, die den Aufrufen der Hilfsorganisationen nach Katastrophen folgen und bereitwillig ihr Geld zur Verfügung stellen, um den Opfern von Naturkatastrophen, Verfolgung oder Krieg zu helfen. Oft haben die Spender – meist hervorgerufen durch die Berichterstattung in den Medien – bestimmte Bilder im Kopf, wie die Hilfe, also »das Gute«, das diesen Menschen angedeihen soll, aussehen sollte. Diese Bilder aber decken sich nicht immer mit der Realität. Es ist wichtig, eine Vorstellung von der Natur und den Folgen einer Katastrophe zu haben, um verstehen zu können, wie die Prioritäten in einem Hilfseinsatz gesetzt werden müssen.

Die Betroffenheit der Fernsehzuschauer wird in den ersten Berichten meist durch exemplarische Einzelschicksale erzeugt, die in uns allen den Wunsch wecken, sofort zu helfen. Es wird dann oft über ein weinendes und verletztes Kind berichtet, das durch die Katastrophe seine Eltern verloren hat, dem unser Spendenbeitrag möglichst ganz direkt zugutekommen soll. Genau an dieses Bild, an die Augen dieses Kindes denken wir oft, wenn wir dann unsere Überweisung ausfüllen. Die Hilfe für dieses eine Kind erscheint uns am dringendsten und am allernötigsten. Weil wir es selbst gesehen haben, weil sein Leid von einer Fernsehkamera aufgenommen wurde. Viele andere Kinder und auch Erwachsene sind aber noch deutlich dringender auf unsere Unterstützung angewiesen, ohne dass wir davon etwas wissen, weil sie sich gerade außerhalb des Scheinwerferlichtes von Kameras befinden. Nach Katastrophen und für die Helfer vor Ort darf es aber zunächst nicht um Einzelschicksale gehen, sondern darum, möglichst vielen Menschen schnell und auch effektiv zu helfen. Anstatt sich mit viel Aufwand um Einzelne zu bemühen, steht zunächst die Allgemeinheit im Vordergrund. »Das Beste für die meisten«, lautet in derartigen Situationen die Devise für die Helfer.

Außerdem steht diese Hilfe unter einem ganz enormen Zeitdruck, da die schnelle Sicherstellung der Grundbedürfnisse der Überlebenden die Voraussetzung dafür ist, dass nicht auch noch an den Folgen der Katastrophe unnötigerweise Menschen sterben, nachdem sie das Unglück selbst gerade überlebt haben.

Jeder Spender wünscht sich vor allem, dass mit seinen Zuwendungen genau diejenigen Hilfe bekommen, die sie am dringendsten brauchen, genau wie jeder Helfer das Ziel hat, dass seine Hilfsmaßnahme ganz unmittelbar Leben rettet oder zumindest unnötiges Leiden lindert.

Insbesondere die Hilfsorganisationen werben bei Spendern mit dem Anspruch, da zu helfen, wo es am nötigsten ist. Dieser Anspruch ist an sich auch völlig gerechtfertigt und leuchtet den Spendern sofort ein. Schließlich wird genau dies auch bei uns hier in Europa bei Notfällen für selbstverständlich gehalten. Wenn ich in Deutschland zu einem schweren Verkehrsunfall mit einer größeren Anzahl von Schwerverletzten komme, dann wird zu Recht von mir erwartet, dass ich die Emotionen zunächst einmal beiseiteschiebe, mir einen schnellen Überblick verschaffe und dann denjenigen Verletzten zuerst versorge, der die Hilfe gerade am nötigsten braucht. Alles andere hat in diesen Situationen hintanzustehen. Selbst hier in Deutschland kommen wir allerdings hin und wieder in die Situation, dass wir nicht allen Verletzten sofort die bestmögliche Behandlung zukommen lassen können, da es einfach zu viele Patienten auf einmal gibt. Zwar werden dann sofort weitere Rettungswagen und Notärzte angefordert. Trotzdem bleibt es manchmal nicht aus, dass die Rettungskräfte vor Ort die Entscheidung treffen müssen, wer als Erster zu behandeln ist. Es ist also zunächst einmal ein Vorgang notwendig, den man »Triage« oder auch Sichtung nennt und bei dem festgelegt wird, wer die Hilfe am dringendsten benötigt und wer noch eine Weile wird warten müssen. Alle Ärzte haben vor solchen Situationen gehörigen Respekt, da diese Sichtung auch bedeuten kann, dass man Schwerstverletzte gar nicht mehr behandelt, weil ihre Überlebenschancen als zu gering eingeschätzt werden, um die begrenzten Mittel für einen fragwürdigen Behandlungsversuch zu vergeuden. Entschieden wird in diesen Situationen also lediglich nach rein medizinischen Notwendigkeiten sowie den Chancen und dem Aufwand einer Behandlung. Die Kriterien sind einfach und klar definiert und allgemein anerkannt. Und wenn wir uns hier in Deutschland nicht daran halten würden, würde uns das zu Recht als mangelnde Professionalität angekreidet.

Die Situation nach großen Katastrophen ist in gewisser Weise durchaus vergleichbar, durch die bedeutend größere Dimension des Geschehens aber noch deutlich schwieriger. Auch hier werden die eintreffenden Helfer meist sehr schnell erkennen und akzeptieren müssen, dass sie nicht in der Lage sind, von Anfang an jedem einzelnen Opfer gleichermaßen und optimal zu helfen. Daher müssen klare Prioritäten gesetzt werden. Es handelt sich also auch hier um eine Triage-Situation, die oft sogar mehrere Tage und Wochen andauern kann. Zunächst geht es nur darum, einer möglichst großen Anzahl von Opfern mit den begrenzten Möglichkeiten, die zu Beginn einer Hilfsoperation zur Verfügung stehen, möglichst effizient zu helfen. Die schiere Dimension des Geschehens bedingt allerdings einen ganz erheblichen Unterschied zu den schweren Verkehrsunfällen, mit denen wir es hier in Deutschland zu tun haben. Die Möglichkeit, sich einen schnellen und guten Überblick zu verschaffen, besteht bei den großen internationalen Katastrophen nur sehr begrenzt. Die Ausdehnung des jeweiligen Geschehens ist so gewaltig, dass es meist Tage oder gar Wochen dauert, bis die Situation wirklich einigermaßen befriedigend eingeschätzt werden kann.

Dieser Überblick muss weit über eine rein medizinische Einschätzung von Patienten hinausgehen. Während bei einem Schwerverletzten, der in einem Katastrophengebiet in ein Feldkrankenhaus gebracht wird, die Entscheidung zur sofortigen Behandlung relativ leicht fällt, bleibt im Hintergrund immer die Frage, wie viele Opfer draußen noch auf Hilfe warten, ohne eine Möglichkeit zu haben, zu den Helfern zu kommen. Oft sind es leider die Bedürftigsten, die es nicht schaffen, die Hilfsteams zu erreichen, weil sie entweder zu schwach oder zu schwer verletzt oder aber ganz einfach alleine sind. Wir wissen dann zwar manchmal, dass es sie gibt, aber noch nicht genau, wo sie sich befinden.

Beim Erdbeben im pakistanischen Kaschmir im Oktober 2005 zeigten sich diese Beschränkungen in besonders dramatischer Weise. Das Beben mit der Stärke 7,6 auf der Richter-Skala hatte sich in einer Bergregion, die ungefähr so groß wie Hessen ist, ereignet und

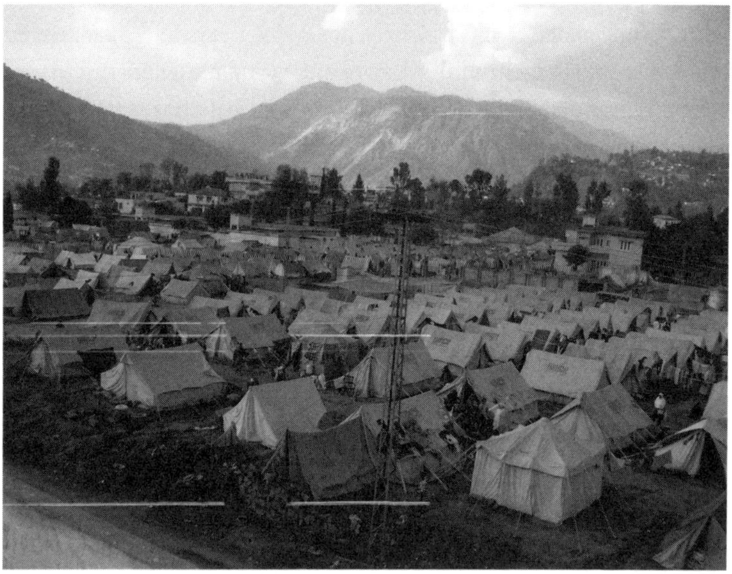

Abbildung 6: Lager mit Notunterkünften in Muzaffarrabad nach dem Erdbeben in der Provinz Kaschmir im Oktober 2005.

ganze Dörfer in den unzugänglichen Bergtälern völlig zerstört. Die Provinzhauptstadt Muzaffarrabad mit ihren knapp 100 000 Einwohnern war zwar auch sehr stark von dem Beben in Mitleidenschaft gezogen worden, allerdings konnte sie schon nach kurzer Zeit auf dem Landwege erreicht werden, und erste Hilfsoperationen konnten dort anlaufen. Die Situation in den Bergtälern war wesentlich unübersichtlicher. Jedes dieser Täler war nur durch eine einzige Straße erreichbar. Meist schon wenige Kilometer von Muzaffarrabad entfernt waren diese Straßen durch Erdrutsche oder Abbrüche völlig unpassierbar. Die betroffene Bevölkerung in den Bergen Kaschmirs wurde auf mehr als drei Millionen geschätzt. Das Beben hatte so großflächige Zerstörungen angerichtet, dass die Bergdörfer oft komplett zerstört waren. Daher konnte auch nicht davon ausgegangen werden, dass die Überlebenden bei Familienangehörigen untergekommen waren. Außerdem wurde in den nächsten Wochen der Wintereinbruch mit heftigen Schneefällen und Dauerfrost erwartet, und die Betroffenen waren dringend auf geeignete Unterkünfte angewiesen.

Während also die Hilfsmaßnahmen in der Provinzhauptstadt relativ zügig anlaufen konnten und schnell eine Basisgesundheitsstation und ein komplettes Feldkrankenhaus aufgebaut wurden, blieb die Frage, wie die befürchteten Opfer in den entlegenen Tälern erreicht und versorgt werden konnten. Dass sie zu diesem Zeitpunkt am dringendsten Hilfe brauchten, war unbestritten. Das Internationale Komitee vom Roten Kreuz begann zunächst mit insgesamt zehn Helikoptern eine erste Versorgung für die Betroffenen aufzubauen und sich gleichzeitig bei diesen Hilfsflügen einen möglichst genauen Überblick über die Situation zu verschaffen.

Angesichts der Größe des betroffenen Gebiets war diese Anzahl an Helikoptern natürlich nicht ausreichend, um innerhalb weniger Stunden einen wirklich guten Gesamtüberblick zu bekommen, sodass die vermeintlich am stärksten betroffenen Bergdörfer als Erste ausgewählt und angeflogen wurden. Die Anzahl der möglichen Flüge wurde durch Wetterumschwünge, Niederschläge und Dunkelheit zusätzlich eingeschränkt. Weiterhin musste entschieden werden, welches Material in den Bergen am dringendsten gebraucht würde. Man entschied sich für Zelte, Decken und einfache Öfen wegen der immer mehr zunehmenden Kälte in den Oktobernächten. Aufgrund der begrenzten Ladekapazität war sehr schnell klar, dass es nicht gelingen würde, die gut drei Millionen Betroffenen innerhalb kurzer Zeit mit allem zu versorgen, was sie zum Überwintern brauchen würden.

In jedem der Hubschrauber flog ein medizinisches Team mit in die Berge, das dann in einem größeren Dorf abgesetzt wurde, um sich dort einen Überblick zu verschaffen, die Patienten zu behandeln und das mitgebrachte Material zu verteilen. Die Hubschrauberbesatzung flog anschließend weiter, um sich an anderen Stellen einen ersten Eindruck zu verschaffen und die Einsätze für den nächsten Tag zu planen. Auf dem Rückflug wurde das medizinische Team wieder aufgenommen. Auch in den Bergdörfern waren die Ärzte des medizinischen Teams zu ständigen Triagen gezwungen. Zunächst musste entschieden werden, wie das wenige Material wirklich am sinnvollsten und gerechtesten zu verteilen war. Dann musste festgelegt werden, welche Patienten beim Rückflug mit in die Provinzhauptstadt Muzaffarrabad genommen werden konnten, weil sie eine dringende Operation oder eine andere unaufschiebbare medizinische Behandlung brauchten. Auch hierbei wurde die Anzahl der auszufliegenden Patienten nicht durch die medizinische Notwendigkeit, sondern durch die Transportkapazität der Hubschrauber bestimmt. Auf dem Hubschrauberlandeplatz in der Provinzhauptstadt wurde ein weiterer Triage-Platz eingerichtet, um die Patienten, die am Nachmittag aus den Bergdörfern herausgeflogen wurden, noch einmal zu sichten und sie den wenigen vorhandenen medizinischen Einrichtungen zuzuordnen.

Alleine schon wegen der Dimension der Geschehnisse wird internationale Katastrophenhilfe zunächst einmal immer nur sehr begrenzt den Anspruch erfüllen können, da zu helfen, wo es am nötigsten ist.

Vielmehr wird zuerst da geholfen, wo Hilfe offensichtlich nötig und gerade möglich ist. Das bedeutet aber auch, dass man sich zunächst damit zufriedengeben muss, nicht alle anstehenden Probleme auf einmal und optimal zu lösen. Wir können zu Beginn einer Hilfsoperation nicht wirklich einschätzen, wo im Augenblick die dringendsten Notwendigkeiten liegen. Aber wir sehen sehr viele offensichtliche und dringende Bedürfnisse, die sofort befriedigt werden müssen und die sehr häufig nicht mit dem übereinstimmen, was unsere Medien zuvor in ihren spektakulären Erstberichten gezeigt haben. Internationale Katastrophenhilfe ist also zu Beginn immer eine echte Triage-Situation, die oft mehrere Wochen andauern kann und die ihre beschränkten Möglichkeiten zunächst einmal einfach akzeptieren muss. Die Betroffenen selbst schätzen diese Situationen im Übrigen meist sehr realistisch ein und verhalten sich in vielen Fällen entsprechend.

Drei Wochen nach dem Erdbeben in Pakistan kam ein Greis mit einem weißen Turban in unser Gesundheitszentrum in Muzaffarrabad. Er war mehrere Tage zu Fuß aus einem der weit entfernten Täler hierher zu uns gelaufen und hatte die Nächte in den Zelten und Unterständen anderer Überlebender verbracht, die ihn auch verpflegt hatten. Stolz zeigte er uns ein zerknittertes Dokument, aus dem hervorging, dass er vor wenigen Monaten 101 Jahre alt geworden war. Sein von tiefen Furchen durchzogenes Gesicht mit wachen dunklen Augen wurde eindrucksvoll von einem sauber gekämmten und mit Henna rot gefärbten Vollbart eingerahmt. Er hatte sich während des Erdbebens den linken Unterarm gebrochen und hielt ihn jetzt ganz vorsichtig mit der rechten Hand fest. Er hatte weder eine provisorische Schiene noch sonst irgendeine Art von Verband an dem Arm. Ich fragte ihn, warum er jetzt erst zur Behandlung komme. Er lächelte und sagte: »Die Kinder waren einfach wichtiger. Ein Mann in meinem Alter kann auch warten.« In den beiden nächsten Wochen kam er fast täglich in unsere Sprechstunde, um den Gips kontrollieren zu lassen, den wir ihm angelegt hatten und an dem es eigentlich nichts mehr zu kontrollieren gab. Er genoss es, in der Warteschlange zu sitzen, sich mit den anderen Patienten zu unterhalten und den Kindern ein wenig Mut zu machen.

Meist geht es also darum, schnellstmöglich dort mit der Hilfsoperation anzufangen, wo sie am offensichtlichsten gebraucht wird, und sich gleichzeitig um einen schnellen Überblick über die Gesamtsituation zu bemühen, der es dann erlaubt, die begonnenen Hilfsmaßnahmen an die weiteren Notwendigkeiten anzupassen. Wenn das sinnvoll ablaufen soll, ist die Koordination und Absprache aller Beteiligten ein absolutes Muss. Katastrophenhilfe wird zu Beginn einer Hilfsoperation niemals perfekt sein können und alle Notwendigkeiten zur vollen Zufriedenheit aller abdecken.

Auslöser für Spenden sind, wie schon erwähnt, in der Regel die Bilder und Berichte in unseren Medien, durch die wir von einer Katastrophe erfahren und die uns eine Vorstellung vom Ausmaß der Zerstörung, des Leids und der Anzahl der Opfer geben. Die dramatischen und mitunter dramatisierenden Bilder, die uns die Medien vorführen, mögen dabei durchaus die beeindruckendsten sein, die die Fernsehkameras in dem jeweiligen Katastrophengebiet aufnehmen konnten. Dass sie aber auch wirklich diejenigen zeigen, die dort gerade am dringendsten Hilfe benötigen, ist damit noch lange nicht gesagt.

Genauso wenig ist sicher, dass die gerade in den Medien thematisierte Katastrophe wirklich die aktuell dringendste Notlage auf der Welt darstellt, denn Medien und Hilfsorganisationen verwenden nicht dieselben Kriterien für die Einstufung einer Katastrophe. Während für eine Hilfsorganisation die Bedürftigkeit der Überlebenden und die Gefährdung für deren Leben und Gesundheit ohne Rücksicht auf Geschlecht, Religion, Rasse, Hautfarbe oder Ähnliches im Vordergrund stehen, müssen sich die Medienberichterstatter danach richten, was die Zuschauer und Leser zu Hause interessieren könnte. Und da Menschen sich naturgemäß umso weniger für Ereignisse interessieren, je weiter sie vom eigenen Lebensmittelpunkt entfernt sind, ist für Fernsehredakteure hier in Deutschland eine tote Katze auf Rügen im Rahmen der Berichterstattung über die Vogelgrippe eine Sondersendung wert, während über Tausende von Toten im Kongo kaum berichtet wird.

Nimmt man dazu die offensichtliche Gesetzmäßigkeit, dass eine Katastrophe die nächste ablöst und niemals über mehr als eine zur gleichen Zeit berichtet werden kann, wird deutlich, wie sehr dadurch in der Öffentlichkeit die Wahrnehmung vom »Guten, das getan werden muss« beeinflusst wird. Zumindest den zahlreichen Medien, die sich ausnahmslos der Quote verpflichtet fühlen, kann hier durchaus der Vorwurf gemacht werden, dass dramatisierende Katastrophenberichterstattung sehr häufig als Füllmaterial zwischen Fast-Food-Werbung und Verkaufsangeboten von Autos missbraucht wird. Der Zuschauer und damit der potenzielle Spender wird sich die Mühe machen müssen, auch bei diesem Thema zwischen quotenbringender Unterhaltung und wirklicher sachlicher Information zu unterscheiden. Die Regeln und Gesetze des Medienmarktes sind auf den Verkauf der Information an eine möglichst große Kundschaft ausgerichtet. Dies ist eine Realität, mit der umzugehen sowohl die Öffentlichkeit als auch die Hilfsorganisationen lernen müssen.

Die Hilfsorganisationen sind heutzutage auf die Berichterstattung der Medien angewiesen, um größere Hilfsoperationen überhaupt finanzieren zu können. Für eine Katastrophe, die in unseren Medien nicht stattfindet, wird nun einmal nicht gespendet. Dazu muss von den seriösen Medien erwartet werden, dass sie bei ihrer Berichterstattung aus Katastrophengebieten zwischen professionellen Hilfsoperationen und humanitärem Showbusiness zu unterscheiden lernen und die sachliche Information nicht den oberflächlichen, aber spektakulären Bildern unterordnen.

Andererseits müssen sich selbst die seriösen Hilfsorganisationen darum bemühen, zwischen seriösen Medien und dem reinen Quotenmarkt zu unterscheiden. Genauso wie es miserable, teure und unnütze Hilfsmaßnahmen nach Katastrophen gibt, gibt es auch miserable, teure und unnütze Katastrophenberichterstattung, auf die sowohl die Öffentlichkeit als auch die Hilfsorganisationen ganz sicher verzichten können.

Im Bereich der internationalen Katastrophenhilfe sind die Medien inzwischen nicht mehr nur Beobachter. Sie sind ganz unbestritten zu einem der wichtigsten Akteure geworden, ob sie wollen oder nicht. Die Katastrophen dieser Welt bieten ihnen ein Feld mit spektakulärem Material, das sie mit immer mehr Erfolg und auch Gewinn abernten. Dies müsste allerdings öfter mit der Übernahme von Verantwortung verbunden sein, die sich aus dieser Tatsache zwangsläufig ergibt. Und diese Übernahme von Verantwortung von ihnen einzufordern, wird eine Aufgabe der Hilfsorganisationen sein, der sie sich in Zukunft selbstbewusster stellen müssen.

Die Medien können durchaus mehr tun, als nur die vermeintlichen Interessen des Zeitungslesers oder des Fernsehzuschauers zu bedienen, um damit die Quoten für die Werbekunden hochzuhalten. Wenn es gewollt ist und für notwendig erachtet wird, kann Medienberichterstattung auch Interesse wecken und Bewusstsein schaffen. Bisher geschieht dies leider noch eher zufällig, wenn eine Kamera gerade spektakuläre Bilder einfängt, die schon für sich alleine eine Meldung darstellen. Dieses als CNN-Effekt bezeichnete Phänomen beschreibt unter anderem die Tatsache, dass manchmal ein einziger sensationeller Bericht oder ein eindrucksvolles Foto in der Presse die öffentliche Wahrnehmung einer Situation völlig verändern kann.

Das eindrucksvollste Beispiel dafür habe ich im Jahre 2000 im Hochwassergebiet von Mosambik erlebt. Die Überschwemmung in dem afrikanischen Land war von der Weltöffentlichkeit kaum wahrgenommen worden, bis es CNN gelang, einen ergreifenden Filmbericht zu drehen, in dem gezeigt wurde, wie mithilfe eines Hubschraubers und einer Seilwinde eine Frau aus einem Baum mitten im Hochwasser gerettet wurde, die wenige Stunden zuvor dort ein Kind zur Welt gebracht hatte. Der Beitrag war hochdramatisch und lief in den nächsten Stunden um die ganze Welt. Es war dieser eine spektakuläre Filmbericht, der die Hochwasserkatastrophe innerhalb kürzester Zeit in den Blickpunkt aller Nachrichtenredakteure auf der ganzen Welt rückte.

Drei Tage später ging es auf dem Flughafen in der mosambikanischen Hauptstadt zu wie in einem Ameisenhaufen. Streitkräfte, Hubschrauber und Hilfsorganisationen aus der ganzen Welt schwebten ein, offenbar von dem Wunsch beseelt, schwangere Frauen aus Bäumen über dem Hochwasser zu retten, und schienen später überrascht zu sein, niemanden mehr dort zu finden, der auf sie wartete. CNN hatte mit einem einzigen kurzen Filmbericht eine bis dahin fast nicht wahrgenommene Katastrophe zu einem globalen Medienereignis gemacht. Alleine dadurch standen mit einem Mal Finanzierungsmittel zur Verfügung, an die vorher nicht im Traum zu denken gewesen war. Dabei hatte sich die katastrophale Lage der vom Hochwasser betroffenen Menschen keinesfalls geändert. So können Medien Wahrnehmung schaffen und einem Einsatz zu finanziellen Mitteln verhelfen, wo tatsächlich Bedarf ist. Leider geschieht etwas Derartiges bis heute meist nur zufällig. Viel häufiger erleben wir dagegen das Gegenteil, dass eine politisch interessante Notlage durch dramatisierende Bilder und Berichte zu einer humanitären Katastrophe hochstilisiert wird und dadurch andere, oft schlimmere Ereignisse aus dem Blickpunkt der Öffentlichkeit verdrängt werden.

Im Frühjahr 1999 war ich zum ersten Mal im Süden des Sudan, wo bis zu diesem Zeitpunkt der schon seit mehr als 15 Jahren wütende Bürgerkrieg über zwei Millionen Menschen das Leben gekostet hatte. Den Flüchtlingen in den dortigen Lagern ging es erbärmlich. Sie lebten zusammengepfercht in provisorischen Strohhütten und waren auf Nahrungsmittelhilfe angewiesen, die kaum den täglichen Bedarf deckte. Dutzende unterernährter Kinder mussten stationär behandelt werden und kämpften oft vergebens um ihr Überleben.

Unterernährte Kinder, überfüllte Flüchtlingslager und Kriegsverletzte – die Bilder waren die gleichen, wie ich sie fünf Jahre später in Darfur gesehen habe. 1999 aber war von der Presse weit und breit nichts zu sehen. Als Folge standen kaum Gelder für die dringend notwendigen Hilfsoperationen zur Verfügung. Der Grund, weshalb der Konflikt im Südsudan damals in den Nachrichten weltweit völlig ausgeblendet wurde, war die zeitgleich stattfindende NATO-Operation zur Befreiung des Kosovo. In den europäischen Medien war einfach kein Platz für eine zweite humanitäre Katastrophe, schon gar nicht für eine, die Tausende Kilometer entfernt war. Und während die Lage im Sudan verschwiegen und unserer Öffentlichkeit vorenthalten wurde, legten sich die Medien dafür umso mehr ins Zeug, die Situation im Kosovo zu einer beispiellosen menschlichen Tragödie aufzublasen und damit die Angriffe der NATO zur »humanitären Hilfsoperation« zu stilisieren.

Direkt aus dem Sudan kommend traf ich in Skopje in Mazedonien in einem Lager mit Flüchtlingen aus dem Kosovo ein. Zu diesem Zeitpunkt wurde dort gerade diskutiert, ob die Flüchtlinge Duschen mit warmem Wasser zur Verfügung gestellt bekommen sollten, und in Gemeinschaftszelten wurden die ersten Farbfernseher für die Vertriebenen aufgestellt. Die Flüchtlinge bekamen unter anderem jeden Tag Bananen und frisch gebackenes Brot. Da sie die Brotlaibe selten an einem Tag komplett aufessen konnten, entsorgten sie die Reste jeden Abend in einer großen Abfallgrube neben unserer Wasseraufbereitungsanlage. Sie würden ja am nächsten Tag ein neues Brot bekommen. An Spendengeldern für den Kosovo waren bis zu diesem Zeitpunkt alleine in Deutschland weit über 100 Millionen Mark zusammengekommen.

Es ist unbestritten, dass die Flüchtlinge aus dem Kosovo wirklich auf Hilfe angewiesen waren. Trotzdem hatte ich bei diesem Einsatz mit den noch frischen Erinnerungen aus dem Sudan niemals das Gefühl, dass ich wirklich da half, wo es gerade am notwendigsten war, sondern eben da, wo die Medien es in diesem Augenblick wollten.

Der Spender kann sicherlich sein Teil zu einer Lösung dieses Dilemmas beitragen, indem er sich eine Organisation sucht, der er vertrauen kann und der er vor allem seine Zuwendung ohne Zweckbindung zukommen lässt. Die Zweckbindung verpflichtet die Hilfsorganisation nämlich, das gespendete Geld innerhalb von zwei Jahren genau für die angegebene Katastrophe auszugeben oder zumindest zu verplanen. Eine nicht zweckgebundene Spende kann hingegen für etwaige andere, noch schlimmere Notlagen freigemacht und verwendet werden, die vielleicht gerade nicht im öffentlichen Bewusstsein sind, weil die Presse nicht davon berichtet.

Eine Organisation, die wirklich da helfen will, wo die Hilfe am dringendsten gebraucht wird, muss allerdings auch bereit sein, dorthin zu gehen, wo die Hilfe am nötigsten ist. Man sollte sich als Spender durchaus die Mühe machen und sich ein wenig ausführlicher über die Organisation informieren, der man sein Vertrauen und damit sein Geld schenken möchte. Wenn sich dabei herausstellen sollte, dass diese Organisation nur da zu finden ist, wo auch die Kameras und Mikrofone der Weltpresse stehen, dann kann man bezweifeln, ob sie überhaupt in der Lage ist, da zu helfen, wo es gerade am nötigsten ist.

Nach dem Erdbeben im indischen Bhuj im Jahre 2001 hat die Presse nach ungefähr drei Wochen fast vollständig den Rückzug angetreten. Nach weiteren drei Wochen waren von den ursprünglich anwesenden Hilfsorganisationen noch ganze 15 Prozent vor Ort.

Es wird also auch ganz entscheidend an den professionellen Hilfsorganisationen und ihren Helfern vor Ort liegen, neue Medienkatastrophen in Zukunft rechtzeitig auf eine realistische Dimension zu reduzieren. Hierzu gehört vor allem, dass man sich in diesen Situationen nicht begeistert auf die ständigen Dramatisierungen einlässt. Die Gefahr, dass die Helfer sonst von der Eigendynamik in der Berichterstattung einfach überrollt werden, ist ausgesprochen groß. Und dazu gehört auch der Mut, in solchen Situationen ganz eindringlich an all jene Bedürftigen zu erinnern, die zur selben Zeit weit entfernt von jeglichen Kameras vielleicht noch dringender auf Hilfe angewiesen sind. Wenn selbst die Hilfsorganisationen die vergessenen Katastrophen während einer Medienkatastrophe völlig aus den Augen verlieren, werden ihre späteren Appelle unglaubwürdig erscheinen.

Als wir im August 1999 unser Krankenhaus nach dem Erdbeben in der Türkei aufgebaut hatten, bekamen wir Besuch von einem deutschen Fernsehsender. Die Journalisten wollten am Abend eine Live-Schaltung nach Deutschland zu einer Spendengala machen, um direkt und hautnah nach Deutschland zu berichten, und bauten ihre Geräte und Kameras vor unseren Zelten auf und überprüften ihre Verbindungen. Über unseren bisherigen Spendeneingang wussten wir zum damaligen Zeitpunkt noch nichts, sodass uns diese Publicity sehr gelegen kam. Außerdem pinselt es immer ein wenig den Bauch, wenn die Presse sich um einen kümmert.

Im Studio in Deutschland hatten sich an jenem Abend einige Prominente, die enge Verbindungen zur Türkei hatten, in den Dienst der guten Sache gestellt. Einige Minuten, bevor die Gala begann, wurde dann allerdings eine Schwangere zu uns ins Krankenhaus gebracht, die dringend einen Kaiserschnitt brauchte. Ich musste mich also unvermittelt von dem Fernsehteam verabschieden und meine Teilnahme an der Schaltung absagen. Mir war klar, dass ich damit die Planungen der Journalisten ziemlich durcheinandergeworfen hatte, aber die Operation ging selbstverständlich vor.

Der Kaiserschnitt in unserem Operationszelt verlief ohne Besonderheiten. Der Neugeborene krähte aus Leibeskräften. Für uns ist dies immer einer der schönsten Momente, wenn in einer solchen Situation inmitten von Trümmern ein Kind auf die Welt kommt und genauso schreit, als wäre es im Paradies geboren worden. Ich finde es immer ein wenig schade, dass wir das, was wir in solchen Momenten erleben, nicht wirklich mit all denen teilen können, die uns unterstützen und dadurch so etwas erst möglich machen. Wir haben den Kleinen anschließend zu seinem Vater bringen lassen, der die ganze Zeit aufgeregt vor dem Eingang unseres Operationszeltes gewartet hatte. Dann führten wir in aller Ruhe unsere Operation zu Ende. Dabei konnten wir durch die Zeltwand hören, wie der Vater überschwänglich seinen Sohn begrüßte. Auch die Journalisten wussten diese Situation zu nutzen: Während der Gala in Deutschland wurde live über den Kaiserschnitt berichtet.

Als wir später das Operationszelt wieder verließen, war die Live-Schaltung beendet, und die Journalisten erzählten uns begeistert von der Sendung, die ein voller Erfolg für sie gewesen war. Ein Kind, das nach einer Katastrophe während einer Live-Sendung zur Welt kommt, ist immer ein echter Höhepunkt für die Medien. Der Vater stand mit dem Neugeborenen neben den Reportern und strahlte nur sprachlos. Und wir erfuhren, dass die Dynamik der Berichterstattung unaufhaltsam ihren Lauf genommen hatte. Die Prominenten im Studio waren nämlich ausgesprochen begeistert von dieser Situation gewesen. Jeder von ihnen hatte sich spontan entschlossen, 10 000 Mark ganz persönlich und direkt für den neugeborenen Jungen zu spenden. Das kleine Kerlchen war also wirklich kaum »trocken hinter den Ohren« und schon um 50 000 Mark reicher. Ich war etwas verwirrt, als ich das erfuhr, und sah das Strahlen des frischgebackenen Vaters jetzt mit anderen Augen. Er hatte schon lange vor mir von dem unerwarteten Geldsegen erfahren.

Ich bin sicher, dass die junge Familie das Geld gut gebrauchen konnte, und hatte trotzdem das ungute Gefühl, dass an diesem Abend irgendetwas nicht ganz richtig gelaufen war. Es erscheint mir zumindest eher unwahrscheinlich, dass diese 50 000 Mark in dieser Katastrophe wirklich dahin gelangt sind, wo sie zu diesem Zeitpunkt am nötigsten gebraucht wurden. Die spontanen und großzügigen Spenden der Prominenten im Fernsehstudio verdienen ohne Zweifel jeden Respekt. Für uns Helfer vor Ort, die ganz zwangsläufig mehr sehen und erleben, als die Fernsehkameras mit ihren kurzen Berichten vermitteln können, stellen sich die dringenden Notwendigkeiten allerdings oft anders dar.

Als ich am nächsten Morgen mit meiner Sprechstunde begann, standen vier schwangere Frauen ganz vorne in der Schlange. Bei allen verlief die Schwangerschaft völlig normal, und eine unkomplizierte Geburt war zu erwarten. Alle vier wollten aber unbedingt einen Kaiserschnitt. Und sie wollten wissen, wie viel Geld sie dafür bekommen würden.

Vielleicht würde es schon helfen, wenn sich die Fernsehsender bei der nächsten großen Medienkatastrophe auf zehn anstatt 20 Spendengalas beschränken würden. Wenn einer von ihnen dafür einmal im Jahr eine große Spendenaktion für eine völlig vergessene Katastrophe in richtig großem Rahmen veranstalten würde, kämen wir dem Ideal sicher ein wenig näher, genau da zu helfen, wo es am nötigsten ist. Würde das dann auch noch durch Informationssendungen, gemeinsam mit den Hilfsorganisationen, in den Wochen vorher gut und gründlich journalistisch vorbereitet, dann hätten wir einen ersten großen Schritt gemacht, um unserer gemeinsamen Verantwortung für die Bedürftigen gerecht zu werden, um die sich ansonsten niemand wirklich Gedanken macht.

Doch die Medienberichterstattung beeinflusst uns nicht allein in der Wahrnehmung einer Katastrophe. Die Berichterstattung bei großen internationalen Katastrophen und besonders bei bewaffneten Konflikten ist stets klar darauf ausgerichtet, Schuldige zu suchen. Unsere Presse scheint ohne die Einteilung in die »Guten« und die »Bösen« nicht auszukommen. Diejenigen, die man tagtäglich zu sehen bekommt, an deren Leid und Elend man teilnimmt, werden dabei automatisch zu den »guten« Opfern. Auch wir Helfer im Einsatz selbst bleiben niemals völlig unbeeindruckt davon. Die eigentlich gebotene Neutralität und die ausschließliche Konzentration auf die Bedürfnisse der Opfer ist sicherlich ein Ideal, dem man niemals voll und ganz gerecht werden kann.

Wichtig scheint mir allerdings, dass wir als Helfer, die oft mitten im Geschehen stecken, besonders vorsichtig sind, wenn es darum geht, endgültige Urteile über die Situation aus unseren ganz persönlichen Eindrücken abzuleiten. Manchmal erscheint es mir ausgesprochen bedenklich, wenn wir sogar unsere Hilfsoperationen von diesen emotional gefärbten Urteilen abhängig machen. So schwierig es auch sein mag, die eigenen Gefühle und Empfindungen in solchen Situationen völlig auszuschalten, so hilfreich ist es allerdings auch, diese absolute Neutralität besonders in Konfliktgebieten so gut es geht anzustreben.

1997 wurden die Lager mit Hutu-Flüchtlingen im damaligen Zaire aufgelöst, und die Insassen wurden zurück in ihre Heimat geschickt oder gebracht, wo sie alle unter dem Generalverdacht standen, an dem schrecklichen Völkermord in Ruanda im Jahre 1994 als Täter beteiligt gewesen zu sein. Viele von ihnen kamen sofort in provisorische Gefängnisse, wo sie für unbestimmte Zeit auf ihre Prozesse warten mussten. Ein Teil der Rückkehrer zog es allerdings vor, sich sofort in die Wälder zurückzuziehen und von dort aus den bewaffneten Kampf wieder aufzunehmen.

Die Provinzhauptstadt Kibuye liegt direkt am Kivu-See und war damals nur mit dem Boot zu erreichen, da sie ansonsten komplett von bewaffneten Hutus eingeschlossen war. Auf der Fahrt über den See in einem kleinen Boot mit Außenbordmotor hielten wir aus Sicherheitsgründen immer einen respektvollen Abstand zum Ufer. Wir kamen schließlich in einem lebhaften Hafen an, der malerisch an dem riesigen See zwischen bewaldeten Hügeln lag. Auf den ersten Blick aus der Ferne machte alles einen fast paradiesischen Eindruck.

Die Stimmung in der Stadt und an dem Distriktkrankenhaus war jedoch sehr gespannt. Jeder schien jedem zu misstrauen. Gleich neben der kleinen Klinik lag das Fußballstadion, in dem im April 1994 Tausende von Tutsi über mehrere Tage mit Macheten und Knüppeln auf grausamste Weise in Stücke gehackt worden waren. Inzwischen hatten die Tutsi wieder die Macht übernommen, ebenso wie die Leitung des Distriktkrankenhauses, in dem ich arbeitete. Die chirurgische Station war voll belegt, und ein Teil der Patienten musste sogar auf den Gängen untergebracht werden. Fast ein Drittel der Patienten war bei Übergriffen durch Hutu-Kämpfer in den umliegenden Wäldern verletzt worden. Unter anderem lag ein dreijähriges Mädchen in seinem Bett, das bei einem solchen Angriff schwere Schnittwunden an den Schultern und am Rücken davongetragen hatte. Die Mutter, die das Kind auf dem Rücken getragen hatte, war bei der Machetenattacke ums Leben gekommen. Neben dem Bett saß die ganze Zeit über die Großmutter der kleinen Patientin. In ihre bunten Tücher gehüllt, starrte sie meist nur mit leeren Augen auf ihre kleine Enkelin. Sie sprach kaum ein Wort, und ich hatte auch nie das Gefühl, dass ich ihr wirklich etwas Tröstendes hätte sagen können, obwohl die Wunden des Mädchens allmählich zu heilen begannen. Selbst wenn das kleine Mädchen einmal lächelte, veränderte sich der hoffnungslose Ausdruck im Gesicht der Großmutter nicht. Er erinnerte mich jedes Mal an die unbeschreibliche Grausamkeit und die unbegreifliche Unmenschlichkeit der Hutu-Kämpfer. Ich war nicht nur betroffen, ich war wütend. Jedes Mal. Ich sah hier täglich dieses kleine verstümmelte Mädchen vor mir, und ich wusste genau, wer die Verantwortlichen dafür waren. Es waren die Hutu. Sie waren die Bösen.

Wenn die Visite morgens beendet war, ging ich quer über den Hof zu einem Gebäude, das von Tutsi-Soldaten bewacht wurde. Es war nur ungefähr 50 Meter vom Krankenhaus entfernt. Das Gebäude war mit schweren Ketten und Schlössern an den Türen verriegelt und verrammelt. Dort waren die schwerkranken und verletzten Hutu untergebracht. Einem Schweizer Kollegen, der sich um die Einhaltung der humanitären Mindeststandards bei den Gefangenen kümmerte, war es gelungen, den Tutsi das Zugeständnis abzuringen, dass die Gefangenen, die eine dringende medizinische Behandlung benötigten, hierher gebracht werden konnten, zumindest einige von ihnen.

In dem Gebäude stand ein Bett neben dem anderen. Es stank erbärmlich, da niemand vom Krankenhauspersonal bereit war, hier sauber zu machen. Fließendes Wasser gab es nicht. Die Patienten wurden von Angehörigen verpflegt, die ebenfalls immer zuerst die Wachmannschaften überzeugen mussten, ehe sie etwas Essbares dort abgeben durften. Ich wurde bei meinen Visiten immer von demselben Tutsi-Krankenpfleger begleitet. Er war auch der Einzige, der bei diesen Patienten die nötigen Verbandswechsel durchführte und ihnen ihre Medikamente brachte. Alle anderen Schwestern und Pfleger hielten sich fern von dem Gebäude. Viele der Verletzten lagen lediglich auf Matratzen oder gar nur auf Decken direkt auf dem schmutzigen und immer feuchten Fußboden. Trotz dieser Zustände wirkten die Patienten überraschend zufrieden. Sie waren zumindest für einige Zeit dem hoffnungslos überfüllten Gefängnis entkommen. Bis zu 80 Gefangene waren dort in Zellen mit einer Fläche von nicht viel mehr als 20 Quadratmetern untergebracht, die meist nicht einmal ein Fenster hatten. Männer, Frauen und Kinder. Einige von ihnen hatten diese Zellen schon seit mehreren Monaten kein einziges Mal verlassen. Der Kollege, der sich um sie kümmerte, war glücklich, weil es ihm vor wenigen Tagen gelungen war, für alle Gefangenen einmal in der Woche einen halbstündigen Hofgang auszuhandeln. Für ihre menschlichen Bedürfnisse wurde ihnen ein Eimer in die Zelle gereicht, mit dem sie sich dann irgendwie behelfen mussten. Da sie sich in den Zellen kaum bewegen konnten, hatten viele von ihnen grotesk geschwollene Füße und Unterschenkel. Teilweise war die Haut an den Unterschenkeln aufgeplatzt und die Wunden hatten sich infiziert. Bei einigen hatte die einstmals dunkelbraune Haut schon einen graugrünen Schimmer bekommen. Doch die Verletzten schienen schon deshalb zufrieden zu sein, weil sie hier bei uns einen Platz fanden, an dem sie sich einmal hinlegen konnten, wenn es auch nur der nackte Fußboden war.

Mein Kollege verhandelte unermüdlich, um auch hier in diesem Gebäude die Zustände allmählich ein wenig zu verbessern, allerdings mit nur sehr bescheidenen Erfolgen. Keiner von diesen Patienten war wegen irgendeines Verbrechens verurteilt. Sie alle warteten auf einen Prozess, der irgendwann vielleicht einmal stattfinden würde. Jedem war klar, dass unter den Gefangenen neben wirklichen Massenmördern auch eine ganze Menge Unschuldiger war. Unser Tutsi-Krankenpfleger machte seine Arbeit professionell, aber meist schweigend. Die Wunden heilten unter den katastrophalen hygienischen Verhältnissen nur ausgesprochen langsam, viele waren entzündet. Da jeden Tag zwei oder drei neue Patienten gebracht wurden, mussten wir auch täglich entscheiden, wer nun entlassen und in das Gefängnis zurückgeschickt werden musste. Es passten beim besten Willen nicht mehr Menschen in dieses Gebäude. Sie alle wussten, dass diese Entscheidung täglich anstand, und ich konnte ihnen ansehen, dass jeder Einzelne jedes Mal große Angst davor hatte, dass es ihn treffen könnte.

Für mich gehörten die Minuten, in denen über die Entlassungen entschieden werden musste, zu den schwersten eines jeden Tages. Es tat richtig weh, den Betreffenden die Entscheidung mitzuteilen und ihnen dabei ins Gesicht zu sehen. Ihr Ausdruck änderte sich sofort. Die Augen wurden leer, der Blick hoffnungslos. Ich war nicht nur betroffen von ihrem Schicksal, ich war wütend. Jedes Mal. Wütend über die unmenschlichen Zustände, unter denen sie gefangen gehalten wurden und in die ich sie wieder zurückschicken musste. Und ich wusste genau, wer die Verantwortlichen für diese Situation waren. Es waren die Tutsi. Sie waren die Bösen.

Wenn ich abends Zeit hatte, saß ich mit unserer Narkoseärztin zusammen, und wir versuchten, in allen erreichbaren Büchern nachzulesen, um die Geschichte dieses erbarmungslosen Konfliktes zu verstehen. Dennoch gelang es uns nicht, die tatsächlich »Bösen« in dieser Geschichte ausfindig zu machen – ständig wechselten die Rollen hin und her. Was blieb, war Betroffenheit und eine große Ratlosigkeit. Die Wut der ersten Zeit aber verschwand – es gab niemanden mehr, auf den sie sich hätte richten können.

Ich habe diesen Gang auf dem Krankenhausgelände fast jeden Tag gemacht. Der Krankenpfleger war immer dabei. Ich fragte mich oft, wie er das alles wohl erlebte und empfand. Für mich war und ist er einer der mutigsten Männer, die ich jemals getroffen habe. Er war Tutsi und hatte sich trotzdem entschlossen, sich auch um die Hutu zu kümmern. Dabei war es zu dieser Zeit alles andere als ungefährlich, sich als Ruander für diesen Stamm einzusetzen. Niemals habe ich ihn ungeduldig oder gar wütend erlebt. Der Gang vom Bettchen des verletzten Tutsi-Mädchens mit der ratlosen Großmutter zu dem Gebäude mit den Hutu-Patienten, die ich wieder ins Gefängnis zurückschicken musste, brachte mich immer wieder ins Grübeln. Ich wusste, was in dem stinkenden Gebäude mit den Gefangenen auf mich zukommen würde, und ich versuchte manchmal herauszufinden, wo genau auf dieser 50 Meter langen Wegstrecke die »Bösen« nun eigentlich zu den »Guten« wurden.

Als wir wieder einmal schweigend und in Gedanken nebeneinander herliefen, blieb der Krankenpfleger plötzlich stehen und sagte zu mir: »Ich weiß, was du jetzt denkst, Doktor. Aber das hat keinen Sinn. Wir sind hier alle Opfer. Jeder Einzelne hier in diesem Land. Und schuldig sind wir auch alle. Aber das ist jetzt einfach noch nicht so wichtig.«

Vielleicht beschreiben diese Sätze am ehesten das, was unsere Spender meinen, wenn sie Hilfe dort verwendet wissen wollen, wo es am nötigsten ist. Einfach nur dem Einzelnen beizustehen, auch wenn es bei großen Katastrophen sehr viele Einzelne sein mögen.

Für mich war es ein Hinweis darauf, meinen Emotionen in derartigen Situationen auch ein wenig zu misstrauen. Zumindest wenn diese Emotionen zu Urteilen führen. Der Anspruch, gerade dort zu helfen, wo Hilfe am dringendsten benötigt wird, wird meist sehr plakativ von den Hilfsorganisationen in den Medien platziert. Er unterliegt allerdings sehr gewichtigen Einschränkungen, die der Spender kennen und dann auch berücksichtigen sollte.

Welche Katastrophe letztendlich von den Medien der Öffentlichkeit in Form von Spendenaufrufen ans Herz gelegt wird, hängt in erster Linie davon ab, wie spektakulär die Bilder und Geschichten sind, die dieses Ereignis den Medienkonsumenten zu bieten hat. Dies bedeutet nun aber keinesfalls, dass hierdurch auch die Notlagen in den Blickpunkt der Medienkonsumenten gerückt werden, die schnelle Hilfe am allernötigsten brauchen. Alle diejenigen, die wirklich da helfen wollen, wo es gerade am dringendsten ist, werden sich die Mühe machen müssen, hinter die Schlagzeilen in unseren Medien zu schauen.

Die gesetzlichen Vorgaben zur Zweckbindung von Spenden erschweren es den Hilfsorganisationen zusätzlich, Mittel flexibel und effektiv auch in vergessenen Katastrophen einzusetzen. Hier hat der Spender durchaus die Möglichkeit, den Organisationen durch nicht zweckgebundene Zuwendungen aus der Misere zu helfen.

Die Hilfsorganisationen selbst werden lernen müssen, die Gesetze und Regeln des Medienmarktes dazu zu nutzen, auch vergessene Katastrophen in der Presse zu platzieren und der Öffentlichkeit bekanntzumachen. Spektakuläre Bilder, wie nach der oben beschriebenen Flut in Mosambik, müssen nicht nur Zufallsprodukte sein. Sie können durchaus auch gesucht und sicher in jeder vergessenen Katastrophe auch gefunden werden. Für die vielen Betroffenen vergessener Katastrophen könnten sie ein wirklicher Segen sein.

Kapitel 8

»Verlassen herumirrende Waisen …«

Der Mythos von den verlassenen Kindern

Die spontane Hilfsbereitschaft der Fernsehzuschauer konzentriert sich zunächst oft auf Kinder mit großen traurigen Augen. Das ist durchaus verständlich und nachvollziehbar. Keiner von uns kann sich wirklich gegen die Betroffenheit wehren, die uns erfasst, wenn wir verletzte oder weinende Kinder nach einem Unglück sehen. Besonders wenn sie einen Elternteil oder gar beide verloren haben, fühlen wir uns aufgerufen, sie zu beschützen und ihre Zukunft zu sichern. Und da die Medien das natürlich wissen, werden Kinder sehr gerne unmittelbar nach Katastrophen ins Bild gesetzt, um die Tragik und Dramatik einer Katastrophe darzustellen und direkte Betroffenheit der Zuschauer zu erzeugen. Sie bieten ihren Zuschauern, was diese vermeintlich vom Fernsehen erwarten, und sie handeln damit zunächst einmal ganz sicher auch im Sinne der Hilfsorganisationen, die für ihre Spendenaktionen eben diese Betroffenheit dringend brauchen.

Auch in diesen Fällen folgen aber die veröffentlichten Zahlen in unseren Medien oft eher dem dramaturgischen Zwang zur Steigerung als der Realität vor Ort. Die veröffentlichten Schätzungen der vermuteten Waisenkinder nach dem Tsunami alleine in Sumatra lagen schon nach wenigen Tagen bei 10 000. Wenige Wochen später tauchten in den Medien schon spekulative Zahlen bis 30 000 auf. Es handelte sich hier wohlgemerkt um dynamische Schätzungen oder Hochrechnungen, die ebenso wie geschätzte Opferzahlen kurz nach einer Katastrophe meist völlig aus der Luft gegriffen sind.

Trotzdem sind solche Zahlen für die Öffentlichkeit sehr eindrucksvoll. In der Folge nahmen die Adoptionsanfragen bei den Hilfsorganisationen drastisch zu. Dazu muss gesagt werden, dass sich alle großen Hilfsorganisationen einig sind, dass Adoptionen ins Ausland nach einer großen Katastrophe eigentlich niemals eine geeignete Lösung für die Kinder darstellen. Erst recht aber nicht in den ersten Tagen nach dem Ereignis, wenn noch jeglicher einigermaßen objektive Überblick fehlt.

Ebenso gab es zahlreiche Anfragen zur Möglichkeit der Finanzierung von Waisenhäusern. Die Spender wollten, dass ihre Zuwendungen wirklich den vermeintlich Allerbedürftigsten zugutekamen, und ein Waisenhaus scheint dafür ein ideales Projekt zu sein, bei dem die Verwendung von Spendengeldern anschließend auch deutlich sichtbar gemacht werden kann. Schließlich lässt sich bei einem Gebäude genau zeigen, wofür das gespendete Geld ausgegeben wurde, während ein einheimischer Helfer, der mit Spendengeldern sehr gut ausgebildet wurde, danach immer noch genauso aussieht wie vorher. Ich selbst wurde noch während meines Einsatzes in Su-

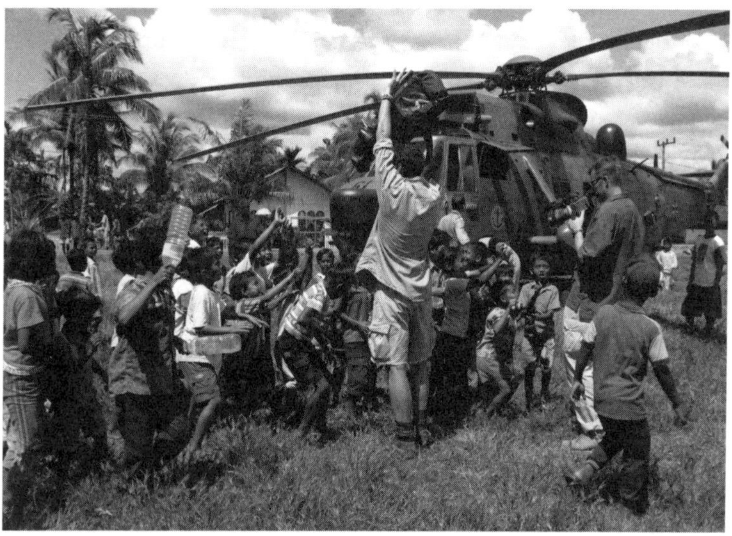

Abbildung 7: Teunom, Indonesien, Januar 2005: Kameras, Kinder, Helikopter.

matra von einem deutschen Fernsehsender angerufen und gebeten, dabei zu helfen, die Gelder einer Spendengala direkt vor Ort in den Bau eines Waisenhauses zu investieren.

Die zunächst hohen Zahlen in den Medien relativierten sich nach dem Tsunami wie nach anderen Katastrophen allerdings auch sehr schnell wieder. Bereits Ende Februar, also nur knapp zwei Monate nach dem Unglück, stellte UNICEF fest, dass in Sumatra lediglich 60 Kinder noch nicht endgültig untergebracht werden konnten. Alle anderen waren von Verwandten oder Nachbarn oder Freunden der Familie aufgenommen worden. Wie fast immer, so wurde auch in diesem Fall die Fähigkeit und die Bereitschaft der lokalen Bevölkerung zur Lösung der eigenen Probleme deutlich unterschätzt. Oft wird wohl aufgrund der Presseberichte sogar angenommen, dass es eine solche Bereitschaft überhaupt nicht gibt.

Die Tatsache, dass die anrührenden Bilder von weinenden, leidenden und verlassenen Kindern am besten dazu geeignet sind, unseren Beschützerinstinkt zu wecken, wird von vielen Organisationen sehr gezielt genutzt, wenn die Spendenkampagnen fast ausschließlich mit anrührenden Bildern von traurigen und leidenden Kindern illustriert werden. Sie gelten als die Wehrlosesten und Anfälligsten nach einer Katastrophe und damit eben auch als die Opfer, die am schnellsten und unmittelbarsten unsere Unterstützung und Hilfe brauchen.

Obwohl diese Einschätzung nicht völlig falsch ist, ergibt sich daraus nicht zwangsläufig die Konsequenz, dass man diesen Kindern nur durch Adoptionen oder durch den Bau von Waisenhäusern helfen kann. Auch wenn die Heimat der Kinder durch die Katastrophe zerstört sein mag, so bleibt sie doch ihre Heimat. Es ist immer noch das Umfeld, mit dem sie vertraut und in dem sie bisher aufgewachsen sind. Und damit auch ganz sicher der am meisten geeignete Platz für sie, um weiterzuleben, zusammen mit ihren Landsleuten. Zunächst einmal sollte es also nicht darum gehen, für diese Kinder schnellstmöglich schöne Häuser zu bauen oder gar Ersatzeltern in fernen Ländern zu suchen. Weitaus wichtiger und sinnvoller ist es, zunächst einmal alles daranzusetzen, die Eltern oder die erweiterte Familie der Kinder ausfindig zu machen.

Dieselben berechtigten Sorgen, die wir uns um diese verlassenen Kinder machen, treiben auch die einheimischen Helfer um. Hinzu kommt, dass der Begriff der Familie in vielen Ländern eine weit umfassendere Bedeutung hat, als wir das hier in Europa mit der Konzentration auf die Kleinfamilie, die nur aus den Eltern und wenigen Kindern besteht, gewohnt sind. Die Verantwortung für andere ist dort oft sehr viel weiter gefasst, und der Begriff der Familie schließt in vielen Fällen auch sehr entfernte Verwandte ein. Oft wird sogar der ganze Clan oder der Stamm als Familie betrachtet, für die jede mögliche soziale Sicherheit zu gewähren ist. Für Waisen bedeutet dies häufig, dass sie nach Katastrophen sehr unkompliziert und selbstverständlich in bestehende Familien aufgenommen werden und dort auch sofort als vollwertiges Mitglied betrachtet werden.

Die Kinder, die durch die Katastrophe zunächst einmal ihre Eltern verloren haben, irren also in den seltensten Fällen einsam und verlassen durch die zerstörten Straßen. Zumindest tun sie das selten sehr lange. Meist werden sie innerhalb kurzer Zeit von ihren Eltern oder zumindest einem Elternteil wiedergefunden. Wenn das nicht der Fall sein sollte, werden sie fast immer von der erweiterten Familie, von Freunden oder von Nachbarn aufgenommen und versorgt.

Als nach dem Erdbeben in Pakistan im Oktober 2005 ein Vater jeden zweiten Tag mit seinen beiden Söhnen in unsere Krankenstation kam, um dort die Verbände erneuern zu lassen, fiel uns auf, dass die beiden Jungen zwar ungefähr gleich alt zu sein schienen, sich aber eigentlich überhaupt nicht ähnlich sahen. Wir fragten, ob sie Zwillinge seien. Der Vater verneinte das. Der eine der beiden Jungen war vier Monate älter als der andere. Es war der Sohn seines Bruders, der bei dem Erdbeben Vollwaise geworden war und seitdem mit in seiner Familie lebte. Für ihn war es selbstverständlich, den Jungen nun als sein eigenes Kind zu betrachten.

In dem ersten Chaos nach einer Katastrophe, wenn sich alle Betroffenen zunächst einmal nur in Sicherheit bringen, passiert es sehr häufig, dass Familien getrennt werden. Jeder rennt zunächst einfach nur weg. Auch die Evakuierungen von Verletzten in oft weit entfernte Krankenhäuser, die von der Katastrophe nicht unmittelbar betroffen waren, haben sehr oft zur Folge, dass sich Verwandte in dem ersten Durcheinander aus den Augen verlieren. Meist ist es in diesen hektischen ersten Stunden gar nicht möglich, auch noch Angehörige mit auszufliegen oder aus dem Katastrophengebiet zu fahren. Daher setzt nach wenigen Stunden dann das Suchen nach Familienangehörigen und Freunden ein. Zu diesem Zeitpunkt gibt es aber natürlich noch keine Stelle, die über den Verbleib der Vermissten Auskunft geben könnte.

Ohne Zweifel leiden Kinder ganz besonders darunter, wenn sie im Laufe der Flucht ganz plötzlich feststellen müssen, dass sie niemanden um sich herum kennen. Neben den zahlreichen einheimischen Helfern gibt es durchaus einige wenige Hilfsorganisationen, die sich um diese Verlassenen kümmern. Die größte Erfahrung mit der Zusammenführung getrennter Familien hat sicherlich das Internationale Komitee vom Roten Kreuz, das schon seit vielen Jahren entsprechende Programme vor allem in Kriegs- und Krisengebieten durchführt. Da diese Aktivitäten in den Tagen nach einer Katastrophe so gut wie gar keine spektakulären Bilder liefern können, werden sie von den Medien und damit von der Öffentlichkeit auch kaum wahrgenommen.

In den Augen unserer Öffentlichkeit scheint die einzige angemessene Lösung für die herumirrenden Kinder eine schnelle Adoption ins Ausland zu sein. In erster Linie geht es aber darum, einen Platz für die Verlassenen einzurichten, an dem sie in den nächsten Tagen bleiben und überleben können und an dem sie dann schließlich von suchenden Angehörigen wiederaufzufinden sind. Gleichzeitig sind vor allem bürokratische Arbeiten zu leisten: Die Vermissten müssen registriert werden, es werden Fotos angefertigt und eine Liste angelegt, die als »Ich bin am Leben«-Liste bezeichnet wird.

Fünf Monate nach dem Tsunami hatten sich beim IKRK alleine in Indonesien mehr als 19 000 Menschen in diese Liste eintragen lassen in der Hoffnung, dass ihre Angehörigen irgendwie erfahren werden, dass sie am Leben und wo sie zu finden sind. Gleichzeitig wird eine »Ich suche«-Liste angefertigt, in der jeder Betroffene Angaben über die Person machen kann, die er vermisst. In diese Liste wurden im obigen Zeitraum in Sumatra 26 000 Personen eingeschrieben.

Es versteht sich von selbst, dass es mit diesen Listen alleine noch nicht getan ist. Sie müssen nun natürlich verbreitet und publiziert werden. Dies geschieht meist in Form von Postern oder kleinen Broschüren. Auf jede nur denkbare Art wird versucht, diese Listen im ganzen Katastrophengebiet zu verteilen. Bei der zerstörten Infrastruktur und dem allgemeinen Chaos, das in den ersten Tagen nach einer Katastrophe herrscht, ist dies eine der schwierigsten und trotzdem eine der dringendsten und auch lohnendsten Aufgaben.

In Indonesien wurden die Listen zusätzlich noch in drei Tageszeitungen veröffentlicht. Außerdem wurde eine Seite im Internet eingerichtet, auf der die Listen eingesehen werden konnten.

Und schließlich müssen dringend Kommunikationsmöglichkeiten geschaffen werden, damit die auseinandergerissenen Familien eine Möglichkeit erhalten, miteinander in Kontakt zu treten. Heutzutage werden hierfür meist die Satellitentelefone der Hilfsorganisationen benutzt. Allein in Indonesien konnten auf diese Art und Weise bis Ende Mai 2005 mehr als 3 400 Familienkontakte wiederhergestellt werden. Insgesamt 46 verlassene Kinder wurden betreut, die man allerdings in dieser Situation vor Ort richtigerweise noch keineswegs als »Waisen« bezeichnete, sondern als »unbegleitete Kinder«. Bei 34 dieser Kinder gelang es innerhalb der ersten fünf Monate, die Familien wiederzufinden.

Diese Momente, wenn die Kinder wieder zu ihren Familien zurückgebracht werden, gehören mit zu den schönsten für die Helfer. Und auch für die Medien sind dies Situationen, über die sehr gerne berichtet wird. Zumal sie meist zu einem späteren Zeitpunkt stattfinden, wenn die Katastrophe und die anderen Hilfsoperationen schon nichts Spektakuläres mehr zu bieten haben.

Die vermissten Personen sind übrigens nicht nur ein familiäres Problem. Auch die Krankenhäuser in der Umgebung des Katastrophengebietes werden durch sie vor manche schwierige Situation gestellt. Wenn unmittelbar nach der Katastrophe schwer verletzte Patienten zu ihnen gebracht werden, wird zunächst einmal alles getan, um sie medizinisch zu versorgen. Da die Patienten meist ohne Begleitung ankommen und manchmal sogar bewusstlos sind, ist von vielen nicht einmal der Name bekannt. Mit ein wenig Glück kann man hin und wieder wenigstens den Ort herausfinden, aus dem der Patient stammt.

Nach der Genesung besteht ansonsten oft das Problem, dass man zumindest bei kleinen Kindern nicht weiß, wohin sie entlassen werden sollen. Selbst wenn es in der Zwischenzeit gelungen ist, den Namen und auch die frühere Adresse des Patienten herauszufinden, heißt das nicht, dass es dieses Haus noch gibt und dass die Familie noch dort lebt.

Um all dies herauszufinden, ist ein sehr ausgeklügeltes bürokratisches System und auch ein Kommunikationsnetz erforderlich, das möglichst alle Beteiligten an den Hilfsmaßnahmen einschließen sollte. Hier zeigt sich vielleicht am eindrücklichsten, wie dringend notwendig die Koordination und Zusammenarbeit aller Organisationen ist, die an einer großen Hilfsoperation beteiligt sind. Besonders bei der Familienzusammenführung sind die Opfer und die verlassenen Kinder auf gute und zuverlässige Koordination zwischen allen Beteiligten angewiesen. Für die Kinder verbessert sich die Situation schlagartig, wenn sie endlich wieder in den Kreis ihrer Familie zurückgebracht werden können, und die Geborgenheit und Versorgung, die sie dort erfahren, kann kein Hilfsprojekt einer ausländischen Organisation jemals ersetzen. Eine Hilfsorganisation, die sich von jeder Koordination fernhält und einfach nur ihr eigenes Süppchen kocht, wird sich mit Recht vorwerfen lassen müssen, dass sie die Familienzusammenführung behindert.

Für unsere Spender sollte dies zeigen, dass die vielen »Waisen«, die wir nach Katastrophen oft in den Schlagzeilen finden, zunächst einmal nur »unbegleitete Kinder« sind – und von uns auch so genannt werden. Zu Waisen werden sie – wenn überhaupt – erst viel später und ganz sicher in viel geringerer Zahl. Nämlich dann, wenn es trotz aller Anstrengungen nicht gelungen ist, ihre Familien wiederzufinden. Wie die Vergangenheit gezeigt hat, ist die Suche aber glücklicherweise in den meisten Fällen erfolgreich. Diese Anstrengungen zu unterstützen, auch wenn sie alles andere als spektakulär sind, ist sicher wichtiger und um ein Vielfaches effektiver, als schon wenige Wochen nach der Katastrophe den Bau von Waisenhäusern zu planen oder gar vorschnelle Spendengalas zu initiieren.

Auch unsere Vorstellung, dass die Kinder immer die Bedürftigsten sind und deshalb am dringendsten auf unsere Hilfe angewiesen sind, wird in dieser Form nicht überall auf der Welt geteilt. Besonders in unterentwickelten Ländern zeigt sich, dass die Überlebenschancen von Kindern sehr häufig ganz unmittelbar von den Eltern und hier besonders von der Mutter abhängen. Die Gesundheit und Arbeitsfähigkeit von Mutter und Vater gelten als entscheidender Faktor für die Überlebenschancen und auch die Entwicklung der Kinder.

Besonders eindrucksvoll habe ich das erfahren, als wir bei einer 22-jährigen Schwangeren aus Ruanda einen wirklich dringenden Kaiserschnitt vornahmen. Es war ein dramatischer und eiliger Eingriff, und wir waren alle sehr erleichtert, als nach einer knappen Stunde alles vorbei und gutgegangen war. »Das war knapp«, sagte damals unsere OP-Schwester, »aber es ist ein großartiges Gefühl, diese Frau durchgebracht zu haben.«

»Nicht nur diese Frau«, ergänzte die Hebamme strahlend, die danebenstand und das Neugeborene gerade versorgte, »auch dieses Mädchen hier.« Daraufhin lachte einer unserer ruandischen Krankenpfleger und sagte: »Es geht nicht nur um diese beiden, draußen warten noch einige mehr.« Dann ging er zum Eingang des Operationszeltes und schob die Plane beiseite. Acht besorgte Kinderaugen sahen uns dort erwartungsvoll an. Das älteste Mädchen mit ihren fünf Jahren hielt ihren einjährigen Bruder in den Armen. »Eurer Mutter geht es gut«, sagte der Krankenpfleger und strich den wartenden Kindern lächelnd über die Köpfe, »und ihr habt noch ein Schwesterchen bekommen.« Die Kinder lächelten zurück. Die Angst und die Sorgen waren aus den Augen der Ältesten verschwunden. Für mich waren diese Blicke mit das Schönste, was ich während einer Hilfsoperation jemals erleben durfte.

Kapitel 9

»Unfallchirurgen werden dringend gebraucht ...«

Der Mythos von den lebensrettenden Amputationen

Die ersten Fernsehbilder nach Katastrophen zeigen uns zumeist ausgedehnte Zerstörungen, viele Tote und jede Menge Verletzter, die vor völlig überfüllten oder zerstörten Krankenhäusern auf ihre Behandlung warten. Es ist Leiden, das wir sehen, und es sind oft auch noch die Schreie, die wir bei den Übertragungen hören können. Es sind die dramatischen Berichte über Amputationen und andere Operationen, die auf offener Straße und oft sogar ohne irgendwelche Betäubungsmittel durchgeführt werden müssen.

Die dringende Notwendigkeit, sofort unfallchirurgische Teams in das Katastrophengebiet zu schicken, scheint sich aus diesen ersten Eindrücken fast schon von allein zu ergeben. Das erklärt auch die zunehmend große Anzahl an ausländischen chirurgischen Feldkrankenhäusern, die nach den großen Katastrophen der letzten Jahre in den jeweiligen Katastrophengebieten aufgebaut worden sind. Wenige Tage nach dem Erdbeben im iranischen Bam waren 13 internationale chirurgische Feldhospitäler vor Ort. Nach dem Tsunami waren es alleine in Sumatra sogar 17. Zusätzlich zu den zivilen Feldkrankenhäusern hat hierbei vor allem der Anteil an ausländischen Militärhospitälern überproportional zugenommen.

Es ist keine Frage, dass in den ersten Tagen und Stunden nach einer Katastrophe chirurgische Teams wirklich gebraucht werden. Genauso wenig zu bezweifeln ist allerdings, dass chirurgische Krankenhäuser aus dem Ausland immer zu spät vor Ort sein werden, um bei der Erstversorgung der durch die Katastrophe Verletzten wirklich eine wesentliche Rolle spielen zu können.

Dies war ganz sicher der Fall bei einem Team aus den USA, das gut drei Wochen nach dem Tsunami mit dem Hubschrauber vor unserem kleinen Feldkrankenhaus im Urwald von Sumatra gelandet ist. Wir waren mit unseren einheimischen Kollegen bereits wieder bei der Alltagsmedizin angelangt. Tsunami-Verletzte kamen nur noch wenige in unsere Sprechstunde und dann auch nur, um ihre Verbände wechseln zu lassen. Die Wunden waren zu diesem Zeitpunkt schon alle so gut wie abgeheilt.

Aus der ankommenden Maschine sprangen 18 Chirurgen und Krankenschwestern, die alle schon ihre Operationskittel trugen und für eine Woche nach Indonesien gekommen waren, um – wie sie glaubten – dringend notwendige Amputationen durchzuführen. Ihre größte Sorge war, dass die beiden Amputationsbestecke, die sie dabeihatten, für den erwarteten Arbeitsanfall nicht reichen würden. Die ganze Gruppe war zum ersten Mal in einem derartigen Einsatz, selbst die Teamleiterin hatte so etwas noch nie zuvor gemacht. Sie alle konnten ihre Enttäuschung kaum verbergen, als sie erkennen mussten, dass sie mit ihren Erwartungen irgendwelchen Sensationsberichten aufgesessen waren.

Nach einer Woche wurde dieses ziemlich frustrierte Team dann abgelöst. Inzwischen hatten sie eine Woche lang ungefähr 200 Patienten mit Bagatellerkrankungen behandelt. Es war uns nicht gelungen, ihnen klarzumachen, dass diese Behandlungen gut und wichtig waren. Sie hatten einfach etwas anderes erwartet. Sie hatten »mehr« erwartet. Leider haben sie bis zum Schluss nicht wirklich verstanden, dass gerade die frühzeitige und effektive Behandlung von vermeintlichen Bagatellen verhindert, dass diese Kleinigkeiten im weiteren Verlauf zu lebensgefährlichen Notfällen werden.

Es ist bezeichnend, dass selbst bei dem Team, das sie ablöste, niemand die falschen Erwartungen korrigiert hatte. Auch diese zweite Gruppe brauchte einige Tage, um sich mit der völlig unerwarteten Situation zurechtzufinden und reiste nach einer Woche frustriert wieder ab.

Diese hoch motivierten unerfahrenen Helfer und ihre Organisationen waren den spektakulären Bildern und Berichten der Medien auf den Leim gegangen. Sie hatten das Heldenimage des unermüdlich und unter extremen Bedingungen operierenden Chirurgen, der Leben am Fließband rettet, so verinnerlicht, dass sie die Beschäftigung mit vermeintlichen medizinischen Kleinigkeiten als Enttäuschung erleben mussten. So sind sie in gewisser Weise Opfer ihrer Unerfahrenheit und eines Medienspektakels geworden.

Während also für die Medien die unmittelbar Verletzten nach einer Katastrophe zunächst immer im Mittelpunkt stehen, müssen ausländische Helfer sich darüber im Klaren sein, dass sie für deren Rettung relativ wenig werden tun können. Andererseits müssen sie aber auch verstehen, dass die Verhältnisse nach einer Katastrophe mit einem geschwächten Gesundheitssystem und sehr prekären Lebensumständen selbst für die unverletzten Überlebenden sehr schnell und sehr leicht zu einer echten Bedrohung werden können. »Alltagsmedizin«, so banal das klingen mag, hat nach allen großen Katastrophen eindeutig Vorrang und kann deutlich mehr Leben retten als hektisch – und trotzdem immer zu spät – in das Katastrophengebiet geschickte unfallchirurgische Spezialisten. Wer sich wirklich sinnvoll in eine bereits laufende Hilfsoperation integrieren will, muss diesen Tatsachen Rechnung tragen. Schwerverletzten bleibt einfach nicht die Zeit, um auf ausländische Chirurgen zu warten. Diese erste Versorgung der Opfer muss also immer und ausschließlich von den einheimischen Helfern selbst bewältigt werden.

Daraus ergibt sich zwangsläufig die Frage, ob es denn überhaupt sinnvoll ist, medizinische Teams aus Europa in ein weit entferntes Katastrophengebiet zu schicken. Die Antwort darauf ist ein klares Ja. Es ist nicht nur sinnvoll, sondern es ist sogar ganz wesentlich. Allerdings ist es dringend notwendig, dass wir uns bei der Entsendung medizinischer Teams in weit entfernte Katastrophengebiete nicht ausschließlich durch die ersten Berichte und Bilder in den Medien leiten lassen, sondern den wirklichen Realitäten vor Ort Rechnung tragen. Und die unterscheiden sich sehr von den Schlaglichtern in unseren Medien.

Während uns die ersten Reportagen suggerieren, dass in dem betreffenden Katastrophengebiet nur solche Opfer um ihr Leben kämpfen, die durch die Katastrophe schwer verletzt wurden, müssen wir uns immer wieder ins Bewusstsein rufen, dass wegen eines Katastrophenereignisses die »alltäglichen« medizinischen Notfälle nicht etwa schlagartig ausbleiben. Die Hochschwangere, die ihren Entbindungstermin gerade in den Tagen nach einem Erdbeben hat, wird auch nach der Katastrophe noch einen Platz brauchen, an dem sie ihr Kind sicher zur Welt bringen kann. Das gilt natürlich besonders, wenn sich bei der Geburt Komplikationen einstellen sollten, und derartige Komplikationen nehmen nach großen Katastrophen leider deutlich zu, da die Infrastruktur beschädigt ist, die Hebamme vielleicht umgekommen oder verletzt oder ganz einfach nicht mehr erreichbar ist. Blinddarmentzündungen werden auch nicht seltener, nur weil es plötzlich Hochwasser oder einen bewaffneten Konflikt gibt, und auch alle anderen denkbaren Notfälle werden nach einer Katastrophe mindestens ebenso häufig auftreten wie sonst. Die jeweiligen Betroffenen sind dann genauso in Lebensgefahr wie diejenigen, die durch die Katastrophe selbst schwer verletzt wurden.

In vielen Ländern, vor allem in weniger entwickelten Regionen, sind die einheimischen Krankenhäuser schon in normalen Zeiten mit der Versorgung dieser alltäglichen Notfälle an der oberen Grenze ihrer Kapazitäten und Fähigkeiten angelangt. Hinzu kommt, dass das lokale Gesundheitssystem durch eine große Katastrophe meist auch mehr oder weniger stark geschädigt wird und somit nicht mehr in der Lage ist, diese alltäglichen Notfälle ausreichend zu versorgen. Die Mehrbelastung durch die Schwerverletzten nach der Katastrophe führt dann oft endgültig zu einem Zusammenbruch der Gesundheitsversorgung.

Bei Erdbeben sehen wir sehr häufig, dass die Krankenhäuser in der betroffenen Region völlig zerstört oder zumindest so stark beschädigt sind, dass sie nicht mehr nutzbar sind. Bei bewaffneten Konflikten oder Naturkatastrophen wie Überschwemmungen ist es oft so, dass die Notfallpatienten die Krankenhäuser nicht mehr erreichen können, selbst wenn diese noch funktionieren. Erschwerend kommt hinzu, dass oft auch eine große Anzahl an einheimischem medizinischem Personal Opfer der jeweiligen Katastrophe wird. Dies schwächt natürlich das lokale Gesundheitssystem noch weiter. Und das in einer Situation, in der es deutlich mehr gefordert wird als zuvor.

Zum Zeitpunkt unserer Ankunft im indonesischen Teunom nach dem Tsunami 2004 war das ehemalige Gesundheitszentrum durch die Riesenwelle völlig unbrauchbar geworden. Von den 30 Angestellten hatten 16 die Katastrophe überlebt, 14 von ihnen waren tot oder wurden noch vermisst. Zwei von den Überlebenden waren selbst verletzt, und drei mussten sich dringend um ihre ebenfalls schwer betroffenen Familien kümmern. Nach der Katastrophe stand also noch ungefähr ein Drittel des medizinischen Personals zur Verfügung und versuchte, völlig ohne Infrastruktur einen enorm gestiegenen Bedarf an medizinischer Grundversorgung sicherzustellen. Genau das sind die Lücken, die die ausländischen medizinischen Teams möglichst schnell zusammen mit ihren einheimischen Kollegen schließen sollten. Benötigt wird also »Alltagsmedizin«, die nach Möglichkeit immer zusammen mit einheimischen Kollegen gewährleistet werden sollte, da sie am besten wissen, was die alltäglichen Probleme ihrer Landsleute sind und welche Gefahren ihnen nach der Katastrophe drohen.

Es sind aber nicht nur die Krankenhäuser, die bei einer Katastrophe geschädigt oder überfordert werden können. Auch bei allen anderen Einrichtungen des Gesundheitssystems muss mit erheblichen Schäden gerechnet werden: Die privaten Arztpraxen werden meist nicht mehr arbeiten können, und die Apotheken werden nicht mehr in der Lage sein, die Patienten mit den benötigten alltäglichen Medikamenten zu versorgen. Die allgemeine Infrastruktur in dem betreffenden Katastrophengebiet ist oft so stark geschädigt, dass auch der Nachschub mit jeglichem medizinischen Material für längere Zeit nicht gesichert sein wird.

Dies hat dann zwangsläufig zur Folge, dass Menschen mit chronischen Erkrankungen, die eigentlich eine dauernde Therapie erforderlich machen, in vermehrter Anzahl zu dringenden Notfällen werden. Ein Asthmatiker, der keine Medikamente mehr zur Verfügung hat, wird sehr wahrscheinlich früher oder später in eine bedrohliche Situation kommen. Ein Epileptiker wird ohne seine Medikamente immer häufiger Krampfanfälle erleiden und unter ungünstigen Bedingungen ebenfalls in einen lebensbedrohlichen Zustand geraten. Dasselbe gilt für Bagatellerkrankungen wie Schnupfen oder Erkältungen, die ohne eine frühe und ausreichende Behandlung sehr schnell zu einer echten Bedrohung für die Patienten werden können und bei Kindern dann relativ häufig zu sehr gefährlichen Lungenentzündungen führen.

Die Frage ist also nicht, ob medizinische Teams aus dem Ausland helfen können, sondern welche Teams wirklich helfen können. Hilfsoperationen, die lediglich aufgrund der dramatisierenden Berichte in den Medien geplant sind, gehen in den meisten Fällen am tatsächlichen Bedarf vorbei. Sie werden deshalb sehr oft scheitern und völlig frustrierte Helfer zurücklassen. Die Organisationen, die solche Teams in die Katastrophengebiete schicken, müssen sich in Zukunft häufiger fragen, ob sie wirklich in der Lage sind, sich sinnvoll in die schon laufenden Hilfsoperationen vor Ort zu integrieren und ob die anfallenden Kosten wirklich zu rechtfertigen sind. Dazu gehört auch, das Image des heldenhaften Retters aufzugeben und sich den wirklichen Notwendigkeiten zu widmen, selbst wenn diese zunächst einmal banal erscheinen sollten. Und vor allem gehört ein lokaler Partner dazu, mit dem man von Anfang an zusammenarbeiten will und kann.

Wenn wir akzeptieren, dass es immer mehrere Tage, ja oft Wochen dauern wird, bis wir in einem Katastrophengebiet wirklich praktisch tätig werden können, dann bedeutet dies zwangsläufig, dass unsere Aufgabe vor allen Dingen darin besteht, an der schnellstmöglichen Wiederherstellung einer medizinischen Grundversorgung mitzuarbeiten. Dafür müssen wir anerkennen, dass einheimische Ärzte und Pflegekräfte bereits genau dies versuchen und dass sie das Gesundheitssystem, das wiederhergestellt werden soll, deutlich besser kennen als wir. Genauso sind sie besser mit den gesundheitlichen Gefährdungen und den Alltagsproblemen der überlebenden Katastrophenopfer vertraut. Es ist eine Aufgabe, die wir zusammen mit den einheimischen Kollegen aber erfahrungsgemäß sehr gut lösen können. Auf jeden Fall deutlich besser und effizienter, als wenn wir versuchen, es für sie und ohne sie zu tun. Für diese Aufgabe werden in erster Linie Allgemeinmediziner, Kinderärzte und Gynäkologinnen sowie das entsprechende Pflegepersonal gebraucht.

In islamischen Ländern wird auch nach Katastrophen sehr viel Wert darauf gelegt, dass die medizinische Behandlung so schnell wie möglich wieder nach Geschlechtern getrennt durchgeführt wird. Wenn man an der Wiederherstellung der medizinischen Grundversorgung mitarbeiten möchte, wird man sich dem anpassen und entsprechend weibliches medizinisches Personal einsetzen müssen. Das erleichtert die Integration ausländischer Teams in das einheimische Gesundheitssystem ganz ungemein.

Natürlich schließen solche Einsätze auch die Durchführung chirurgischer Eingriffe ein, die ja Teil einer normalen medizinischen Grundversorgung sind. Aber entgegen verbreiteten Vorstellungen ist der erste wirklich lebensrettende Eingriff, den ein ausländisches Team nach einem Erdbeben durchführt, meist ein Kaiserschnitt. Amputationen durch ausländische Chirurgen sind eine ausgesprochene Seltenheit und auch oft nicht mehr wirklich lebensrettend, wenn sie erst Tage oder Wochen nach dem Unglück durchgeführt werden. Es sollen durchaus nicht die Chirurgen verschreckt werden, die in diesen Situationen sehr nützlich sein können. Ganz entscheidend scheint mir hierfür aber zu sein, dass sie eine realistische Vorstellung von dem haben, was sie vor Ort wirklich erwartet, und dass sie eben auch bereit und in der Lage sind, über den Tellerrand des eigenen Fachgebietes hinauszusehen. Die Aufgabe für die ausländischen Teams besteht eben nicht nur und nicht in erster Linie in der gelegentlichen Durchführung dramatischer operativer Eingriffe. Die vermeintlichen alltäglichen Banalitäten und die sich daraus ergebenden Bedrohungen sind für das Überleben der Betroffenen fast immer viel entscheidender.

Ein Erlebnis aus dem tansanischen Flüchtlingslager Benaco, das ich im Jahre 1995 hatte, macht deutlich, wie wenig entscheidend für das Überleben auch erfolgreiche unfallchirurgische Arbeit ist, wenn die Lösung vermeintlich banaler Probleme nicht gelingt. Das Lager mit den Flüchtlingen aus Ruanda bestand damals schon länger als ein Jahr, wir hatten unser Zeltkrankenhaus inzwischen abgebaut und das Hospital in neu errichteten Lehmbauten untergebracht, da die Zelte im Laufe der Zeit marode und undicht geworden waren. Inzwischen waren die Lager um uns herum auf mehr als 400 000 Menschen angewachsen. Nach der Einwohnerzahl war dies also zum damaligen Zeitpunkt die zweitgrößte »Stadt« in Tansania. Es war mittlerweile eine Ansiedlung mit ausgetretenen Straßen, einem Markt, Versammlungsplätzen und Friseuren und Schneidern, die auf der Straße ihre Dienste anboten.

Unser Hospital hatte 250 Betten, die ständig belegt waren. Die Arbeit lief ausgesprochen routiniert ab, alle Abläufe waren eingespielt. Es ging genauso lebhaft zu wie in einem normalen afrikanischen Distrikthospital. Oft gab es bis zu 15 Geburten pro Tag, fast täglich waren auch Kaiserschnitte durchzuführen. Dazu kamen sehr häufig Patienten mit Verbrennungen, denn vor jeder der zahllosen Strohhütten im Lager brannte morgens und abends ein Feuer, damit das Essen zubereitet werden konnte. Zehntausende von flackernden Lichtern konnten wir jeden Abend bis zum Horizont sehen, wenn wir von dem erhöhten Platz neben unserem Wassertank über das Lager schauten. Oft genügte dann schon ein kleiner Windstoß, um einen Funken an die nächste trockene Grashütte zu treiben und sie in Sekundenschnelle in Flammen aufgehen zu lassen. Ich war nach knapp einem Jahr hierher zurückgekommen, um wieder für eine Zeit lang auszuhelfen. Jeder von uns hat in solchen Einsätzen den einen oder anderen »Lieblingspatienten«, bei dem er sich auch emotional stärker engagiert. Für mich war dies ein etwa neunjähriger ruandischer Junge, der auf unserer chirurgischen Station lag. Bei der ersten Visite schaute er nur traurig zur Decke, ohne mich überhaupt anzusehen. Wegen einer Knochenvereiterung war ihm einige Wochen zuvor das rechte Bein am Oberschenkel amputiert worden. Er redete mit niemandem und hatte sich bisher standhaft geweigert, das Bett zu verlassen und sich in einen Rollstuhl zu setzen oder gar erste Schritte mit den Krücken zu versuchen. Er war Waise, und wir alle waren ein wenig ratlos, wie es mit ihm weitergehen sollte. Immer wenn ich Zeit hatte, ging ich zu ihm und setzte mich mit einem Dolmetscher an sein Bett. Zu jeder Visite brachte ich ihm eine Kleinigkeit mit. Mal einen Keks, dann ein paar Bonbons, einen Malstift oder Spielkarten, die ich irgendwo gefunden hatte. Allmählich schien er sich ein wenig auf mich zu freuen. Ich bevorzugte ihn entgegen allen Regeln und wollte einfach endlich einmal ein Lächeln von ihm sehen.

Eines Tages gab er mir bei der Visite ein Blatt Papier, auf dem er eine Blume gemalt hatte. Ich freute mich sehr darüber, und zum ersten Mal sah ich bei ihm ein leichtes Lächeln. Wir holten rasch einen Rollstuhl, und er ließ sich bereitwillig hineinsetzen, blieb dann allerdings regungslos sitzen. Nach der Visite schob ich ihn zu unserer Kochhütte, und wir setzten uns davor in die Sonne. Nach Wochen hatte er zum ersten Mal die chirurgische Station verlassen. Ich holte uns eine Limonade aus dem Kühlschrank, und wir saßen zunächst schweigend nebeneinander, dabei strahlte er mich immer mal wieder an. Es war wohl die erste Limonade, die er in seinem Leben getrunken hatte. Schließlich brachte ich ihn wieder zurück in sein Bett und sagte ihm, dass wir am nächsten Tag versuchen würden, mit Krücken zu laufen. Er nickte lächelnd und winkte mir zum Abschied zu.

Wie besprochen ging ich am nächsten Tag mit den Krücken zu ihm. Er setzte sich auf die Bettkante und startete den ersten Gehversuch. Die Mitpatienten auf der Station feuerten ihn begeistert an. Jeder hier nahm Anteil an dem Schicksal des Jungen mit den großen schwarzen Augen, der endlich wieder ein klein wenig lächelte. Als er es bis zum Bett seines Nachbarn geschafft hatte, brauste richtiger Beifall auf. Ich saß auf seinem Bett und musste nichts weiter tun, als mir das alles nur anzusehen. Sie feuerten ihn immer weiter an, und bald lief er strahlend und problemlos die ganze Station auf und ab. Zwei unserer Krankenschwestern waren dazugekommen und hatten sich neben mich gesetzt, um auch das Schauspiel zu genießen. Es tat einfach nur gut, das sehen zu dürfen.

Unsere kleine Küche lag knapp hundert Meter von der Station entfernt. Ich ging zu dem Jungen und sagte ihm, dass ich dorthin gehen würde, um eine Limonade zu trinken. Wenn er auch eine wollte, sollte er einfach nachkommen.

Nach etwa einer Viertelstunde sah ich ihn von weitem kommen. Er musste zwar immer mal wieder eine kurze Pause einlegen, doch als ich ihm mit einer Limonadenflasche winkte, schaffte er die restliche Strecke in wenigen Minuten. Ich hatte ihm einen Stuhl vor die Küche gestellt, auf dem er sich voller Stolz mit seiner Limonadenflasche niederließ. Wir stießen mit unseren Flaschen an und genossen beide die Sonne und den Erfolg. Kollegen und Krankenschwestern kamen vorbei und setzten sich zu uns. Jeder freute sich über den strahlenden Jungen. Ich versprach ihm, dass er sich ab jetzt jeden Tag seine Limonade hier abholen könne.

Während der nächsten Tage war er kaum mehr in seinem Bett anzutreffen. Ständig war er mit seinen Krücken irgendwo auf dem Krankenhausgelände unterwegs. Aber immer, wenn wir mit dem Mittagessen fertig waren, stand er vor der Küche, und wir tranken gemeinsam unsere Limonade. Mehr und mehr wurde er zum Sonnenschein für unser ganzes Team. Jeder freute sich mit ihm. Die Krankenschwestern hatten ihn inzwischen mit T-Shirts und einer neuen Hose eingekleidet. An einem Nachmittag beobachtete ich ihn, wie er trotz seiner Krücken versuchte, beim Fußball mitzuspielen. Selbst als er dabei hinfiel, hörte er nicht auf zu lachen. Er stand einfach auf, nahm seine Krücken und machte weiter.

Wenn wir morgens mit den Geländewagen aus unserem Camp am Krankenhaus ankamen, stand er immer schon am Eingang und wartete fröhlich auf uns. Jeden Einzelnen von uns begrüßte er dann mit einem Handschlag. Wir alle genossen es, uns gleich beim morgendlichen Eintreffen am Arbeitsplatz eine richtig große Dosis Zufriedenheit abholen zu können.

Mit einem Mal jedoch geriet die inzwischen eingekehrte Routine im Hospital ins Wanken, als an einem einzigen Tag gleich drei Patienten eingeliefert wurden, die an Bauchtyphus litten. Das ist eine bakterielle Erkrankung, die durch verseuchtes Trinkwasser übertragen wird. Im weiteren Verlauf kann es dazu kommen, dass sich Löcher im Darm bilden. Bei unseren drei Patienten war dies der Fall, sie waren hochgradig gefährdet.

In den folgenden Tagen nahm die Zahl der Patienten mit diesem Krankheitsbild konstant zu, und ich verbrachte die meiste Zeit des Tages zusammen mit meinem russischen Kollegen im Operationssaal, um die Löcher in den Därmen zu flicken. Leider produzieren die Bakterien bei dieser Erkrankung ein Gift, das schließlich zum Tode führen kann. Fast ein Drittel unserer Patienten verstarb in den kommenden Tagen trotz der Operation. Es war sehr frustrierend. Immer wenn ein wenig Zeit blieb, saßen wir zusammen, um zu diskutieren, was wir an unserer Behandlung noch verbessern könnten. Uns über unseren kleinen Sonnenschein mit seinen Krücken zu freuen, blieb kaum mehr Zeit.

Allmählich gelang es uns, die Sterblichkeitsrate durch viele kleine Verbesserungen und ein anderes Antibiotikum deutlich zu senken. Zufrieden waren wir trotzdem nicht. Eines Abends saßen wir wieder einmal zusammen und redeten uns die Köpfe heiß. Nachdem wir zum wiederholten Male unsere Operationsmethode besprochen und keine weiteren Verbesserungsmöglichkeiten mehr gefunden hatten, brachte mein russischer Kollege die Problematik ziemlich unvermittelt auf den Punkt: »Es ist wohl einfach so, dass wir die Welt niemals mit unseren Skalpellen werden retten können. Wir haben hier in den Camps eine Epidemie, und die Lösung wären mehr und bessere Latrinen gewesen. Wir hätten vielleicht besser einen guten Facharzt für ›Latrinologie‹ gebraucht und dafür weniger Chirurgen.«

Damit hatte er natürlich Recht. Und dass so etwas in einem Camp passierte, das schon mehr als ein Jahr existierte, war ein Armutszeugnis. Auch in den nächsten Tagen kamen unvermindert viele Patienten mit denselben Symptomen, und unser Arbeitspensum wuchs. Eines Morgens fehlte unser kleiner Freund am Eingang des Hospitals. Ich ging rasch zu ihm, um zu sehen, wie es ihm ging. Er sagte uns, dass er keine Lust habe, aufzustehen. Er fühlte sich fiebrig an. Wir sagten ihm, dass er im Bett bleiben solle, und ich besprach mit der Schwester seine Behandlung. Am Nachmittag wollte ich noch einmal nach ihm sehen.

Den Tag über kamen wir nicht aus den Operationssälen, auch die Mittagspause mussten wir ausfallen lassen. Zwischen zwei Operationen kam eine Krankenschwester zu uns, um uns zu sagen, dass das Fieber unseres kleinen Freundes weiter gestiegen sei. Wir verordneten neue Medikamente.

Am frühen Abend verabschiedete sich mein Kollege. Ich hatte Nachtdienst und er jetzt endlich Feierabend. Er versprach, schnell noch nach unserem kleinen Freund zu sehen, ehe er das Krankenhaus verlassen würde. Nach wenigen Minuten stand er schon wieder im Operationssaal. Er war sehr ernst. »Ich denke, es ist Typhus«, sagte er zu mir. Ich schluckte und nahm mir vor, nach der nächsten Operation gleich zu dem Jungen zu gehen. Leider kam ich nicht dazu, weil anschließend noch zwei neue Patienten eingeliefert wurden. Es war fast schon Mitternacht, als auch noch ein Kaiserschnitt gemacht werden musste. Er verlief reibungslos, das Neugeborene war proper und brüllte wie am Spieß. Unsere Hebamme hatte ihre helle Freude an dem Kerlchen. Ich wollte mir gerade eine Tasse heißen Kaffee einschenken, als unsere Nachtschwester mit Tränen in den Augen auftauchte und mich bat, sofort mitzukommen.

Sie wirkte sehr niedergeschlagen und traurig. Ich war dagegen aufgedreht wegen des prächtigen Neugeborenen und nahm mir vor, sie auf jeden Fall zu trösten und aufzumuntern, was immer auch passiert war. Sie führte mich in die chirurgische Station, in der noch Licht brannte. Alle Patienten waren wach. Niemand sagte ein Wort. Neben dem Bett, auf das die Krankenschwester wortlos zeigte, lagen die beiden Krücken unseres kleinen Freundes. Tränen liefen ihr über die Wangen. Er atmete nicht mehr. Ich konnte niemanden mehr trösten.

Dies ist eine Erfahrung, die ich jedem anderen sehr gerne ersparen würde. Aber für einen Arzt, der nach einer Katastrophe in einen Hilfseinsatz geht, ist die Bereitschaft ganz entscheidend, sich der gesamten Situation zu stellen und nicht nur einigen Krankheitsbildern. Während in den ersten beiden Tagen nach einer Katastrophe der Anteil der Patienten, die direkt durch das Katastrophenereignis verletzt wurden, noch deutlich überwiegt, kehrt sich das Verhältnis schon nach wenigen Tagen um, und nach ungefähr einer Woche liegt ihr Anteil dann schon deutlich unter 20 Prozent. Schon nach drei bis vier Wochen entspricht das Krankheitsspektrum meist wieder dem vor der Katastrophe. Es sei hier noch einmal daran erinnert, dass dies sehr oft der Zeitpunkt ist, an dem ausländische Unfallchirurgen gerade ihre Operationstische aufbauen.

Dies gilt – wenn auch eingeschränkt – durchaus auch in bewaffneten Konflikten. Auch wenn hier die Anzahl der Verletzten bei einem Aufflammen der Kämpfe sicher immer wieder ansteigen wird, sollte nicht vergessen werden, dass auch alle unverletzten Notfallpatienten Opfer des Konfliktes sind und dasselbe Recht auf adäquate Behandlung haben wie die Verwundeten. Meist wird selbst in diesen Situationen die Zahl der »normalen« Notfälle deutlich höher liegen als die der Verletzten. Diese Notfallpatienten haben mit dem bewaffneten Konflikt selbst meist überhaupt nichts zu tun.

Wenn wir uns diese anderen medizinischen Notfälle genauer ansehen, dann müssen wir erkennen, dass in Krisensituationen – und dazu kann man die Wochen nach einer Katastrophe sicher zählen – bis zu zwei Drittel aller verstorbenen Kinder unter fünf Jahren das

Opfer von nur drei Krankheitsgruppen geworden sind, die wir hier bei uns für ausgesprochen banal oder zumindest gut behandelbar halten. Es handelt sich hierbei um Atemwegsinfekte, also Lungenentzündungen, um Durchfallerkrankungen und um Masern. In tropischen Ländern kommt als vierte bedrohliche Erkrankung noch die Malaria hinzu. Das bedeutet, dass in diesen Ländern nach Katastrophen oft 80 bis 90 Prozent aller Todesfälle bei Kindern von einer dieser vier Krankheiten verursacht werden. Sie werden deshalb von erfahrenen Helfern auch »Killerkrankheiten« genannt. Und eben diese Killerkrankheiten sind die eigentliche Bedrohung für die Menschen nach einer Katastrophe und damit die wesentliche Aufgabe für medizinische Teams aus dem Ausland. Dieser Aufgabe werden sie aber nur gerecht werden können, wenn sie richtig darauf vorbereitet sind.

Die Medienberichte der ersten beiden Tage nach einer Katastrophe sind in dieser Beziehung in der Regel irreführend und sollten deshalb niemals als Basis für die Planung einer Hilfsoperation dienen. Die Art der jeweiligen Katastrophe ist hierbei übrigens unwesentlich. Egal, ob es sich um Naturkatastrophen wie Erdbeben, Hochwasser und Ähnliches oder um bewaffnete Konflikte handelt, die eigentliche Bedrohung für die unverletzten Überlebenden geht in all diesen Situationen gleichermaßen von den erwähnten Killerkrankheiten aus. Und die besondere Gefährdung für die Opfer ergibt sich aus der Tatsache, dass die Menschen zunächst meist in engen und überfüllten Camps ohne ausreichende Unterkunft und ohne eine ausreichende Menge an sauberem Trinkwasser leben müssen.

Darum soll auch noch einmal deutlich gemacht werden, dass die Bekämpfung dieser Killerkrankheiten keineswegs eine rein medizinische Aufgabe ist, die nur von Ärzten und Krankenschwestern oder -pflegern bewältigt werden kann. Viel wichtiger und effizienter als die sachgerechte Behandlung ist nämlich die Vermeidung der beschriebenen Erkrankungen. Wie schon betont, geschieht dies am wirksamsten durch die Sicherstellung der Grundbedürfnisse der Überlebenden. Jeder Logistiker, jeder Techniker und jeder andere

Helfer in Katastrophengebieten, der zur Verbesserung der Lebensumstände der Überlebenden beiträgt, ist mindestens ebenso an der Verhinderung unnötiger Todesfälle beteiligt wie das gesamte medizinische Personal eines Feldkrankenhauses.

Nach dem Erdbeben im indischen Bhuj lag der Anteil der Patienten, die mit Husten und anderen Atemwegsinfektionen zu uns kamen, schon nach zehn Tagen bei mehr als 30 Prozent. Während es tagsüber oft mehr als 25 Grad warm war und wir meist nur im T-Shirt arbeiteten, sanken die Temperaturen in der Nacht oft auf nur 3 bis 4 Grad über dem Gefrierpunkt. Ich kann mich an Nächte erinnern, in denen ich nicht einschlafen konnte vor Kälte, obwohl ich mich in meinen Schlafsack verkrochen und zusätzlich mit zwei Wolldecken zugedeckt hatte. Die überlebenden Einheimischen verbrachten ihre ersten Nächte nach der Katastrophe zu einem großen Teil einfach nur auf der Straße. Nachts wurden viele Feuer angezündet, an denen sie sich warm zu halten versuchten. Die Kinder schliefen meist irgendwo in der Nähe und wurden mit allem zugedeckt, was sich dazu irgendwie eignete.

Schon nach wenigen Tagen wurden uns immer mehr Kinder mit schweren Lungenentzündungen gebracht, von denen leider einige starben. Ich halte es für sehr wichtig, dass vor allem auch unsere Spender verstehen, dass Zelte oder Wolldecken für Überlebende nach einer Katastrophe keine Frage der Bequemlichkeit sind, sondern eine absolute Notwendigkeit, um vermeidbare Erkrankungen wie zum Beispiel Lungenentzündungen zu verhindern.

Dass wir nach dem Erdbeben in Indien als Erstes Zehntausende von Decken bestellten, ist dennoch von unserem Hauptquartier in Deutschland zunächst mit einigem Unverständnis registriert worden. In unseren Medien gab es zu dieser Zeit nur Berichte, die während der Hitze des Tages aufgezeichnet waren. Tagsüber hatten wir in der prallen Sonne durchaus schon mal Sonnenschutz gebraucht. Die Kälte in den Nächten wurde so zunächst in den heimischen Presseorganen nicht wahrgenommen.

Je besser und je schneller es gelingt, die Überlebenden nach einer Katastrophe mit einer ausreichenden Unterkunft und mit genügend Decken zu versorgen, umso niedriger wird schließlich die Zahl der Kinder sein, die an einer Lungenentzündung erkranken oder sterben. Je früher die Behandlung der Erkrankten einsetzen kann, umso größer ist ihre Chance, die Krankheit ohne Folgen zu überstehen. Zelte, Decken und medizinische Behandlung dienen also demselben Ziel. Und sie sind gleich wichtig, wenn es gelingen soll, tödliche Lungenentzündungen nach Katastrophen zu verhindern.

Nicht anders verhält es sich mit den Durchfallerkrankungen, die nach Katastrophen vor allem in überbevölkerten und engen Camps sehr viele Opfer fordern können. So gut wie alle Durchfallerkrankungen werden durch verschmutztes Wasser übertragen. Die Gefährdung für die Erkrankten besteht in der Austrocknung, die schließlich sogar zum Tod führen kann. Bei der extremen Form der Durchfallerkrankungen, der Cholera, kann ein Patient mehr als 15 Liter Flüssigkeit am einem Tag verlieren. Aber auch diese »Killerkrankheit« kann durch relativ einfache und unspektakuläre Maßnahmen verhindert werden, die zunächst einmal gar nichts mit Medizin zu tun zu haben scheinen. Es geht hierbei vor allem um die Bereitstellung von sauberem Wasser. Neben den manchmal notwendigen Wasseraufbereitungsanlagen erfordert dies in jedem Fall, wie bereits ausgeführt, eine Versorgung der Camps mit Latrinen, eine geregelte Abfallbeseitigung und eine ausreichende Drainage für das gesamte Lager. Medikamente sind in diesen Fällen zweitrangig. Es geht einfach nur darum, den Verlust an Flüssigkeit, den der Patient durch den Durchfall erlitten hat, möglichst schnell mit nicht infiziertem Wasser wieder zu ersetzen.

Während Spendenkampagnen zur Finanzierung eines Zeltes für eine Familie oder der monatlichen Nahrungsration für ein Kind durchaus schon stattgefunden haben, werden wir uns wohl auch in Zukunft schwertun, in großen Aktionen erfolgreich um dringende Spenden für Latrinen zu bitten.

Bei den Masern als der dritten großen Killerkrankheit in den

Camps stellt sich die Situation ein wenig anders dar. Hierbei handelt es sich um eine durch Viren verursachte Infektionskrankheit, die überall auf der Welt verbreitet ist. Die Erkrankung ist hochansteckend und sehr gefährlich. In den Camp-Situationen nach großen Katastrophen muss damit gerechnet werden, dass bis zur Hälfte aller an Masern erkrankten Kinder versterben wird. Dies hängt damit zusammen, dass diese Kinder durch weitere Erkrankungen und oft nicht ausreichende Ernährung zusätzlich geschwächt sind. Auch durch Medikamente und hoch spezialisierte Krankenhausbehandlung können die Überlebenschancen für diese Kinder nicht wesentlich verbessert werden. Es gibt kaum etwas Tragischeres, als in einem solchen Lager eine Masernepidemie mitmachen zu müssen. Es ist eine sehr schmerzhafte Erfahrung, immer wieder Kinder zu verlieren und täglich die eigene Ohnmacht zu spüren, weil man kaum mehr etwas für sie tun kann.

Glücklicherweise bietet eine einmalige Impfung gegen Masern einen lebenslangen und sicheren Schutz für die Kinder. Da in unterentwickelten Regionen der Impfschutz der Kinder meist nicht in ausreichendem Maße gegeben ist, kann es durchaus eine sinnvolle und dringende Maßnahme nach einer Katastrophe sein, möglichst schnell eine Masernimpfung für alle Kinder in dem Camp durchzuführen, um den Ausbruch einer Epidemie sicher zu verhindern. Wenn eine solche Epidemie in einem sehr eng bewohnten Camp erst einmal ausgebrochen ist, kann sie im Nachhinein kaum mehr durch Massenimpfungen gestoppt werden.

Um es noch einmal zusammenzufassen: Es sind keineswegs die ausländischen Unfallchirurgen und ihre Feldkrankenhäuser, die nach großen Katastrophen die meisten Menschenleben retten. Es sind vor allem die Helfer, die daran mitarbeiten, die beschädigte Infrastruktur wieder aufzubauen und die Grundbedürfnisse der Überlebenden zu sichern. Und es sind insbesondere die medizinischen Teams, die zusammen mit ihren einheimischen Kollegen die alltäglichen medizinischen Probleme in den Griff bekommen, ehe sie zu Notfällen oder gar zu tödlichen Epidemien werden.

Kapitel 10

»Unsere aufopferungsvollen Helden trotzen jeder Gefahr …«

Der Mythos von den Superrettern

Die beiden wesentlichen Aspekte, die den Mythos von Katastrophenhelfern ausmachen, sind zum einen die Annahme, dass der Helfer sich freiwillig und unentgeltlich für eine gute Sache »aufopfert«, zum anderen die Vorstellung, dass er sich dabei auch noch in große Gefahr begibt. Das ist der Stoff, aus dem Heldensagen gestrickt werden, und sowohl die Hilfsorganisationen als auch die Medien und ihre Konsumenten stricken begeistert mit. Hier treffen sich ihre Interessen auf fast ideale Weise. Was Helden tun, ist automatisch gut, und wenn es dann sogar noch freiwillig geschieht und sehr viel Mut erfordert, dann sind diese Heldentaten zunächst einmal über jegliche Kritik erhaben.

Dieses Idealbild wird gespeist durch die Berichte von Hilfsoperationen sowohl seitens der Medien als auch von den Organisationen selbst, in denen allzu oft heldenhafte Gestalten dargestellt werden, die unter schwierigsten Bedingungen meist die Leben unschuldiger Kinder retten. In diesem Zusammenhang wird dann von den freiwilligen Helfern der Hilfsorganisationen gesprochen, wobei wohl auch immer die Tatsache unterstrichen werden soll, dass diese Helfer, genauso wie die Spender, ganz erhebliche Opfer für diesen Einsatz bringen. Der Helfer vor Ort wird dadurch mit dem Spender gleichgestellt, nur dass er statt Geld seine Zeit und seine Arbeitskraft für die Hilfsoperation zur Verfügung stellt. Während Streitkräfte oder zivile Regierungsbehörden ihre Angehörigen durchaus zu einem Einsatz in ein Katastrophen- oder Krisengebiet beordern können, ist es Hilfsorganisationen kaum möglich, jemanden zu der

Arbeit in einem Katastrophen- oder gar Krisengebiet zu verpflichten. In diesem Sinne wird für diese Helfer ein solcher Einsatz also immer freiwillig sein. Mehr oder weniger unterschwellig wird hier aber auch angedeutet, dass die Helfer keineswegs von dieser Arbeit profitieren oder gar ihren Lebensunterhalt damit verdienen. Von einigen Organisationen wird darum sogar verlangt, dass die Helfer ihren Jahresurlaub zumindest teilweise für eine solche Hilfsoperation einsetzen.

Diese Forderung führt jedoch zu erheblichen Problemen, die für den Einsatz selbst ausgesprochen schädlich sein können. Denn freiwillige Helfer, die ihren Jahresurlaub opfern, werden das nicht jedes Jahr wieder tun können und somit niemals die nötige Erfahrung bekommen, die für die professionelle Abwicklung einer Hilfsoperation unabdingbar ist. Zumindest die großen Hilfsorganisationen haben diese Schwäche inzwischen erkannt und setzen vermehrt erfahrene Helfer ein, die bei Einsätzen die Führungsrollen übernehmen. Diese »Profis« sind nur zu einem geringen Teil bei den Organisationen fest angestellt. Meist haben sie selbst ihr Privat- und ihr Berufsleben so organisiert, dass sie in der Lage sind, regelmäßig an Einsätzen in der internationalen Katastrophenhilfe teilzunehmen und so die erforderliche Erfahrung zu sammeln. Für ihre soziale Absicherung sind diese Helfer ganz alleine verantwortlich. Diese Profis werden dann bei Bedarf durch unerfahrenere Helfer ergänzt.

Noch tun sich diese Hilfsorganisationen allerdings schwer, über eine Professionalisierung ihrer Helfer offen zu reden. Der Mythos der Selbstlosigkeit und der Aufopferung schützt meist sehr zuverlässig vor Kritik und bedient ideal die Klischeebilder, die man den potenziellen Spendern anbietet. Sich zu den Profis zu bekennen würde bedeuten, dass damit in der Konsequenz auch das Bild vom sich aufopfernden Helden infrage gestellt werden müsste. Für viele Neulinge und unerfahrene Helfer ist dieses strahlende Bild nach wie vor ein Hauptmotiv für ihre Einsätze.

In den vergangenen Jahren hat dieses Image allerdings einige neue Nuancen bekommen. Zunehmend wurden auf der ganzen Welt im

Rahmen der Katastrophenhilfe nach Naturkatastrophen auch Streitkräfte eingesetzt. In Konfliktgebieten wie zum Beispiel in Afghanistan treten sie sogar als uniformierte »humanitäre« Helfer auf. Niemand wird von den Soldaten erwarten, dass sie solche Einsätze in ihrer Urlaubszeit und unter weitgehendem Verzicht auf ihre monatlichen Bezüge durchführen. Bei ihnen ist es selbstverständlich, dass sie nicht nur weiterbezahlt werden, sondern ihren Sold während der Auslandseinsätze durch erhebliche Zulagen noch deutlich verbessern können. Für einen nicht unerheblichen Teil unserer Medien reicht diese Tatsache inzwischen aus, die Streitkräfte bei internationalen Hilfseinsätzen als die eigentlichen Profis zu betrachten, während für die Helfer der Hilfsorganisationen oft nur das Image des idealistischen Gutmenschen und Weltverbesserers bleibt, der aber letztendlich immer nur Amateur bleiben wird. Auch das ist sicher eine verfehlte Einschätzung, wenn man bedenkt, dass die Streitkräfte im Vergleich zu vielen Hilfsorganisationen immer noch ziemlich unerfahrene Anfänger in der internationalen humanitären Hilfe sind.

Diese Fehleinschätzung der Soldaten als Profis bei internationalen Hilfsoperationen zeigt für mich zumindest, dass die Öffentlichkeit durchaus bereit wäre, wirklichen Experten der Hilfsorganisationen auf diesem Feld professionelle Arbeitsbedingungen zuzugestehen. Uns selbst ist es doch auch wichtig, dass möglichst schnell die Profis vom Rettungsdienst mit dem Notarzt anrücken, wenn wir durch einen Unfall schwer verletzt werden. Niemand wird den Helfern unlautere Motive vorwerfen, nur weil sie mit unserer Erstversorgung ihren Lebensunterhalt verdienen.

Die Hilfsorganisationen werden in Zukunft sehr darauf achten müssen, in dieser Beziehung in den Medien nicht in die zweite Reihe gedrängt zu werden. Bei einigen von ihnen hat sich die humanitäre Hilfe inzwischen so professionalisiert, dass sie auf das Image des selbstlosen Helden durchaus verzichten könnten. Zu dieser Professionalisierung werden sie sich in Zukunft aber offen bekennen müssen, indem sie ihre Fachleute nicht weiter verstecken. Das Image des selbstlosen Retters, das all die erfahrenen Helfer als unnötigen und lästigen Ballast erleben, müssten sie dann allerdings allmählich demontieren. Und dies selbst dann, wenn die Medien zunächst weiterhin an ihm festhalten wollen, weil es gute Einschaltquoten garantiert.

Wenn Qualität in der internationalen humanitären Hilfe eine andere Dimension bekommen soll als nur die Tragik und Dramatik spektakulärer Bilder, wird es unerlässlich sein, dass die Hilfsorganisationen die professionellen Standards, die sie sich erarbeitet haben, auch mehr ins Licht der Öffentlichkeit rücken. Noch erstaunt es die meisten Reporter, wenn sie erfahren, dass es an der Ruhr-Universität in Bochum schon seit mehr als zehn Jahren einen Master-Studiengang gibt, in dem professionelle Helfer speziell für derartige Situationen ausgebildet werden.

Die meisten Journalisten erhalten ihre Informationen über Einsätze in Katastrophengebieten mittlerweile hautnah, dank eines gegenseitigen Austauschs, von dem sowohl Medien als auch Hilfsorganisationen profitieren können. Die Reporter reisen zusammen mit den Hilfsteams in das Katastrophengebiet ein und erhalten Einblick in alle Phasen des Einsatzes. Im Gegenzug dafür stellen sie sicher, dass die Berichterstattung vom Einsatzort für die jeweilige Organisation positiv ausfällt.

Es überrascht in diesem Zusammenhang nicht, dass ganz besonders die Armeen, die sich in den letzten Jahren zunehmend in Katastrophengebieten aufhalten, stets von mehreren Fernsehteams gleichzeitig begleitet werden. Den Journalisten bieten sich hierbei unvergleichliche dynamische Bilder von startenden und landenden Hubschraubern oder anderen Fluggeräten. Die Hilfsorganisationen haben etwas Derartiges nur selten anzubieten. Zusätzlich haben die Reporter bei den Armeen auch meist die Gelegenheit, spektakuläre Luftaufnahmen zu drehen. Und das Militär kann sicher sein, dass hierdurch eine positive und umfangreiche Medienpräsenz sichergestellt ist und der Ruf der Soldaten als Profis in der internationalen humanitären Hilfe gestärkt wird. Bei Medienkatastrophen wie dem

Tsunami ist die Praxis der »embedded journalists« inzwischen von sehr vielen Hilfsorganisationen übernommen worden.

Doch nicht nur die Medien sind hierzulande schnell dabei, Katastrophenhelfern einen »Heiligenschein« aufzusetzen, auch das Umfeld der Helfer hat die Klischees verinnerlicht und webt fleißig am Mythos des opferbereiten Helden mit und erhöht damit zusätzlich den Druck, der auf den Freiwilligen lastet. Es genügt bereits, Kollegen, Bekannten und Nachbarn mitzuteilen, dass man in den nächsten Tagen zu einem Hilfseinsatz in ein Katastrophengebiet aufbrechen wird, um mit jeder Menge Respekt, Hochachtung und Bewunderung überschüttet zu werden, ohne dass man auch nur die Reisetasche gepackt hat. Das Heldenimage wird einem mitgegeben – und dann hat man ihm gefälligst auch gerecht zu werden.

Durch derartige Verklärungen werden sehr große Erwartungen an die Hilfsteams gestellt. Ganz besonders von all denen, die die Hilfsoperation mit ihrem Geld erst möglich gemacht haben. Diese Erwartungen gehen manchmal so weit, dass die Katastrophe schon als so gut wie überstanden gilt, wenn nur endlich die allmächtigen Retter aus der Ferne eingetroffen sind. Da die Realität dieser Illusion allerdings nur allzu oft im Wege steht, droht später große Unzufriedenheit bei den Spendern, wenn die Hilfsmaßnahmen nicht erwartungsgemäß durchgeführt wurden oder – schlimmer noch – nicht den erhofften Erfolg gebracht haben.

Fast ein wenig tragisch ist es, wenn schlecht ausgebildete und unzureichend vorbereitete Helfer dieses Heldenimage selbst verinnerlicht haben und dann erstmals in ein Katastrophenszenario geschickt werden oder gar in Eigeninitiative aufbrechen. Bei Medienkatastrophen stellen sie den weitaus größten Teil der Hilfsteams. Ihre naive Erwartung, endlich Heldentaten am Fließband vollbringen zu können, um später auch darüber reden zu dürfen, wird sehr oft von der Wirklichkeit brutal zurechtgerückt.

Neben dem vielen Guten, das man während eines Katastropheneinsatzes tun kann, gibt es eben auch sehr vieles, das man leider nicht leisten kann. Entweder, weil die Verhältnisse es nicht zulassen, oder, weil man ganz einfach an seine ganz persönlichen Grenzen stößt. Diese Erfahrung ist stets sehr ernüchternd, für den unvorbereiteten Helfer darüber hinaus ausgesprochen frustrierend und oft auch traumatisierend. Und es ist eine Erfahrung, über die man üblicherweise in der Öffentlichkeit nicht redet, sondern die man nur in einem guten und wirklich funktionierenden Team aufarbeiten kann. Allzu oft bleiben die Helfer ganz alleine mit diesen Frustrationen. Auch später zu Hause wird man nur selten Gelegenheit haben, über Misserfolge, die zu jedem derartigen Einsatz dazugehören, wirklich zu sprechen. Zu sehr freuen sich die Daheimgebliebenen auf den Empfang ihres »Helden« und erwarten lange Berichte über all das Gute, das man dort tun konnte. Man hat es ja gewissermaßen stellvertretend für die Spender getan. An den Frustrationen besteht zu Hause zunächst einmal wenig Interesse. Alles, was in einem Einsatz nicht wie erwartet funktioniert hat, wird als Fehler betrachtet. Und da Helden nun einmal keine Fehler begehen, sondern immer nur Ideallösungen finden, behält man die Misserfolge besser für sich.

Dieser Situation wird man nur gewachsen sein, wenn man sich von vornherein darüber im Klaren ist, dass ein solcher Einsatz eben nicht nur aus spektakulären Rettungsaktionen besteht, sondern dass auch immer wieder wirklich harte Niederlagen einzustecken sind. Selbst der beste und erfolgreichste Einsatz im Rahmen der Katastrophenhilfe wird nicht ohne Niederlagen ablaufen. Man muss bereit sein, diese Niederlagen als Teil der Aufgabe zu sehen, die man sich gestellt hat. Und dazu muss man das Image des Helden zumindest für sich selbst ganz gewaltig relativieren.

Jedem Helfer, der die Bewunderung schon beim Kofferpacken hier in Europa zu spüren bekommt, wird dieses Dilemma bewusst. Man spürt die Achtung, die einem dafür zuteil wird, dass man vermeintliche Aufopferungen und Entbehrungen in einem weit entfernten Katastrophengebiet auf sich nehmen wird. Andererseits hat man aber ganz und gar nicht das Gefühl, in diesem Moment irgendein Opfer zu bringen. Ganz im Gegenteil: Man freut sich darauf, dass es endlich losgeht. Oftmals erfüllt man sich gar einen Traum damit. Trotzdem halten wir es selten für angemessen, gegen dieses Image aktiv anzugehen. Wir alle haben es wohl ein wenig verinnerlicht, und wir alle können es wohl auch hin und wieder wirklich genießen. Wenn die späteren Verhältnisse vor Ort dann aber so ganz und gar nicht diesen Erwartungen entsprechen, wird einem ganz plötzlich bewusst, wie sehr man doch zuweilen in diesem Image gefangen ist.

Im März 1998 war ich mit einem Hilfsteam nach Ica in Peru geflogen, nachdem Hochwasser und Erdrutsche die Weinmetropole am Westrand der Anden überschwemmt hatten. Die Stadt hatte sich gerade auf das alljährliche Weinfest vorbereitet, als es zu der Katastrophe kam. Wenige Kilometer außerhalb der Stadt beginnt eine riesige Wüste, die in Richtung Westen bis fast zum Pazifik reicht und in der Lager für die Obdachlosen errichtet worden waren, die man aus der Stadt evakuiert hatte. Wir hatten wie immer in solchen Situationen unsere komplette Ausrüstung dabei, mit der wir überall auf der Welt zumindest für fünf Wochen einigermaßen über die Runden kommen können: Zelte, Schlafsäcke, Moskitonetze, Nahrungsmittel und alles, was man eben sonst noch braucht.

Dazu kam wie immer noch jede Menge Freude am Unerwarteten. Hin und wieder kommt uns in diesen Situationen schon einmal der Gedanke, dass andere eine Menge Geld dafür bezahlen, um etwas Ähnliches zu erleben wie wir in diesen Einsätzen. Sie buchen es dann allerdings als Abenteuerurlaub, und der wesentliche Unterschied ist wohl der, dass sie sich später beschweren können, wenn etwas schiefgegangen ist. Trotzdem glaube ich nicht, dass Abenteuerlust ein wesentliches Motiv für Helfer in Katastrophengebieten sein sollte. Ich zitiere darum an dieser Stelle meinen Großvater, der als erfahrener Winzer nicht nur großartigen Wein gemacht, sondern auch hin und wieder großartige Dinge gesagt hat: »Ein Abenteuer ist erst dann ein Abenteuer, wenn man sich wünscht, dass es sofort aufhört.« Ich gebe ihm da Recht und kann auf Abenteuer inzwischen leicht verzichten.

Als wir also damals in Peru gerade überlegten, wo wir unsere Ausrüstung in der Sandwüste am besten aufbauen sollten, kam einer unserer peruanischen Kollegen vorbei und stoppte unsere Diskussion. Er meinte, es gäbe bessere und angenehmere Möglichkeiten, um zu übernachten, fuhr mit uns ein paar Kilometer und brachte uns mitten in der Wüste an eine Oase, die wie die perfekte Kulisse in einem Hollywoodfilm aussah. Inmitten von mehr als 100 Meter hohen Sanddünen lag ein See, der einige Hundert Meter lang war und von hohen und schattigen Palmen eingerahmt wurde. Direkt hinter den Palmen lag ein wunderschönes altes Hotel im Kolonialstil mit großen Terrassen, und im Garten gab es sogar ein Schwimmbecken. Unser Kollege brachte uns zum Hoteldirektor, der uns erklärte, dass das Hotel zur Zeit wegen der Flut und wegen des abgesagten Weinfestes völlig leer sei. Er hieß uns herzlich willkommen und bot uns an, für 4 Dollar pro Person und Tag einschließlich Frühstück in diesem Postkartenidyll zu wohnen. Die Zimmer hatten sogar Klimaanlagen.

Ich muss zugeben, dass wir zunächst verblüfft und ein wenig ratlos waren wegen dieses Angebots. Es passte einfach nicht zu dem Image, das wir wohl auch ein wenig zu sehr verinnerlicht hatten. Wir waren auf erträgliche Entbehrungen und romantische Nächte am Lagerfeuer vor unseren Zelten eingestellt. Da dem Hotelmanager unsere Diskussion wohl zu lange dauerte, bot er als Zugabe noch einen Pisco sour für jeden von uns, der bei Sonnenuntergang auf der Terrasse serviert würde. Zum Probieren brachte er gleich die ersten Gläser. Wir waren überredet. Noch am selben Abend zogen wir ein, setzten uns auf die Terrasse, genossen den Sonnenuntergang und den Pisco und versuchten noch ein ganz klein wenig, uns das latent schlechte Gewissen auszureden. »Hoffentlich erfährt das nie jemand in Deutschland, wie wir hier leben«, fasste einer unsere Befürchtungen zusammen.

Gemeinsam mit unseren peruanischen Kollegen hatten wir jeden Tag gute zehn Stunden hart zu arbeiten. Wir freuten uns jeden Abend auf unsere Terrasse, bestiegen hin und wieder im Sonnenuntergang die Dünen, die die Oase malerisch umgaben, und versuchten dann mit eingewachsten Sand-Boards hinunter in den See zu rutschen. Das sah zwar nie sehr elegant aus, machte aber jedes Mal einen riesengroßen Spaß. Die Abende waren die erholsamsten, die ich je in einem Einsatz erlebt habe, es waren unvergleichliche Urlaubsstunden. Unsere Diskussion wegen dieses schönen Hotels flammte nach zehn Tagen noch einmal kurz auf, als sich ein Journalist aus Deutschland bei uns angemeldet hatte, um eine Reportage über unseren Hilfseinsatz zu schreiben. Wir brauchten immerhin nur eine knappe Stunde, um uns einig zu werden, dass wir deswegen nicht für eine Nacht in heiße Zelte irgendwo in der Sandwüste umziehen würden, nur um ein Klischee zu bedienen, das wir in unseren abendlichen Diskussionen gerade mühsam hinter uns gelassen hatten.

Auch der Journalist genoss übrigens später seinen Cocktail am Abend auf der Terrasse sehr. Trotzdem hatte ich das Gefühl, mich ihm gegenüber für diese luxuriöse Unterkunft rechtfertigen zu müssen. Ich erklärte ihm mehrmals, dass wir die 4 Dollar für das Hotel aus eigener Tasche bezahlten. Heute ärgere ich mich fast ein wenig darüber.

Solche Bedingungen sind natürlich nicht die Regel. Man muss schon davon ausgehen, dass die meisten Einsätze mit einer ganzen Reihe von Unbequemlichkeiten beginnen. Die ersten Nächte sind selten geruhsam und werden meist zusammengerollt im Schlafsack in einer mehr oder weniger ruhigen Ecke verbracht. Das Essen ist zunächst immer etwas spärlich, und bis man zum ersten Mal duschen kann, vergehen meist mehrere Tage. Ich habe bisher trotzdem noch nicht erlebt, dass ein Helfer deswegen das Gefühl hat, er opfere sich auf. Wir erleben vielmehr großartige und intensive Tage und genießen das Gefühl, zur richtigen Zeit am richtigen Ort zu sein und das tun zu können, worauf wir uns oft jahrelang vorbereitet haben.

Hier in Deutschland ist die vermeintliche Aufopferung immer noch ein ganz wesentlicher Teil des Images, das den Hilfsteams angehängt wird. Für die Bevölkerung, die von einer Katastrophe betroffen ist, stellt sich das allerdings immer ganz anders dar. Für sie sind die eintreffenden ausländischen Helfer immer und ausnahmslos Privilegierte, aber keinesfalls Opfer. Sie haben damit auch ganz sicher Recht. Die Helfer haben nach einigen Tagen stets Unterkunft und Verpflegung und sauberes Trinkwasser. Außerdem ist bei der jeweiligen Katastrophe keiner von ihnen zu Schaden gekommen oder hat gar einen Angehörigen verloren. Sie haben zudem noch Fahrzeuge, Telefone, Radios, Kleider zum Wechseln und Geld genug, um sich kaufen zu können, was sie wollen, sobald es etwas zu kaufen gibt. Und zu guter Letzt haben sie auch noch ein Ticket für den Rückflug und die Gewissheit, dass sie nach wenigen Wochen oder Monaten wieder zu Hause in geregelten und vergleichsweise paradiesischen Verhältnissen leben werden. Es kann deshalb nicht überraschen, dass es in einem Katastrophengebiet auf wenig Verständnis stößt, wenn ein Helfer sich als Opfer fühlt und dies auch noch zeigt.

Im Flüchtlingslager Benaco wurde ich gemeinsam mit einem ruandischen Kollegen Zeuge eines Live-Interviews, das eine europäische Krankenschwester für den Fernsehsender ihres Heimatlandes gab. Die Krankenschwester hatte wohl wirklich einen schweren Tag gehabt, und die Sendung arbeitete sämtliche gängigen Klischees ab. Die Krankenschwester erzählte, dass trotz harter und unermüdlicher Arbeit zwei Kinder auf der Station verstorben waren. Die Journalistin bohrte immer weiter nach, bis die Schwester schließlich vor der Kamera in Tränen ausbrach. Einige Flüchtlinge waren inzwischen stehen geblieben, und einige der Frauen, die die Krankenschwester offensichtlich kannten, begannen, sie zu trösten und zu streicheln.

Mein ruandischer Kollege war aufgesprungen und zu der Journalistin gelaufen. Er schnauzte sie an: »Was machst du hier? Schau dich doch um. Hier sind rundherum Zehntausende von Opfern, denen es viel dreckiger geht.« Die Journalistin war erschrocken und verstand nicht, was er meinte.

»Schau«, sagte er wieder ganz ruhig, »wir wollen von euch Zuversicht und Hoffnung, vielleicht auch ein wenig Zukunft und wenn es geht auch noch gute Laune. Wir wollen euch nicht trösten müssen, und wir wollen nicht, dass ihr uns das Gefühl gebt, ihr würdet euch für uns opfern. Die Opfer sind wir ganz alleine. Gebt uns einfach nur das Gefühl, das ihr gerne hier seid. Und wenn ihr das nicht könnt, ist es besser, wenn ihr zu Hause bleibt.«

Die Krankenschwester hatte inzwischen aufgehört zu weinen. Sie hatte ihn verstanden. Die Journalistin noch immer nicht.

Am ehesten wird ein Helfer Opfer seiner eigenen überzogenen Erwartungen, die sich zwangsläufig ergeben, wenn er das Image kritiklos verinnerlicht, das in unseren Medien häufig verbreitet wird. Um dem entgegenzuwirken, muss viel mehr Wert auf eine gründliche und professionelle Vorbereitung der Auslandshelfer gelegt werden. Allzu oft werden sie von den Hilfsorganisationen dabei noch im Stich gelassen.

Neben all den schönen Momenten und Situationen, in denen der Helfer das Gefühl haben darf, genau zur richtigen Zeit am richtigen Ort zu sein, muss er sich auch darüber im Klaren sein, dass er eine ganze Reihe von Situationen erleben wird, in denen er nicht mehr helfen kann. Die Erkenntnis, dass Hilfe unter europäischen Bedingungen oftmals möglich gewesen wäre, verschlimmert dieses Gefühl zusätzlich.

Jeder einzelne Helfer wird in dieser Art von Einsätzen immer wieder an Grenzen stoßen, und oft wird er sich sogar eingestehen müssen, dass es seine eigenen und ganz persönlichen Grenzen waren, die ihn eingeschränkt haben, und eben nicht nur fehlendes Material oder schlechte Ausrüstung oder gar die inkompetente Organisation der »anderen«.

Ich bin keineswegs der Meinung, dass diese Niederlagen nun unbedingt zu einem Medienereignis gemacht werden müssen. Vor allem zukünftige Helfer aber müssen mit derartigen Situationen rechnen und mit ihnen umgehen können. Da das Klischee des heldenhaften Retters diese Dinge weitgehend ausschließt, besteht für unvorbereitete Helfer die große Gefahr, dass sie durch ihre Niederlagen sehr brutal auf den Boden der Tatsachen zurückgeholt werden. Dies können ihnen nur die Hilfsorganisationen ersparen, indem sie sich in Zukunft viel mehr um eine gründliche und realistische Vorbereitung ihrer Helfer bemühen. Die Organisationen, die dies nicht tun, müssen sich vorwerfen lassen, nicht professionell zu arbeiten. Sie handeln damit nicht nur unverantwortlich gegenüber ihren Helfern, sondern im weiteren Sinne auch gegenüber den Opfern der Katastrophen, in die sie diese schließlich schicken.

Vielleicht darf man sich nur dann von ganzem Herzen über seine Erfolge freuen, wenn man sich gleichzeitig auch seine Misserfolge eingestehen kann, ohne immer andere dafür verantwortlich zu machen. Sicher ist für mich auf jeden Fall, dass es wohl niemanden gibt, der von sich mit Recht behaupten kann, dass er in einem solchen Einsatz ausnahmslos alles richtig gemacht und perfekt gelöst hat.

Andererseits wird neben den Möglichkeiten auch die Gefährlichkeit dieser Einsätze meist stark überschätzt und wohl am ehesten mit der schon beschriebenen Unbequemlichkeit verwechselt, die eine solche Hilfsoperation besonders in den ersten Tagen meist mit sich bringt. So resultieren zum Beispiel bei weitem die meisten Gesundheitsschäden der ausländischen Helfer aus Unfällen, wobei Verkehrsunfälle an erster Stelle stehen. Zumindest bei Einsätzen nach Naturkatastrophen ist das auslösende Ereignis nach Eintreffen der externen Teams meist bereits beendet und somit auch nicht mehr sehr bedrohlich. Nachbeben etwa sind zwar immer wieder sehr eindrucksvoll, aber da jedermann darauf vorbereitet ist, wird nur selten jemand ernsthaft dabei verletzt.

Natürlich besteht auch die Möglichkeit, sich mit einer tropischen Krankheit zu infizieren. Auch hier kann allerdings gesagt werden, dass gut ausgebildete und erfahrene Helfer deutlich seltener erkranken als Neulinge, die sich spontan in das Katastrophengebiet begeben haben. Das liegt sicher daran, dass die Erfahrenen besser wissen, was sie im jeweiligen Katastrophengebiet wirklich erwartet und wie sie sich zu verhalten haben.

Das Häufigste, was Helfern in solchen Einsätzen widerfährt, ist ein relativ harmloser Reisedurchfall oder Zahnschmerzen – ebenso harmlos, wenn auch oftmals wesentlich unangenehmer, da der nächste Zahnarzt meist Welten entfernt ist. Beides sind übrigens Dinge, mit denen man bei der Ausreise in ein Katastrophengebiet niemals rechnet. Andererseits sind das oft die Momente, in denen das Selbstbild des Helden erste gewaltige Kratzer bekommt. Helden haben einfach weder Durchfall noch Zahnschmerzen.

In Kriegs- und Krisengebieten sind die Gefährdungen dagegen deutlich anders einzuschätzen. Hier ist die gute und gründliche Vorbereitung der Helfer ein absolutes Muss, wenn Hilfsorganisationen und Helfer keine unnötigen Risiken eingehen wollen. Wenn in Konfliktgebieten – wie in der Vergangenheit etwa nach dem Tsunami auf Sri Lanka und Sumatra, im sudanesischen Darfur oder nach dem Erdbeben im umkämpften Kaschmir – Hilfsorganisationen auftauchen, die mit der Arbeit in solchen Krisengebieten nicht vertraut sind, kann dies ernsthafte Folgen sowohl für den Erfolg des Einsatzes als auch für die Sicherheit der Helfer selbst haben. Während sie im »Normalfall« in diesen Krisengebieten niemals auftauchen und die Arbeit den etablierten Hilfsorganisationen überlassen, werden sie bei großen Medienkatastrophen in zunehmendem Maße von den Scheinwerfern und Kameras der Medien angezogen.

Eine weitere und sehr ernst zu nehmende Gefahr beim Einsatz besonders in Krisengebieten ergibt sich für die Helfer aus dem kritiklosen und fast schon inflationären Gebrauch des Etiketts »humanitär« für politische oder sogar militärische Aktionen. Die Glaubwürdigkeit von Hilfsoperationen ist einer der wichtigsten Faktoren für die Sicherheit der Hilfsteams in einem Krisengebiet. Da diese Glaubwürdigkeit aber sehr stark mit der Neutralität der Hilfe verknüpft ist, ergibt sich aus der zunehmenden Verwendung des »humanitären« Etiketts durch Militärs und Politiker leider auch eine zunehmende Gefährdung der zivilen Helfer.

So wurde im Kosovo ein Krieg geführt, der in den europäischen Medien fast schon als humanitäre Hilfsaktion vermarktet wurde.

In Afghanistan wurden Bomben und Lebensmittelpakete aus denselben Flugzeugen abgeworfen. So wird kriegerischen Handlungen ein »humanitäres« Mäntelchen umgehängt. Leider hat dies zur Folge, dass humanitäre Hilfe bei der betroffenen Bevölkerung zunehmend in den Verdacht gerät, lediglich Teil einer militärischen Operation zu sein.

Für die Bevölkerung in Konfliktgebieten ist eine Unterscheidung zwischen ausländischen Soldaten und ausländischen Helfern in solchen Szenarien kaum mehr möglich. Da Soldaten in Konfliktgebieten sicher nie Neutralität und Unabhängigkeit im Sinne einer humanitären Aufgabenstellung für sich in Anspruch nehmen können, werden die Helfer in zunehmendem Maße als Anhängsel der Streitkräfte wahrgenommen und somit durchaus auch als Teil des Konfliktes. Und das macht sie in Krisengebieten oft zu vermeintlich legitimen Zielen.

Hierzu tragen auch die unterschiedlichen Haltungen der verschiedenen Organisationen zu den Armeen bei. Während manche, wie das Internationale Komitee vom Roten Kreuz oder Ärzte ohne Grenzen, ihre Hilfsoperationen grundsätzlich streng und penibel von den Aktionen der Militärs trennen und auch auf jeglichen bewaffneten Schutz ausdrücklich verzichten, suchen andere ganz bewusst die Nähe der Streitkräfte in der meist trügerischen Hoffnung, dadurch mehr Sicherheit für sich gewährleisten zu können. Da eine Unterscheidung der einzelnen Hilfsorganisationen und ihrer jeweiligen inhaltlichen Positionen für die Menschen im betroffenen Konfliktgebiet dann noch viel weniger möglich ist, besteht die Gefahr, dass alle Ausländer in einen Topf geworfen und als Invasoren gesehen werden. Die Situation im Irak nach der amerikanischen Intervention zeigt deutlich, in welchem Dilemma Hilfsorganisationen stecken, die für die Bevölkerung nicht mehr von den Besatzern zu unterscheiden sind. Ein besonders tragisches Beispiel hierfür ist der Bombenangriff auf das Internationale Komitee vom Roten Kreuz in Bagdad im Jahr 2003, bei dem mehrere Mitarbeiter der Organisation getötet wurden.

Humanitäre Hilfe wird von der betroffenen Bevölkerung in derartigen Situationen leider in zunehmendem Maße als Fortsetzung des Krieges mit anderen Mitteln gedeutet. Dass sich daraus für die Hilfsorganisationen ganz erhebliche Risiken ergeben, ist inzwischen allen Beteiligten klar. Eine Diskussion dieser Problematik, vor allem mit den Streitkräften und den politischen Entscheidungsträgern, hat erst sehr zaghaft begonnen.

In dieser Diskussion werden die Medien eine ganz entscheidende Rolle spielen müssen, denn sie entscheiden letztendlich über die Verwendung des Etiketts »humanitär«. Die letzten Jahre haben sehr deutlich gezeigt, dass zumindest nicht jede Operation, die als »humanitär« bezeichnet wird, dieses Attribut verdient. Wenn diese Bezeichnung weiterhin kritiklos überall da benutzt wird, wo es lohnend erscheint, wird es den Hilfsorganisationen immer weniger gelingen, die betroffene Bevölkerung von ihrer Unabhängigkeit zu überzeugen. Und dies wird dann ohne Zweifel mit einer weiteren deutlichen Zunahme der Gefahren für die zivilen Helfer einhergehen.

Die in Krisenregionen vorherrschenden Gefährdungen sind einzig und allein durch gute Information über die wirkliche Situation vor Ort realistisch einzuschätzen. Dabei spielen die lokalen Partner der jeweiligen Hilfsorganisation und das Verhältnis zu ihnen die allerwichtigste Rolle. Für die Helfer ist es ganz entscheidend, die Signale der lokalen Partner zu verstehen und auch zu beachten. Sie sind immer besser über die jeweiligen Gefährdungen im Bilde, als wir es jemals sein können.

Als ich im Dezember 2001 in Kabul mit meinem afghanischen Kollegen eine Reise ins Landesinnere für den nächsten Tag vorbereitete, kam er mir merkwürdig unkonzentriert vor. Er schien an dieser Reise überhaupt kein Interesse zu haben. Auf mein Nachfragen bekam ich jedoch nur ausweichende Antworten. Am späten Nachmittag kam er plötzlich strahlend zu mir und überbrachte mir eine Einladung für den nächsten Tag zu einem wichtigen Familienfest, von dem ich bisher noch nichts gehört hatte. Er erklärte mir, dass ich der Ehrengast sei und deshalb auf keinen Fall absagen könne. Ich kannte seine Familie nicht, und er hatte bislang auch keinerlei Anstalten gemacht, mich mit ihr in Kontakt zu bringen. Er schien aber so glücklich über diese Einladung, dass ich zumindest verstand, dass ich die geplante Reise für den nächsten Tag absagen musste.

Am nächsten Nachmittag saß ich mit ihm bei einem sehr schönen traditionellen Essen, dessen Anlass ich bis zum Schluss nicht herausfinden konnte. Die anwesenden Männer waren alle ausgesprochen freundlich zu mir. Wir plauderten sehr angeregt über die Lage im Land, und ich versuchte – mit ihrer freundlichen Mithilfe – mich an die Ess- und Tischsitten zu halten. Den Abschluss der Mahlzeit bildete ein Dessert, bei dem jeder von uns einen Löffel bekam, mit dem wir alle gemeinsam Joghurt aus einer riesengroßen Schüssel aßen, die zwischen uns auf dem Boden stand.

Wenige Minuten vor Beginn der Ausgangssperre wurde ich wieder zu Hause abgeliefert. Als ich vor der Haustür meinen Kollegen noch einmal fragte, was wir denn eigentlich gefeiert hätten, lachte er nur und wünschte mir eine gute Nacht.

Am nächsten Morgen erfuhr ich in unserem täglichen Sicherheitsmeeting, dass am Vortag auf der Straße, die wir für die geplante und dann abgesagte Reise benutzt hätten, Bewaffnete einen Konvoi angegriffen hatten. Da wurde mir der Anlass des gestrigen Festessens klar.

Wer immer Interesse daran hat, an Einsätzen in der internationalen Katastrophenhilfe teilzunehmen, dem sei dringend angeraten, sich von Mythen und überzeichneten Bildern zu verabschieden und sich gründlich darüber zu informieren, was ihn dort vor Ort tatsächlich erwartet. Es ist eine großartige und sehr befriedigende Arbeit, die allerdings nichts zu tun hat mit den Heldengesängen, die in unseren öffentlichen Diskussionen allzu häufig angestimmt werden. Einer der ersten und wesentlichen Schritte besteht darin, sich zu erkundigen, in welcher Form die einzelnen Organisationen ihre Helfer auf derartige Einsätze vorbereiten. Dies ist ein entscheidendes Qualitätskriterium für die jeweilige Hilfsorganisation und auch für die spätere Arbeit ihrer Hilfsteams.

Und wenn die Organisationen, wie es leider sehr häufig der Fall ist, ihre Helfer in keiner Weise vorbereiten, dann kann ich nur den Rat geben, diese Organisationen nicht ernst zu nehmen und auf eine Zusammenarbeit mit ihnen zu verzichten. Von Hilfsorganisationen, die nicht nur an dem strahlenden Klischee des sich aufopfernden Helden interessiert sind, sondern vor allem an professioneller Arbeit selbst dort, wo keine Kameras stehen, muss gefordert werden, dass sie sich in Zukunft vermehrt um wirklich professionelle Helfer bemühen. Und das schließt notwendigerweise deren Ausbildung und Weiterbildung ein sowie Arbeitsbedingungen, die sie im Bedarfsfall für derartige Einsätze verfügbar machen.

Ich bin mir sicher, dass die Öffentlichkeit und damit die potenziellen Spender davon zu überzeugen sein werden, dass eine derartige Professionalisierung zunächst auch Geld kostet, das sich allerdings in den späteren Einsätzen mehr als bezahlt machen wird.

Und schließlich kann es gelingen, auch die Medien davon zu überzeugen, dass es bessere Kriterien für die Beurteilung von Hilfsmaßnahmen gibt als spektakuläre Bilder oder dramatische Geschichten.

In der Öffentlichkeit reift nach meiner Einschätzung durchaus schon die Erkenntnis, dass in Katastrophengebieten in erster Linie gute Arbeit von Fachleuten gefragt ist und keine vermeintlichen Heldentaten von sich aufopfernden Supermännern, die in erster Linie die Aufgabe haben, die Logos von Hilfsorganisationen auf ihren T-Shirts in die Kameras zu halten.

Kapitel 11

»Unsere überragende Technologie ...«

Der Mythos von der schnellen technischen Rettung

In unserem Feldkrankenhaus im Flüchtlingslager Stenkovac bei Skopje hatten wir im Jahr 1999 aus heiterem Himmel ein nagelneues Ultraschallgerät geschenkt bekommen. Eines Tages wurde es einfach bei uns abgegeben, während die begleitenden Journalisten einen eindrucksvollen Bericht über die Übergabe dieses letzten Schreis der Medizintechnik drehten. Wir hatten ein Ultraschallgerät bis dahin keinen Augenblick vermisst und es auch nicht bestellt. Es war einfach plötzlich da, weil jemand offensichtlich glaubte, dass überragende Technik in der Katastrophenhilfe das Entscheidende sei. Zur Einweihung wurden noch am selben Tag von unserem Gynäkologen bei zwei Schwangeren Ultraschalluntersuchungen durchgeführt, und den beiden Frauen wurde jeweils ein Bild mitgegeben. In den Tagen darauf stieg die Zahl von Schwangeren, die zur Ultraschallkontrolle kamen, sprunghaft an. Nach gut einer Woche war das Gerät ganztägig in Betrieb, und unser Gynäkologe war fast ausschließlich mit Ultraschalluntersuchungen beschäftigt.

Drei Tage später wurden wir von der mazedonischen Ärztekammer dringend gebeten, diese Untersuchungen bei Schwangeren sofort einzustellen. Uns wurde erklärt, dass es drei Kollegen in der Stadt gäbe, die sich vor Jahren schon ein Ultraschallgerät gekauft und diese Untersuchungen bisher bei den einheimischen Schwangeren durchgeführt hätten. Das war ihre Existenzgrundlage. Seit knapp zwei Wochen hätten diese Kollegen jedoch keine Patientinnen mehr, da sich in Skopje herumgesprochen hatte, dass diese Untersuchungen bei uns unentgeltlich gemacht würden. Außerdem wären die Bilder, die man bei uns bekäme, auch noch schöner und ebenfalls umsonst. Wir prüften das nach und mussten tatsächlich feststellen, dass sich zahlreiche mazedonische Frauen entweder als Flüchtlinge hatten registrieren lassen oder von den Wächtern gegen ein geringes Entgelt ins Lager geschmuggelt wurden, nur um bei uns eine kostenlose Ultraschalluntersuchung zu bekommen. Daraufhin packten wir das Gerät wieder ein und haben es in den folgenden Tagen und Wochen nicht wirklich vermisst.

Die fortgeschrittene Technologie der westlichen Welt vermittelt uns leider allzu oft ein trügerisches Gefühl der Überlegenheit gegenüber allem, was wir für primitiv und darum auch untauglich halten. Die daraus abgeleitete Annahme, dass vor allem hoch technisierte Lösungen nach großen Katastrophen gefragt sind, ist in den weitaus meisten Fällen allerdings falsch. Oft wird hierdurch nur sehr viel Geld verschwendet, das für einfache und schnelle Lösungen deutlich sinnvoller für die Überlebenden von Katastrophen eingesetzt werden könnte.

Während also auf hoch technisierte Lösungen in der internationalen Katastrophenhilfe meist verzichtet werden kann, braucht sie umso dringender wirkliche menschliche Solidarität. Damit meine ich eine Arbeitsatmosphäre, die es uns ermöglicht, als echte Partner mit unseren einheimischen Kollegen zusammenzuarbeiten, also an einem Strang zu ziehen, anstatt sie mit unseren vermeintlich überlegenen Lösungen an den Rand zu schieben und zu Zuschauern unserer technischen Demonstrationen zu machen. Während die wenigen gut ausgebildeten Helfer gewöhnlich sehr ausführlich in den Gebrauch der technischen Wunderwerke eingewiesen werden, wird der Zusammenarbeit mit den Überlebenden und den lokalen Helfern eine vergleichsweise sehr bescheidene Beachtung geschenkt.

Es steht außer Frage, dass für humanitäre Hilfsoperationen auch technische Ausrüstung gebraucht wird. Am dringendsten sind hierbei Fahrzeuge, ohne die in den meisten Katastrophengebieten gar nichts geht. Allerdings wird in solchen Situationen nur sehr selten Hightech-Ausrüstung verwendet, sondern einfaches, aber robustes Material bevorzugt, das auch unter extremen Bedingungen zuverlässig funktioniert.

Zweifellos könnten zum Beispiel hoch entwickelte Ortungsgeräte der ausländischen Hilfsteams, etwa nach Erdbeben, eine große Hilfe beim Aufspüren der Verschütteten sein, wenn sie zeitnah am Katastrophenort eintreffen würden. Doch werden 100 Schaufeln, Hacken und ähnliche Werkzeuge in den Händen von einheimischen Helfern immer einen mindestens vergleichbaren Effekt haben. Und wenn die überlebenden Angehörigen dann auch noch sagen können, wo sich die Vermissten unter den Trümmern befinden, wird der Erfolg sogar um Dimensionen größer und deutlich billiger sein.

Die grundsätzliche Frage bei Hilfsoperationen ist, mit welchem Standard die Hilfsteams ausgerüstet werden sollen, wenn sie in Katastrophengebiete aufbrechen. Diese Frage stellt sich bei allem technischen Material, und ganz besonders stellt sie sich dann, wenn man plant, ein Feldhospital in einem Katastrophengebiet aufzubauen und zu betreiben. Man könnte natürlich der Meinung sein, dass die bedauernswerten Opfer einer Katastrophe nur das Allerbeste verdienen, und daraus die Konsequenz ziehen, dass in einem solchen Feldkrankenhaus medizinische Versorgung nach besten europäischen Standards geleistet werden muss. Dies ist ein Anspruch, der früher in der Tat vertreten und in den letzten Jahren wiederbelebt wurde, als zum Beispiel zahlreiche Armeen begannen, mit ihren Militärkrankenhäusern in Katastrophengebieten tätig zu werden.

Hierzu muss gesagt werden, dass unsere Bundeswehr rechtlich verpflichtet ist, auch im Ausland für ihre Soldaten einen medizinischen Standard zu halten, der dem eines deutschen Kreiskrankenhauses entspricht. Dieser Standard liegt weit über dem, was in weniger entwickelten Ländern üblich ist. Da man aber verständlicherweise die Anwendung zweier verschiedener Standards in Katastrophen- oder Krisengebieten für nicht verantwortbar hält, wird dieser höhere Standard bei derartigen Einsätzen eben auch der lokalen Bevölkerung angeboten.

Was auf den ersten Blick nun vielleicht als Vorteil für die Katastrophenopfer erscheinen mag, erweist sich bei genauerem Hinsehen oftmals als tragischer Fehler. Wenn ein derartig überhöhter Standard in das Katastrophengebiet eines unterentwickelten Landes gebracht wird, so kann dieser meist auch nur von ausländischen Hilfskräften sichergestellt und aufrechterhalten werden. Eine Zusammenarbeit mit den einheimischen Helfern, die schon tage- oder wochenlang in der Katastrophe arbeiten, wird dadurch sehr erschwert. Noch deutlich schlimmer ist aber die Tatsache, dass durch diese von außen importierte relative Überversorgung das lokale Gesundheitssystem meist schwer und auf Dauer geschädigt wird. Alle Patienten werden selbstverständlich die unentgeltliche moderne medizinische Versorgung durch die Ausländer in Anspruch nehmen und auf diese Weise das lokale Gesundheitswesen in weitem Umkreis und für lange Zeit beeinträchtigen. Ein solches Krankenhaus mit Maximalversorgung wird dann selbst von Patienten in Anspruch genommen, die von der Katastrophe überhaupt nicht betroffen waren und die oft sogar lange Anfahrten mit dem Auto in Kauf nehmen, um sich von den ausländischen Ärzten umsonst untersuchen und behandeln zu lassen. Den ausländischen Helfern wird es nicht möglich sein, diese Patienten auch nur zu erkennen und noch viel weniger, sie auszusortieren. Sie werden auch überhaupt kein Interesse daran haben, dies zu tun, da sich die vermeintlich gute Tat, die sie vor Ort erbringen, für die oberflächlichen Berichterstattungen schlicht in der Anzahl der Patienten oder Behandlungen bemisst.

Katastrophenhilfe, die nicht nur im grellen Licht der Scheinwerfer glänzen, sondern nachhaltig und langfristig wirken soll, muss vom ersten Tag an einen entsprechenden Entwicklungsansatz anstreben, der die Mitarbeit lokaler Helfer vorsieht. Es reicht nicht aus, nur zu fragen, was direkt nach der Katastrophe dringend gebraucht wird. Viel wichtiger ist die Frage, was nach der Abreise der ausländischen Helfer zurückbleibt und ob die geleistete Hilfe dazu beigetragen hat, die Bewältigung zukünftiger Katastrophen durch die einheimischen Kollegen auch für die Zukunft zu verbessern.

Im Jahr 1993 sollte ich im somalischen Bürgerkrieg mit den einheimischen Kollegen zusammen versuchen, das Krankenhaus in Belet Huen auf die schwierige Situation in der Region vorzubereiten und die Versorgung mit medizinischem Material auch langfristig sicherzustellen. Am Krankenhaus arbeiteten engagierte somalische Ärzte und Krankenschwestern, und es galt als eines der besten Häuser in ganz Ostafrika. Das Krankenhaus hatte auch überregional einen so guten Ruf, dass sich sogar Patienten aus den Nachbarländern dort behandeln ließen. Für uns war also von vornherein klar, dass ein Einsatz von ausländischem medizinischem Personal in diesem Falle nicht infrage kam. Die einheimischen Kollegen konnten das sicherlich besser als wir.

Auf einen unerfahrenen Besucher aus dem Westen mochte das Krankenhaus durchaus einen heruntergekommenen Eindruck machen. Wenn allerdings ostafrikanische Maßstäbe angelegt wurden, ergab sich zunächst eine sehr gute Basis, um mit rein logistischer Unterstützung eine gute medizinische Versorgung durch die einheimischen Kollegen sicherzustellen.

Leider wurde aber zur selben Zeit ein Feldlazarett der Bundeswehr nach Belet Huen verlegt und nur wenige Kilometer vom Krankenhaus entfernt aufgebaut. Da es sich damals um den allerersten Out-of-area-Einsatz der Bundeswehr handelte, war der begleitende propagandistische Aufwand enorm. Das Lazarett entsprach, wie bei der Bundeswehr üblich und rechtlich erforderlich, dem Standard eines deutschen Kreiskrankenhauses und war mit Dutzenden von deutschen Fachärzten und Hunderten von Krankenpflegern besetzt. Da die ursprünglich angekündigten Soldaten der UNO, für welche die Bundeswehr den Sanitätsdienst sicherstellen sollte, jedoch nie in Belet Huen ankamen, wurde das Feldlazarett auch für die einheimische Bevölkerung geöffnet. Sowohl für die einzelnen Soldaten als auch für die Institution Bundeswehr war es selbstverständlich, sich nach diesen unerwarteten Entwicklungen nicht auf ein passives Zuschauen zu beschränken. Das Krankenhaus stand nun schon mal da, also konnte es doch auch »humanitär« gemutztwerden. Die Patientenzahlen am Krankenhaus in Belet Huen gingen daraufhin sofort drastisch zurück. Die Bundeswehr holte ihre Patienten sogar mit Lastwagen direkt aus der Stadt ab. Sie wurde dabei immer von einem Tross eingeflogener Journalisten aus Deutschland begleitet. Zwei der somalischen Ärzte des Krankenhauses verließen in den Tagen darauf die Stadt, weil ihnen hier die Lebensgrundlage genommen war und sie in Belet Huen keine Zukunft mehr für sich sahen.

Wir kamen – zusammen mit den verbliebenen somalischen Kollegen – zu dem Schluss, dass es wohl wenig sinnvoll wäre, die Planungen am Krankenhaus weiterzuführen, solange die Bundeswehr gleich nebenan eine unentgeltliche medizinische Maximalversorgung nach deutschen Standards anbot, ohne dass jemand einigermaßen verbindlich sagen konnte, wie lange diese aufrechterhalten würde. Außerdem erschien es den somalischen Kollegen deutlich lohnender, mit der Bundeswehr zusammenzuarbeiten, die mit ihrem europäischen Standard durchaus eindrucksvoll auftrat. Wir entschlossen uns deshalb, unsere Aktivitäten auf Kliniken im Umland zu verlagern.

Erstaunlich waren für mich vor allem die in den Einsatz der Bundeswehr einbezogenen Journalisten, die täglich auf Armeelastwagen an unserem Haus und den Häusern der anderen Hilfsorganisationen vorbeigefahren wurden. Sie mussten die Augen wirklich schon sehr fest zukneifen, um uns zu übersehen. Doch scheint ihnen dies ganz gut gelungen zu sein, denn der Tenor in ihren Berichten war, dass die Bundeswehr hier ganz alleine die medizinische Versorgung übernehmen musste, weil Hilfsorganisationen sich nicht in dieses gefährliche Gebiet wagten. Nicht einer der Journalisten hat bei uns nachgefragt, was wir hier eigentlich machten und warum wir überhaupt da waren. Und dabei waren die Hilfsorganisationen lange vor der Bundeswehr in Belet Huen präsent. Sie blieben übrigens auch, als die Soldaten nach wenigen Monaten ihr Feldkrankenhaus mit Maximalversorgung längst wieder abgebaut hatten.

Nun muss den Verantwortlichen des Feldlazaretts zugutegehalten werden, dass sie im Laufe der Zeit diese Problematik wohl selbst erkannten und später die Arbeit am lokalen Krankenhaus aktiv unterstützten. Allerdings geschah das keineswegs, weil die Hilfsorganisationen diese Unterstützung nicht leisten konnten oder wollten, sondern nur deshalb, weil die Hilfsorganisationen keinen Bedarf mehr für ihre Arbeit dort gesehen hatten, nachdem sich ein »deutsches Krankenhaus« in unmittelbarer Nähe angesiedelt hatte. Nach dem Abzug der deutschen Soldaten blieb dennoch zunächst eine riesengroße Lücke in der Versorgung zurück, die die Hilfsorganisationen mühsam zu füllen hatten. Übrigens ohne Journalisten: Die waren zusammen mit der Bundeswehr verschwunden.

Jede Hilfsorganisation wäre nach einem derartigen Einsatz, wie ihn die Bundeswehr dort in Somalia durchgeführt hatte, von den deutschen Medien in Grund und Boden geschrieben worden. Wenn man jetzt noch bedenkt, dass alleine dieser Einsatz mehr als 300 Millionen Mark gekostet hat, dann muss man einfach fordern, dass die Bundeswehr, wenn sie schon das Etikett »humanitär« für ihre Aktionen benutzt, auch mit denselben Maßstäben gemessen wird, die bei Hilfsorganisationen angelegt werden. Und dort wird von den Medien immer sehr nachdrücklich eine wirtschaftliche Verwendung der Gelder eingefordert. Um die Dimension dieser Einsatzkosten klarzumachen, möchte ich hier die spärlichen knapp 90 Millionen Mark gegenüberstellen, die Deutschland in den Jahren von 1990 bis 1994 insgesamt an Entwicklungshilfe für Somalia zur Verfügung gestellt hat. Die langfristig wirksame Unterstützung, die das Internationale Komitee vom Roten Kreuz an Dutzenden von somalischen Krankenhäusern geleistet hat, kam mit der vergleichsweise bescheidenen Summe von knapp 50 Millionen Mark aus.

Die Presseabteilung der Bundeswehr kann man zu ihrer Arbeit bei dieser Operation nur beglückwünschen. Dass es ihr gelungen ist, aus diesem Einsatz in unseren Medien eine »humanitäre« Glanztat zu machen, hätte sie sicher selbst kaum für möglich gehalten. Die eingeflogenen und ausgesprochen naiven Hofberichterstatter waren dabei sicherlich ein echter Glücksfall für sie. Auch für die Medien war dieser erste Out-of-area-Einsatz ganz offensichtlich Neuland und ein Thema, in das man sich erst einmal hineinfinden musste. Während dieses Einsatzes ist das den Journalisten vor Ort ganz sicher nicht gelungen. Glücklicherweise hat sich in den letzten Jahren sowohl bei der Bundeswehr als auch bei der Presse eine deutlich differenziertere Betrachtungsweise derartiger Einsätze durchgesetzt.

Noch immer macht es mich allerdings ausgesprochen nachdenklich, wenn ich sehe, mit welcher Akribie von den Redaktionen die Reporter ausgewählt werden, die von einem Spiel der deutschen Fußballnationalmannschaft berichten sollen. Ohne klare Kenntnis der Abseitsregel hätte sicher keiner von ihnen eine Chance, jemals auf einer Tribüne vor dem Mikrofon zu sitzen. Nach Katastrophen im Ausland wird von den Heimatredaktionen aus Kostengründen allerdings meist der Journalist losgeschickt, der zufällig mit seiner Kamera in der Nähe des Geschehens ist. Sachkenntnis wird in diesen Situationen immer noch für eher nebensächlich gehalten. Es scheint für die Medien völlig auszureichen, ein paar spektakuläre Bilder von unseren Helden im stressigen Auslandseinsatz zu erhalten, die gerade ein paar arme Kinder retten, um das allseits bekannte Klischee zu bedienen und damit Einschaltquoten zu sichern.

Natürlich ist es erstrebenswert, einen lokalen Standard der medizinischen Versorgung, der nicht ausreichend erscheint, langfristig anzuheben. Aber dies kann immer nur zusammen mit den einheimischen Kollegen geschehen, wenn man nachhaltig etwas verbessern will. Wer mit einem überhöhten Standard in das Katastrophengebiet kommt und mit ihm dort arbeitet, wird nach seinem Abzug ein geschädigtes Gesundheitssystem hinterlassen. Es muss dann befürchtet werden, dass dieser verschlechterten medizinischen Versorgung noch für längere Zeit Patienten zum Opfer fallen, auch wenn wir nie etwas davon erfahren werden, weil unsere Presse ihre Berichterstattung zu diesem Zeitpunkt längst eingestellt hat.

Der Wert und der langfristige Erfolg einer Hilfsoperation werden vor allem durch die Helfer und ihr Verhalten bestimmt, vor allem durch ihre Fähigkeit, sich mit den einheimischen Hilfskräften zusammenzutun, und nicht durch das Material oder die technischen Geräte. Nur das, was nach Katastrophen in Kooperation mit den einheimischen Helfern geleistet wird, hat eine gute Chance, auch nach Beendigung des Einsatzes weiter zu funktionieren. Daher ist auch in der Katastrophenhilfe ein Ansatz gefordert, der die Prinzipien der Entwicklungszusammenarbeit respektiert und anwendet. Wenn eine Hilfsoperation *für* die Opfer durchgeführt wird, dann werden wir sie zu passiven Empfängern und »Schlangestehern« machen. Wenn wir sie aber *mit* ihnen durchführen, ihnen sogar vermitteln können, dass wir sie bei ihrer Operation lediglich unterstützen, dann können wir davon ausgehen, dass auch nach unserer Abreise wirklich dauerhafte Verbesserungen zurückbleiben.

Damit die Zusammenarbeit mit den einheimischen Kräften möglich und von Anfang an fruchtbar sein kann, ist die richtige Einstellung und entsprechende Vorbereitung unserer Helfer unerlässlich. Nach meiner Erfahrung ist das Verhältnis zu einheimischen Partnern und Kollegen, die gemeinsame Arbeitsatmosphäre, entscheidend für den Erfolg oder Misserfolg der Hilfsoperation. Dieses Verhältnis wird dabei immer von unserem Auftreten geprägt, von unserem Verständnis für das, was wir da tun und vor allem wie wir es tun. Und ganz besonders von unserem Respekt für das, was unsere einheimischen Kollegen schon vor unserem Eintreffen geleistet haben.

Unsere Ausrüstung wird nach unserer Ankunft von den Partnern vor Ort zunächst einmal durchaus neugierig betrachtet. Ihr eigentliches Interesse gilt aber von Anfang an in erster Linie den Personen, die da bei ihnen auftauchen. Die Befürchtung, dass eine Invasion allwissender Retter bei ihnen gelandet ist, die in den nächsten Tagen alles, was sie bis dahin geleistet haben, niederwalzen werden, ist ihnen immer anzumerken. Dieses Misstrauen ist leider oft das Ergebnis schlechter Erfahrungen mit Helfern aus früheren Katastrophen. Manchmal haben sich bei den Einheimischen sogar schon in der Vergangenheit alte Vorurteile, die noch aus der Zeit der Missionare stammen, durch entsprechendes Verhalten der ausländischen Helfer bestätigt. Es wird also immer die erste und wichtigste Aufgabe der aus dem Ausland kommenden Helfer sein, diese Befürchtungen auszuräumen.

Wenn ich die letzten Jahre Revue passieren lasse, dann waren es bei den weniger gelungenen Einsätzen meist nur wenige Sätze, ein falscher Ton am falschen Ort oder einfach nur zwei Partner, die nicht zusammengepasst haben, die schließlich zu Schwierigkeiten geführt haben. Genau dasselbe gilt für die Einsätze, die sehr gut und fast von selbst gelaufen sind. Auch in diesen Fällen gab es meist Schlüsselszenen, einzelne Sätze oder auch gemeinsame Erlebnisse, die die Grundlage für eine gute Zusammenarbeit bildeten. Es waren Situationen, die klarmachten, dass wir alle am selben Strang zogen. Und manchmal waren es auch einfach nur Zufälle, die das Verhältnis der Hilfsteams zueinander mit einem Schlag radikal änderten.

Die Zusammenarbeit mit unseren Kollegen des Indischen Roten Kreuzes nach dem Erdbeben in Gujarat im Jahre 2001 war von Anfang an eigentlich problemlos. Ich bekam eine sehr nette Ärztin zur Seite gestellt, die mich zunächst sehr zurückhaltend und vorsichtig um alle Fettnäpfchen herumlotste. Sie tat das immer genau dann, wenn ich gerade im Begriff war hineinzutreten. Auch die anderen ausländischen Helfer wurden von ihren indischen Kollegen neugierig beobachtet. Sie arbeiteten alle sehr fleißig und schienen immer schon gespannt zu sein auf das, was wohl als Nächstes von den Ausländern kommen würde. Fragen stellten sie fast nie, und eigene Vorschläge waren von ihnen kaum zu hören, obwohl wir sie immer wieder dazu aufforderten. Die ganze Zusammenarbeit hatte in den ersten Tagen etwas Geschäftsmäßiges.

Wir bauten zusammen unser Krankenhaus auf einem großen Platz neben einer eingestürzten Schule auf, den ein Bulldozer drei Tage zuvor für uns freigeschoben hatte. Zwischen den schon stehenden Zelten liefen die heiligen Kühe und die Schweine über das Gelände. Die Inder schenkten ihnen kaum Beachtung und erklärten uns, dass nach ihrer hinduistischen Wiedergeburtslehre jedes Tier ein wiedergeborener Mensch, ein ehemaliger Nachbar oder ein Verwandter sein könne.

Die ersten Patienten wurden inzwischen schon in unserem Krankenhaus behandelt, und ein Bagger war gerade dabei, eine lange Grube auszuheben, weil wir dringend mehr Toiletten für die zunehmende Zahl von Patienten brauchten. Unsere indischen Helfer hatten Holz besorgt, und eine Gruppe von Freiwilligen war dabei, die Toilettenhäuschen zusammenzunageln, die dann später über die Grube gesetzt werden sollten. Am späten Nachmittag kam meine Kollegin zu mir und sagte mir, dass die Häuschen fertig seien. Da auch die Arbeiten an der Grube beendet waren, gingen wir zusammen zu den Freiwilligen, und ich bat sie, die Toilettenhäuschen auf Stützbalken über dem Graben zu platzieren. Sie sahen mich etwas ratlos an, und keiner rührte sich.

Meine indische Kollegin nahm mich daraufhin beiseite und erklärte mir, dass nur eine bestimmte Bevölkerungsgruppe, die man früher als die »Unberührbaren« bezeichnet hatte, mit Toiletten arbeiten dürfte. Zu dieser gehörten unsere Freiwilligen jedoch nicht. Bislang hatten sie reine Holzarbeiten ausgeführt, doch jetzt, nachdem die Häuschen zusammengenagelt waren, waren daraus Toiletten geworden, mit denen unsere Helfer gemäß der geltenden gesellschaftlichen Regeln nicht weiterarbeiten konnte, ohne »unrein« zu werden. Ich hatte verstanden und entschuldigte mich bei den Freiwilligen für mein unbedachtes Anliegen.

Wir setzten uns dann gemeinsam in einen Wagen und fuhren zu einer nahe gelegenen Müllkippe. Dort in der Nähe lebten die Menschen, die wir suchten. Sie erklärten sich sofort bereit, mit uns zu kommen und gegen ein Entgelt die Toilettenhäuschen aufzustellen.

Es dauerte keine zwei Stunden, bis alle Häuschen an ihrem Platz waren.

Am nächsten Morgen wurde ich von einem lauten Tumult geweckt. Ich kroch aus meinem Zelt und sah einen Menschenauflauf neben unseren neuen Toiletten. Meine Kollegin war auch schon geweckt worden. Sie war in eine dicke Decke gehüllt, schien erbärmlich zu frieren und wirkte ziemlich ratlos. Als ich näher kam, konnte ich das Malheur erkennen: Eines der Toilettenhäuschen war am Vorabend wohl nicht ganz perfekt festgemacht worden, und ein Schwein war in die Toilettengrube gefallen. Das Schwein quiekte zum Herzerweichen. Es hatte sich leider die Toilette ausgesucht, die zuvor am häufigsten genutzt worden war und steckte nun wirklich tief im Schlamassel.

Unsere ratlosen indischen Kollegen standen vor einem – für sie unlösbaren – Dilemma: Das Schwein konnte die Wiederverkörperung der kürzlich verstorbenen Schwiegermutter von irgendjemandem sein und musste allein deshalb unbedingt gerettet werden. Unglücklicherweise drohte es aber gerade in einer stinkenden Toilettengrube zu ertrinken, aus der es allein die Helfer vom Vortag befreien konnten. Die aber waren weit weg.

Noch bevor ich mich auf den Weg zur Müllkippe machen konnte, um unsere Helfer vom Vortag aufzusuchen, kamen einige meiner deutschen und österreichischen Kollegen, vom Aufruhr angelockt, hinzu. Sie grinsten nur, als sie das Problem begriffen hatten, und nahmen die Sache dann selbst in die Hand. In Europa waren drei von ihnen bei der Bergrettung aktiv, und schon nach wenigen Minuten hatten sie sich Stangen, Gurte und Seile besorgt. Unsere indischen Kollegen beobachteten neugierig und erleichtert, wie sie mit den Gerätschaften in der Grube zu hantieren begannen. Es dauerte keine fünf Minuten, bis sie gemeinsam und unter dem Applaus der Umstehenden das penetrant riechende Schwein aus der Grube ziehen konnten. Sie lösten die Gurte, das befreite Tier schüttelte sich einmal kräftig und rannte dann laut quiekend davon.

Meine indische Kollegin stand strahlend neben mir. »Weißt du«, sagte sie, »jetzt habe ich etwas verstanden. Es gibt also wirklich Situationen, bei denen ihr uns so richtig aus der Scheiße helfen könnt.«

Von diesem Augenblick an war das Verhältnis zu unseren indischen Kollegen schlagartig ein anderes. Die Beobachtungsphase war zu Ende. Sie machten Verbesserungsvorschläge, ergriffen eigene Initiativen und stellten Fragen. Wir hatten ein gemeinsames kleines Abenteuer erlebt und gut bestanden. Und unsere drei Bergretter wurden den ganzen Tag über gefeiert.

Natürlich war es nur eine zufällige Verkettung glücklicher Umstände, die diesen Wandel schließlich bewirkt hatte. Trotzdem glaube ich, dass es ganz entscheidend auf die Einstellung und das Auftreten der ausländischen Hilfsteams ankommt, damit solche Zufälle erst möglich werden. Und ich bin mir sicher, dass keine technische Ausrüstung, und sei sie auch noch so modern, so etwas jemals wird bewirken können. Feingefühl, Respekt und jede Menge Erfahrung sind immer die wesentlichen Voraussetzungen für einen erfolgreichen Einsatz im Rahmen der internationalen Katastrophenhilfe. Sie werden immer wichtiger bleiben als jede Technologie, die wir in einen derartigen Einsatz mitnehmen.

Die Hilfsorganisationen werden deshalb in Zukunft der entsprechenden Ausbildung und Vorbereitung ihrer Helfer mindestens dieselbe Bedeutung beimessen müssen wie der Beschaffung von teuren Gerätschaften. Bis heute wird dieser Aspekt von allen entsendenden Organisationen leider viel zu sehr vernachlässigt.

Kapitel 12

»Jeder Euro kommt bei den Betroffenen an ...«

Der Mythos von der schnellen und unbürokratischen Hilfe

Wer für eine Katastrophe spendet, der möchte – zu Recht – die Gewissheit haben, dass seine Spende tatsächlich den Opfern zugutekommt und nicht etwa in dubiosen Kanälen versickert. Immer wieder aber kommt es leider zu Vorfällen, die das Vertrauen der Öffentlichkeit in die Hilfsorganisationen und deren verantwortungsvollen Umgang mit den gespendeten Geldern erschüttern.

Ich selbst habe erlebt, wie etwa eine Woche, nachdem wir unser Feldkrankenhaus nach dem Erdbeben im indischen Bhuj im Jahr 2001 aufgebaut hatten, plötzlich drei Ärzte aus Hamburg bei uns auftauchten. Sie waren über eine Zeitungsanzeige von einer kleinen und mir bis dahin völlig unbekannten Organisation für den Einsatz im Erdbebengebiet angeworben und einige Tage zuvor mit großer Medienpräsenz auf dem Flughafen in Deutschland verabschiedet worden. In Bombay angekommen, standen sie zunächst völlig alleine – von den Vertretern der Organisation, die sie dort abholen sollten, keine Spur. Alle Versuche, die Hilfsorganisation irgendwo im Lande ausfindig zu machen, blieben ohne Erfolg. Es gab diese Organisation überhaupt nicht in Indien, und der von der Organisation geplante Einsatz der Kollegen bestand offensichtlich lediglich darin, diese medienwirksam auf einem deutschen Flughafen zu verabschieden. Ein derartiger, fast schon krimineller Umgang mit Spendengeldern gerät wegen seines Skandalwertes wieder zu einem Medienereignis, das dann leider sehr oft und pauschal alle Hilfsorganisationen in Misskredit bringt.

Um solchem Misstrauen entgegenzuwirken und die eventuellen

Vorbehalte potenzieller Spender zu zerstreuen, sind seriöse Hilfsorganisationen stets bemüht zu betonen, dass von den bei ihnen eingegangenen Spenden »jeder Euro den Betroffenen ganz direkt zugutekommt«. Das ist allerdings ein sehr gewagtes Versprechen, das niemals konsequent eingelöst werden kann. Und zwar vor allem deshalb, weil die in der öffentlichen Wahrnehmung vermeintlich direkte Hilfe nicht immer die effektivste und beste Hilfe ist.

Es war ebenfalls nach dem Erdbeben im indischen Bhuj, als eines Tages ein indischer Arzt zu mir kam, der schon seit vielen Jahren in Deutschland lebt und arbeitet und der in das Katastrophengebiet geflogen war, um seinen Landsleuten ganz unmittelbar zu helfen. In Deutschland war Geld gesammelt worden und man hatte ihn losgeschickt mit dem Wunsch, das Geld den Bedürftigsten direkt zukommen zu lassen. Man war davon ausgegangen, dass er als Einheimischer hierzu wohl die besten Möglichkeiten hätte. Seine Versuche in den vergangenen Tagen, das Geld direkt an die Menschen auf den Straßen zu verteilen, hatten ihn selbst nicht überzeugt. Als er in meinem Zelt ankam, hatte er eine Gürteltasche umgebunden, die noch immer bis an den Rand mit Dollarnoten gefüllt war, und er fragte mich, wie er diesen Vorsatz denn am besten umsetzen könne. Wir saßen lange zusammen und diskutierten sein Problem, schließlich konnte er nicht einfach weiter auf den Marktplatz gehen und die Geldscheine willkürlich verteilen. Der Geldsegen hätte auf diese Weise kaum diejenigen erreicht, die die Hilfe am nötigsten brauchten, sondern nur die Stärksten und Durchsetzungsfähigsten, also die, die es am besten schafften, sich in einer Schlange ganz vorne zu platzieren. So fuhr er also jeden Tag hinaus in die zerstörten Dörfer auf der Suche nach einer sinnvollen und gerechten Lösung. Da er nicht unbegrenzt lange vor Ort bleiben konnte, drängte irgendwann die Zeit. Er entschied sich schließlich, für ein zerstörtes Dorf einen Generator und eine Wasserpumpe zu kaufen, um die Wasserversorgung sicherzustellen. Wie das Material gewartet werden und wem es dann letztendlich gehören sollte, konnte in der Kürze der Zeit nicht mehr geklärt werden. Als der Arzt wieder nach

Deutschland zurückfuhr, hatte er nicht das Gefühl, den Anspruch, mit dem er angereist war, tatsächlich erfüllt zu haben.

Einen ganz erheblichen Anteil der Kosten eines Einsatzes in einem Katastrophengebiet machen die Kosten für das Personal aus, das von den Hilfsorganisationen in das Katastrophengebiet geflogen wird. Neben den Reisekosten fallen ganz erhebliche Beträge für Versicherungen, Impfungen, Verpflegung, Unterkunft und auch für die monatliche Entschädigung der Helfer an. Und wenn man von diesen Helfern sinnvolle und effektive Arbeit vor Ort erwartet, dann muss auch Geld für ihre Ausbildung und Vorbereitung ausgegeben werden.

Wenn Teams in den Auslandseinsatz geschickt werden, fallen diese Kosten auf jeden Fall an, und meist sind die monatlichen Ausgaben für unsere Helfer deutlich höher als das, was ein Einheimischer in einem ganzen Jahr verdient. Bei diesen regelmäßigen Kosten ist es nicht sehr wesentlich, ob es sich bei dem Helfer um einen Neuling oder um einen sehr erfahrenen Katastrophenhelfer handelt. Die entsendende Organisation muss im Einsatz für beide in etwa den gleichen monatlichen Betrag aufwenden.

Wenn der Spender Wert darauf legt, dass die von ihm mitfinanzierte Hilfsoperation von erfahrenen und gut vorbereiteten Teams durchgeführt wird, dann muss er auch in Kauf nehmen, dass diese Ausbildung Geld kostet, das den gerade betroffenen Katastrophenopfern nicht gleich und unmittelbar zugutekommen kann. Die Ausbildung und die Vorbereitung der Helfer können sich immer erst in der Zukunft auf die Arbeit vor Ort auswirken, sind dort dann aber ganz entscheidend. Eine gute Vorbereitung der Helfer ist eine Investition, die sich in der Zukunft durch bessere und sinnvollere Hilfsoperationen mehr als bezahlt macht. Gut ausgebildete Helfer können am ehesten gewährleisten, dass möglichst viele der gespendeten Euros in sinnvollen und nachhaltigen Hilfsprojekten ausgegeben werden. Für mich ist inzwischen unstrittig, dass der Einsatz eines nicht vorbereiteten Helfers in einem Katastrophengebiet meist eine wirkliche Verschwendung von Spendengeldern ist.

Es bleibt hier also nochmals festzuhalten, dass ohne gute Vorbereitung und auch ohne eine entsprechende Verwaltung keine sinnvolle Katastrophenhilfe geleistet werden kann. Die Öffentlichkeit und die potenziellen Spender haben durchaus eine Möglichkeit, das von den Hilfsorganisationen einzufordern, indem sie sich vor ihrer Spende erkundigen, wie professionell die einzelnen Helfer vorbereitet werden, um die Spendengelder effektiv und effizient auszugeben. Wer wirklich sicher sein möchte, dass Spendengelder sinnvoll von ausgebildeten Fachleuten ausgegeben werden, kann den Hilfsorganisationen ganz direkt Mittel zukommen lassen, die ausdrücklich für die Ausbildung der Helfer verwendet werden müssen.

Da selbst die großen Hilfsorganisationen bisher noch sehr zögerlich sind, sich zu der begonnenen Professionalisierung ihrer Einsätze zu bekennen, sollten die Öffentlichkeit und auch die Medien in Zukunft mehr auf den Einsatz von Fachleuten in der internationalen Katastrophenhilfe achten und ihn sogar einfordern.

Von diesen Fachleuten in den Katastrophengebieten kann man dann erwarten, dass sie in der Lage sind, schnelle und sinnvolle Entscheidungen zu treffen, die den Opfern von Katastrophen möglichst effektiv aus ihrer misslichen Lage helfen. Hierbei steht selten eine schnelle und ideale Lösung für die anstehenden Probleme zur Verfügung, und noch viel weniger die Zeit, um auf die perfekte Lösung zu warten. Die Ersthelfer bewegen sich also stets auf einem sehr schmalen Grat, der einerseits dem Zeitdruck und andererseits der Wirtschaftlichkeit gerecht werden muss. Auf diese Situationen müssen die Organisationen die Experten vorbereiten, um sich damit das Vertrauen der Spender zu verdienen. Mit Sicherheit wird keiner der erfahrenen Helfer jemals behaupten, dass in derartigen Situationen jeder gespendete Euro »direkt und unmittelbar bei den Opfern ankommt«.

Die Dringlichkeit der erforderlichen Maßnahmen ist es vor allem, die die Helfer vor die größten Herausforderungen stellt. Meist reicht die Zeit nicht aus, um auf eine ideale oder auch kostengünstige Lösung der anstehenden Probleme zu warten, sodass zum

Wohle der Opfer mitunter kostspieligere Alternativen akzeptiert werden müssen, um zumindest vorläufig das Schlimmste zu verhindern. Dies kommt der Vorstellung der Spender von der »schnellen und unbürokratischen Hilfe« in der Tat am nächsten.

Für dringende medizinische Hilfsmaßnahmen haben wir in Deutschland klare und eindeutige Standards, auf deren Einhaltung im Notfall wir ganz selbstverständlich bestehen. Im Regelfall sollte ein Rettungswagen bei uns nach spätestens zehn Minuten vor Ort sein, wenn irgendwo ein schwerer Unfall passiert ist. Jeder Schwerverletzte kann bei uns sicher sein, dass schnellstmöglich alles getan wird, um ihm zu helfen, und zwar ohne dass in dieser Situation die möglicherweise anfallenden Kosten diskutiert werden. Dies soll nun keineswegs ein Plädoyer für Geldverschwendung bei internationalen Hilfseinsätzen werden. Es soll aber klargemacht werden, dass der Anspruch, nach internationalen Katastrophen schnell und unbürokratisch zu helfen, durchaus Geld kosten kann. Dies klarzumachen, ist auch eine Aufgabe der Hilfsorganisationen, welcher sie zurzeit nicht immer sehr engagiert nachkommen. Nach meiner Erfahrung kann man hierbei mit sehr viel Verständnis bei den Spendern rechnen, wenn man sich bemüht, die klischeehaften Darstellungen in den Medien durch realistische Berichte zu ergänzen.

Als wir 1996 während einer Impfkampagne in der Wüste im nigerianischen Norden mit einem kleinen Konvoi unterwegs waren, wurden wir an einer Straßensperre von bewaffneten und nicht mehr ganz nüchternen Soldaten gestoppt, die von uns die Zahlung von 50 US-Dollar für die Weiterfahrt verlangten. Wir hatten Impfstoff mit einem Gesamtwert von knapp 150 000 Euro dabei, der in Kühltaschen verpackt war, in denen er nach unseren Berechnungen noch weitere vier Stunden ausreichend gekühlt sein würde. Danach musste die Kühlkette als unterbrochen gelten, und der Impfstoff wäre nicht mehr verwendbar gewesen. Vor uns lagen noch mindestens zwei Stunden Fahrt, wenn nichts Unerwartetes dazwischenkam. Die Soldaten wurden allmählich unfreundlicher, und unsere

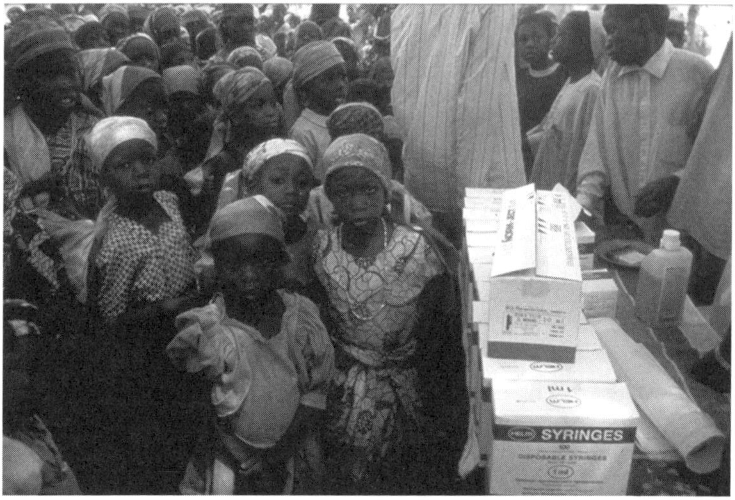

Abbildung 8: Vorbereitungen für die Impfkampagne gegen Hirnhautentzündung in Nordnigeria, April 1996.

Erklärungen interessierten sie überhaupt nicht. Sie unterstrichen ihre Forderung mit ihren Kalaschnikows, und bald war die Situation so unangenehm, dass ich ernsthaft begann, mir Sorgen zu machen. Ich bezahlte also die 50 US-Dollar und war sehr erleichtert, als ich nicht mehr in eine Gewehrmündung schauen musste. Eine Quittung für diese 50 US-Dollar hätte ich von den Soldaten sicher nicht bekommen. So habe ich es vorgezogen, erst gar nicht danach zu fragen, sondern mit dem Impfstoff möglichst schnell das Weite zu suchen.

Man kann kaum behaupten, dass diese 50 US-Dollar unmittelbar den Bedürftigen vor Ort zugutegekommen waren. Dennoch war es eine notwendige Ausgabe, um sicherzustellen, dass der Impfstoff, den 100 000 Menschen dringend benötigten, sie auch erreichen würde. Wenn ich diese Geschichte im Rahmen eines Vortrages erzähle, dann treffe ich immer auf Verständnis für diese Vorgehensweise. Doch sie zeigt, wie schwierig, wenn nicht unmöglich es ist, den Spendern zu garantieren, dass jeder Euro wirklich ausschließlich und direkt den Opfern zukommt. Es ist nämlich nicht immer einfach, bei dem Versuch, flexibel auf die Erfordernisse nach einer Katastrophe zu reagieren, die Dringlichkeit und die gebotene Sparsamkeit unter einen Hut zu bekommen.

Bei diesem Einsatz in Nigeria hatten wir es innerhalb weniger Tage geschafft, 50 Impfteams mit einheimischen Helfern auszubilden und zusammenzustellen, die zwei Tage später mit einer großen Impfkampagne im ganzen Land beginnen sollten. Jedes dieser Teams bestand aus fünf Personen und wurde von einem Teamleiter geführt.

Als wir am Abend zusammensaßen und die logistischen Pläne noch einmal durchsprachen, wurden wir von den Teamleitern gefragt, wie sie denn eigentlich zwei Tage später in die verschiedenen Dörfer kommen sollten. Ich erschrak. Bei all der Hektik und den Aktivitäten der letzten Tage hatten wir die Frage des Transports ganz einfach vergessen. Die Entfernungen, die von den Teams bei der geplanten Impfaktion zurückgelegt werden mussten, betrugen häufig 150 Kilometer und mehr pro Tag. Wir hatten aus Deutschland nur zwei geländegängige Fahrzeuge mitgebracht. Das würde sicher nicht ausreichen, um alle Impfteams in die verschiedenen Dörfer zu bringen. Ich fragte also die Teamleiter, was es wohl kosten würde, hier direkt vor Ort ein Auto zu mieten. Sie waren sich alle einig, dass man für 10 US-Dollar einen ausreichend großen Pkw mit Fahrer und Benzin bekommen könnte, der ein solches Impfteam einen Tag lang fahren würde. Ich gab daraufhin jedem der Teamleiter 10 US-Dollar, ließ mir die entsprechenden Quittungen von ihnen unterschreiben und bat sie, am übernächsten Vormittag mit einem Fahrzeug und Fahrer wieder hierherzukommen. Zwei Tage später standen sie alle wie verabredet mit ihren fahrbaren Untersätzen da. Viele der Autos sahen ausgesprochen abenteuerlich aus. Bei einigen fehlten alle Türen, gelegentlich auch die Scheiben. Die Kartons mit dem Impfmaterial wurden mit langen Schnüren auf den Dächern der Autos festgebunden, sodass bei manchen der Fahrzeuge die vorhandenen Türen nicht mehr geöffnet werden konnten. Die Teams stiegen dann einfach durch eines der Fenster ein.

Alle Teamleiter hatten also ein Fahrzeug besorgt, und kein einziger war mit seinen Dollars verschwunden. Bis auf zwei der Teams kehrten am Abend auch alle wieder zurück. Später stellte sich heraus, dass bei einem der vermissten Fahrzeuge eine Panne aufgetreten war und dass das zweite Team sich entschlossen hatte, die Nacht in einem der weit entfernten Dörfer zu verbringen, da es nicht rechtzeitig mit ihren Impfungen fertig geworden war.

Um den bürokratischen Aufwand zu verringern, wurden am nächsten Tag 70 US-Dollar an die Teamleiter ausgezahlt, damit sie die Miete für die Fahrzeuge gleich für die ganze nächste Woche bezahlen konnten. Auch dieses Mal verschwand keiner. Wie verabredet standen alle am nächsten Vormittag wieder bereit, um die Fahrzeuge zu beladen und die Impfaktion fortzusetzen.

Inzwischen war auch ein Journalist aus Deutschland eingetroffen, der sich angenehm viel Zeit nahm, um diese Hilfsoperation zu verstehen. Umso überraschter war ich, als er mich eines Abends fragte, was ich denn gegen die Veruntreuung der Spendengelder zu tun gedenke. Ich wusste zunächst überhaupt nicht, wovon er sprach. Er erklärte mir, dass er herausgefunden hätte, dass die Teamleiter der Impfteams mit ihren Fahrern eine sehr problematische Regelung getroffen hätten. Sie hätten die Autos und die Fahrer angeblich für eine komplette Woche gemietet, ihnen dafür aber lediglich 60 US-Dollar anstatt der erhaltenen 70 US-Dollar bezahlt. 10 US-Dollar pro Woche hatten sich die Teams also in die eigene Tasche gesteckt. Und das waren nun einmal Spendengelder. Ich war mir zunächst nicht sicher, wie ich mit dieser Situation umgehen sollte.

Zur selben Zeit arbeitete nur noch eine weitere Hilfsorganisation in diesem Gebiet, zu der wir einen sehr guten Kontakt hatten. Wir trafen uns regelmäßig, und die Koordination und die Absprache funktionierten ausgesprochen reibungslos. Ich erkundigte mich bei ihnen, wie sie das Transportproblem der Impfteams gelöst hatten. Nun hatte diese Organisation für ihre Hilfsoperation mehr als 70 ausländische Helfer nach Nigeria geschickt. Zwei dieser Helfer waren ganz ausschließlich für die Organisation und die Abrechnung der Transporte zuständig. Da unser Team aus nur fünf Mitgliedern bestand, musste diese Aufgabe bei uns nebenher erledigt werden und war daher zunächst vergessen worden. Als ich erfuhr, dass die Kollegen der anderen Hilfsorganisation einen Preis von 35 US-Dollar pro Fahrzeug und Tag ausgehandelt hatten, war ich in der Tat etwas erleichtert. Ich schickte unseren Journalisten zu ihnen, um sich ihre Art der Transportorganisation und -bezahlung erklären zu lassen. Als er zurückkam, fragte ich ihn, ob er immer noch der Meinung sei, dass ich etwas gegen die Veruntreuung von Spendengeldern tun müsse. »Vergiss es«, sagte er, »ihr kommt immer noch deutlich billiger weg.« Wir hatten in dem Fall sicherlich Glück gehabt, dass unsere einheimischen Helfer günstiger verhandeln konnten, als es einem Ausländer jemals möglich sein wird, und wir so trotz der von den Teams abgezweigten Gelder einen besseren Fahrpreis erzielen konnten als die andere Organisation. Dies zeigt, dass effektiver und unbürokratischer Einsatz von Hilfsmitteln nicht immer auf den ersten Blick mit unseren oberflächlichen Maßstäben beurteilt werden kann.

Es wird bei diesen Einsätzen unmittelbar nach Katastrophen immer eine Grauzone geben, in der die eine oder andere Entscheidung nur mit mehr oder weniger großen Bauchschmerzen gefällt werden kann. Wenn wir dies den Spendern wirklich erklären, werden wir sicherlich in den meisten Fällen auf ihr Verständnis hoffen können. Es wäre allerdings sehr naiv, davon auszugehen, dass wir in einem Katastrophengebiet arbeiten können, ohne immer wieder vor problematische Entscheidungen gestellt zu werden.

Hierzu gehört ganz sicher auch das offene Eingeständnis der Hilfsorganisationen, dass in derartigen Situationen mitunter Entscheidungen getroffen werden, die sich im Nachhinein als falsch herausstellen. Die Öffentlichkeit wird derartige Fehler umso eher akzeptieren, wenn man sie über die wirklichen Gegebenheiten in den

Katastrophengebieten realistisch informiert und nicht immer nur das Klischee der Helden ohne Fehl und Tadel pflegt. Sie wird es vor allem dann akzeptieren, wenn sie das Gefühl hat, dass aus diesen Fehlern die notwendigen Schlüsse gezogen werden, um sie in Zukunft möglichst zu vermeiden.

Große Katastrophen, die die Medien ausgiebig bearbeiten, locken immer wieder auch zwielichtige Gestalten und Organisationen an, die für sich einen Anteil der enormen Spendengelder, die bei derartigen Ereignissen fließen, abzweigen wollen. Im Falle des Tsunami wurden die privaten Spenden in der Jahresbilanz der »Partnerschaftshilfe Fluthilfe« durch die Sonderbeauftragte Christina Rau alleine für Deutschland mit 670 Millionen Euro angegeben. Die in den letzten Jahren deutliche Zunahme von Akteuren in der internationalen Katastrophenhilfe hat den Wettbewerb der Organisationen um diese enormen Geldmittel deutlich verschärft. Wegen der chaotischen Situation, die nach großen Katastrophen entsteht, und dem Wunsch, »schnell und unbürokratisch« zu helfen, ist eine wirkliche Transparenz der Mittelverwendung kaum gewährleistet. Es liegt also in erster Linie in der Verantwortung der Hilfsorganisationen selbst, in der Bevölkerung das nötige Vertrauen zu schaffen und nachvollziehbar darzustellen, wie die Spendengelder verwendet werden. Eine große Hilfestellung bietet in dieser Frage das Deutsche Zentralinstitut für soziale Fragen (DZI), das auf Antrag der Hilfsorganisationen ein sogenanntes Spenden-Siegel vergibt, das für die Spender zumindest eine erste Entscheidungshilfe sein kann. Mit diesem Spenden-Siegel wird den Organisationen eine »zweckgerichtete, sparsame und wirtschaftliche Verwendung der Spendenmittel«, eine »eindeutige und nachvollziehbare Rechnungslegung« sowie eine »wahre und sachliche Spendenwerbung« bestätigt.

Jeder kritische Spender hat selbst die Möglichkeit, beim DZI Anfragen zur Förderungswürdigkeit bestimmter Organisationen zu stellen. Die Anfragenden werden außerdem zweimal jährlich in einem »Spenden-Siegel-Bulletin« darüber informiert, welchen Organisationen das Spenden-Siegel zuerkannt wurde. Eine solche Anfrage kann also für den Spender sehr hilfreich sein, wenn er einen Missbrauch seiner Spendengelder vermeiden möchte. All die Organisationen, die das Spenden-Siegel verliehen bekommen haben, werden mit dem Versprechen, dass jeder einzelne Euro ganz direkt bei den Katastrophenopfern ankommt, allerdings sehr vorsichtig sein, da auch dieses Spenden-Siegel nur gegen eine Gebühr verliehen wird, die in der Regel einen vierstelligen Eurobetrag ausmacht. Und von diesem Betrag wird man ja nicht behaupten können, dass er den Katastrophenopfern ganz direkt zugutekommt.

Mit diesem Spenden-Siegel wird lediglich die satzungsgemäße Verwendung der gesammelten Gelder überprüft und bestätigt. Bei dieser Überprüfung spielen die Verwaltungs- und Werbungskosten, die die Hilfsorganisationen geltend machen, die größte Rolle. Als Kriterium für die Verleihung des Siegels wird hierbei davon ausgegangen, dass Werbe- und Verwaltungsausgaben, die mehr als 35 Prozent der Gesamtausgaben betragen, nicht mehr vertretbar sind. Als Werbe- und Verwaltungsausgaben werden dabei solche Kosten angesehen, die den in der Satzung genannten Zwecken nicht mehr unmittelbar inhaltlich zugeordnet werden können. Auch wenn es hierbei sicherlich eine gewisse Grauzone gibt, kann der Spender doch zumindest davon ausgehen, dass die Bewertungskriterien bei allen Organisationen in derselben Weise zur Anwendung kommen, sodass zumindest eine direkte Vergleichbarkeit gegeben ist.

Selbst das DZI weist ausdrücklich darauf hin, dass die eigentliche Hilfsoperation, ihre Nachhaltigkeit und dementsprechend auch die Effizienz der Katastrophenhilfe vor Ort von ihr nicht überprüft und bewertet werden können. Das Spenden-Siegel hat also nicht den Anspruch, die Qualität oder auch nur die Sinnhaftigkeit von Hilfsoperationen zu bewerten.

Hier muss sich der Interessierte ganz direkt an die einzelnen Organisationen wenden, wenn er sich ein klareres Bild verschaffen möchte. Um in der Öffentlichkeit Vertrauen zu schaffen, versenden einige der großen Organisationen inzwischen regelmäßig Berichte und Informationen an ihre Spender, um sie über die durchgeführten Hilfsprojekte auf dem Laufenden zu halten. Auch hierbei muss natürlich bedacht werden, dass derartige Kampagnen einen ganz erheblichen Kostenfaktor darstellen und dass die hierzu verwendeten Mittel also ebenfalls nicht ganz unmittelbar den Katastrophenopfern zugutekommen. Trotzdem ist es sicher sinnvoll, wenn der Spender bei der Organisation, die er unterstützt, auf Transparenz besteht. Er sollte sich allerdings darüber im Klaren sein, dass diese Transparenz Geld kostet. Eine für alle Beteiligten deutlich günstigere Alternative ist heutzutage das Internet. Nahezu alle Organisationen haben inzwischen ihre eigenen Webseiten, auf denen Informationen über laufende Hilfsoperationen abgerufen werden können. Ein kritischer Blick ist dabei gerechtfertigt, da diese Seiten einen Teil der Öffentlichkeitsarbeit der Hilfsorganisationen darstellen und somit am ehesten als Werbeschriften verstanden werden müssen.

An dieser Stelle ist es interessant, auch das Auftreten von Armeen in Katastrophengebieten einmal nach den oben diskutierten Kriterien zu betrachten. Es erscheint mir zweifelhaft, ob diese Einsätze den Kriterien, die für die Vergabe des Spenden-Siegels angewandt werden, wirklich gerecht werden können. Die Ausgaben, die bei diesen Einsätzen anfallen, liegen regelmäßig um ein Zigfaches über denen der Hilfsorganisationen. Da die Gelder, die hierbei ausgegeben werden, aber Steuergelder sind, die letztlich auch von der spendenden Bevölkerung bezahlt werden, ist es durchaus angebracht, auch in diesen Fallen hin und wieder die Frage nach einer »zweckgerichteten, sparsamen und wirtschaftlichen Verwendung« der eingesetzten Mittel zu stellen und sich zu fragen, welcher Anteil dieser Kosten den Katastrophenopfern wirklich direkt zugutekommt, selbst wenn wir uns alle darüber im Klaren sind, dass mit diesen Einsätzen durch das Militär immer ein ganz erheblicher außen- und innenpolitischer Imagegewinn angestrebt wird, der sich nicht in exakten Eurobeträgen beziffern lässt.

So verständlich der Wunsch der Spender sein mag, dass ihre Beiträge ohne jeglichen Abzug direkt bei den Bedürftigen ankommen, so unrealistisch ist leider auch die Umsetzung dieses Anspruches, und eine Organisation, die Derartiges verspricht, setzt sich dem Verdacht aus, nicht wirklich seriös oder zumindest nicht professionell zu arbeiten. Trotzdem wird immer mal wieder der Versuch gemacht, dieses Ziel ganz direkt umzusetzen.

Wenn wir wirklich wollen, dass die gespendeten Gelder für die Katastrophenhilfe eine lohnende Investition für die Betroffenen werden, dann müssen wir auch bei unseren allzu oft hektischen Einsätzen die Prinzipien der »Hilfe zur Selbsthilfe« gelten lassen und umzusetzen versuchen. Es sollte nicht nur darauf ankommen, wo jeder gespendete Euro letztendlich ankommt, sondern mindestens genauso sehr darauf, welche langfristigen Wirkungen mit ihm erzielt werden können.

Wenn es uns tatsächlich darum geht, den Überlebenden nach Katastrophen sinnvoll zu helfen, dann muss diese Hilfe so angelegt sein, dass sie langfristig wirkt. Nur die Hilfe, die wir mit den Menschen vor Ort zusammen leisten, wird in der Zukunft von ihnen auch fortgeführt werden können. Nur mit einem derartigen Ansatz werden die sehr kostenintensiven Hilfsmaßnahmen nach Katastrophen zu einer langfristig wirkenden Investition für die Betroffenen. Die Aufgabenstellung darf sich nicht darauf beschränken, möglichst schnell in den Katastrophengebieten aktiv zu werden. Sie muss genauso die Frage einbeziehen, was nach dem Abzug der ausländischen Helfer im Lande zurückbleibt. Das Ziel muss sein, die von der Katastrophe betroffene Bevölkerung in die Lage zu versetzen, auf ein ähnliches Ereignis in Zukunft schneller und besser reagieren zu können, als dies vor der Hilfsoperation der Fall war.

Als wir in der überschwemmten peruanischen Weinstadt Ica unsere Wasseraufbereitungsanlage aufgebaut hatten und mit der Verteilung des Trinkwassers begannen, stieß dies auf sehr großes Interesse bei den peruanischen Medien. Die Anlage, die wir hier nutzten, war die erste ihrer Art in ganz Lateinamerika, und wir konnten mit der Hilfe von 25 sehr engagierten einheimischen Freiwilligen fast 100 000 Liter Trinkwasser pro Tag zur Verfügung stellen und an die Bevölkerung verteilen. Nach einer knappen Woche kam ein Fernsehsender aus Lima zu uns, um über unsere gemeinsame Arbeit zu berichten. Die Journalistin war sehr gut vorbereitet und rechnete uns vor, dass wir mit all den Kosten, die bisher für diesen Einsatz entstanden waren, im Augenblick das teuerste Trinkwasser verteilten, das jemals in Lateinamerika getrunken worden ist. Sie errechnete einen Literpreis von gut 1 Euro für das Wasser, das wir bis zu dem Zeitpunkt verteilt hatten. Und sie hatte mit ihrer Rechnung Recht. Allerdings war sie fair genug, diese Rechnung für eine Laufzeit der Anlage von einem Monat zu machen. Der kalkulierte Literpreis würde dann auf 18 Cent abgesunken sein. Unsere einheimischen Kollegen waren schon nach drei Wochen in der Lage, die Anlage ohne unsere Hilfe weiter zu betreiben, sodass wir uns entschlossen, mit unserem fünfköpfigen Team nach Deutschland zurückzufliegen. Auch dadurch konnten die laufenden Kosten der Anlage noch einmal drastisch gesenkt werden. Als der Einsatz in Ica nach sechs Wochen beendet und die Wasserleitungen in der Stadt wieder repariert waren, wurde die Anlage von den peruanischen Helfern gereinigt, abgebaut und in Ica eingelagert. Nur vier Wochen später kam es im Norden Perus zu heftigen Überschwemmungen, und die Anlage wurde dort gleich wieder zur Trinkwasseraufbereitung eingesetzt. Am Ende dieses Einsatzes lag der kalkulierte Literpreis der Anlage noch bei etwas mehr als 7 Cent.

Als wieder zwei Monate später der Hurrican Mitch in Mittelamerika wütete, kam die Anlage für mehr als drei Monate erneut zum Einsatz. Auch diesmal wurde sie von unseren peruanischen Kollegen betrieben, die sich inzwischen zu echten Fachleuten entwickelt hatten. Die Journalistin aus Lima war in der Zwischenzeit an dem Thema drangeblieben und beglückwünschte die Helfer ausdrücklich dazu, dass sie gutes und gesundes Trinkwasser verteilten, das pro Liter inzwischen deutlich weniger als 3 Cent kostete. Und mit jedem Tag, an dem diese Anlage weiter betrieben wurde, würde der Preis weiter sinken.

Auch wenn wir das Auftreten von Katastrophen niemals ganz werden verhindern können, so steht doch völlig außer Frage, dass

Vorbeugung oder Vorsorge in all diesen Fällen immer weitaus kostengünstiger sein wird als jede Art von Katastrophenhilfe danach. Jeder Euro, der in nachhaltige Entwicklung investiert wird, trägt gleichzeitig dazu bei, dass Katastrophen entweder verhindert oder zumindest in ihren Auswirkungen deutlich abgeschwächt werden können. Gesellschaftliche und wirtschaftliche Entwicklung ist also nach wie vor die beste und die bei weitem kostengünstigste Katastrophenvorsorge überhaupt.

Wie wir in Zukunft noch besser helfen können

Die Bilder, die in unseren Massenmedien von Katastrophen und von den nachfolgenden Hilfsoperationen verbreitet werden, sind irreführend und fördern damit immer häufiger völlig unrealistische Erwartungen in der Öffentlichkeit.

Weder sind die Überlebenden von Katastrophen hilflos und apathisch, noch sind unsere Hilfsteams jemals die ersten Helfer vor Ort. Helden und Supermänner stören eher, wenn es darum geht, mühsam und mit den lokalen Helfern abgestimmt die zerstörte Infrastruktur möglichst schnell wieder einigermaßen in Gang zu bekommen. Von den Menschen, die bei den Katastrophen der letzten Jahrzehnte ums Leben kamen, stellte kein einziger eine wirkliche Seuchengefahr für die Überlebenden dar, obwohl unsere Medien diese Schlagzeile nach wie vor in fetten Buchstaben drucken.

Vor allem wird nicht jede Hand und die neueste Technik in einem Katastrophengebiet gebraucht, sondern vor allem Köpfe, Erfahrungen, Einfühlungsvermögen, Respekt und Zuversicht. Und dazu jede Menge Bescheidenheit und Offenheit.

Hilfe wird nicht dadurch »humanitär«, dass wir in den Katastrophengebieten wie »Rettungsrambos« einfallen und mit Hightech-Geräten spielen, sondern durch unser Auftreten und die Bereitschaft, mit den Überlebenden zusammenzuarbeiten und ihnen dabei zu helfen, die Katastrophe in ihrem Land nach ihren Vorgaben zu überwinden. Wenn wir dabei noch eigene Interessen hintanstellen können, hat unsere Hilfe das Attribut »humanitär« wirklich verdient. Es ist also in erster Linie eine Frage unserer Einstellung und kaum eine Frage von Material.

Das Image der humanitären Helfer in den Katastrophengebieten bedarf dringend einer Korrektur. Für die Opfer von Katastrophen geht es um viel zu viel, als dass Hilfsoperationen als Pausenfüller zwischen den Werbeblöcken im Quotenfernsehen missbraucht werden dürfen.

Der Frust über Hilfsoperationen, die den übersteigerten Erwartungen nicht entsprechen können, entlädt sich besonders bei bewaffneten Konflikten oft in dem fatalistischen Vorwurf, dass humanitäre Hilfe doch nur den Konflikt und damit das Leiden der betroffenen Bevölkerung verlängere und ansonsten wenig Positives bewirke. Die Schlagzeile »Humanitäre Hilfe verlängert nur die Konflikte und das Leiden« ist für mich die klassische Stammtischparole der Medien mit den fetten roten Überschriften. Sie suggeriert, dass allen Opfern am besten geholfen wäre, wenn wir sie ganz einfach sterben ließen, ohne uns einzumischen, und es gibt für mich keinen Satz, für den die Bezeichnung »Totschlagargument« zutreffender wäre. Ganz selbstverständlich wird hier davon ausgegangen, dass die Betroffenen selbst schuld sind an dem Schlamassel, in dem sie stecken und der ihr Leben gerade bedroht. Und damit haben sie für die Anhänger der einfachen Stammtischlösungen jeden Anspruch auf Hilfe verwirkt.

Natürlich bin ich mir darüber im Klaren, dass die Opfer von Katastrophen und bewaffneten Konflikten nicht ausnahmslos kleine unschuldige Kinder mit großen, traurigen Augen, einer reinen Seele und einem vollkommen blanken Gewissen sind. Viele von ihnen tragen ohne Zweifel ein gehöriges Maß an Verantwortung für die Situation, in der sie stecken.

Auffällig ist allerdings, dass diese Stammtischparole nur selten für vergleichbare Situationen bei uns in Europa verwendet wird, während sie bei lang anhaltenden Konflikten in der sogenannten Dritten Welt fast schon zum Standardrepertoire der Boulevardpresse gehört. Dabei ist es unbestritten, dass auch bei uns der langjährige Raucher mit Lungenkrebs, der Übergewichtige mit einem Herzinfarkt oder der verunglückte Raser auf der Autobahn ebenfalls eine gehörige Portion an Verantwortung für seine missliche Situation trägt. Ganz abgesehen von dem Junkie, der sich auf der Bahnhofstoilette einen Schuss gesetzt hat, der ihn umzubringen droht.

Doch wir alle haben hier in Europa einen garantierten Anspruch auf sofortige Hilfe, ob wir selbst schuld sind an der Situation, in der wir stecken, oder nicht. Und wir halten diesen Anspruch für ganz selbstverständlich.

Genauso selbstverständlich, wie die meisten von uns spontan in ein Schwimmbecken springen würden, wenn dort ein Kind unterzugehen droht, oder wie wir einer alten Dame wieder aufhelfen würden, die beim ersten Glatteis auf dem Gehsteig gestürzt ist und sich das Knie aufgeschlagen hat. Wir tun es einfach, ohne zu überlegen und auch noch sehr gerne. Wir wollen nichts dafür außer vielleicht ein Dankeschön, und wenn wir ganz ehrlich sind, fühlen wir uns nach einer solchen Tat ausgesprochen wohl und zufrieden.

Möglicherweise machen wir den erschrockenen Eltern des Kindes Vorhaltungen, dass sie in Zukunft besser auf ihr Kleines aufpassen müssen. Vielleicht würde der eine oder andere von uns sogar einen Schwimmkurs als langfristige Lösung vorschlagen. Es wäre uns dabei aber vollkommen gleichgültig, ob es sich bei dem geretteten Kind um ein süßes, liebes und gut erzogenes kleines Mädchen oder um eine ewig nölende, kreischende Göre handelte, die schon eine Stunde später ihr Himbeereis auf einem CD-Player verteilt und danach einem Schmetterling die Flügel ausrupft, um zu sehen, ob er auch zu Fuß gehen kann.

Ich frage mich hin und wieder, wie viele kleine oder große verzogene Gören oder Lausbuben ich bei meinen Einsätzen bisher wohl schon gerettet habe. Wie viele der verletzten Kämpfer nach ihrer Krankenhausentlassung wieder in den Krieg gezogen sind, um dann vielleicht ein entsetzliches Gemetzel anzurichten. Das gilt übrigens genauso für die Junkies und Messerstecher, die ich hier in Deutschland behandelt habe.

Mindestens ebenso oft hatte ich allerdings auch die Hoffnung, dass sich der eine oder andere meiner Patienten während seiner Genesung vom Saulus zum Paulus wandelt und in der Überzeugung und Absicht vom Krankenbett aufsteht, endlich gewaltlos den Frieden zu schaffen, den wir von außen zu errichten nicht imstande sind. Es ist wohl genau diese Hoffnung, die Hilfe zu rein humanitärer Hilfe macht. Es ist der Wunsch, den Opfern von Katastrophen eine faire Chance für einen wirklichen Neuanfang zu geben.

Humanitäre Hilfe hat also tatsächlich deutlich bescheidenere Ansprüche als das, was ihr heutzutage von vielen Seiten zugeschrieben wird und was Helfer und Hilfsorganisationen bisher auch mit großer Begeisterung akzeptiert haben, weil dadurch ein Image erzeugt wurde, das so sehr glänzt, strahlt und blendet, dass die Kratzer, die die Wirklichkeit vor Ort immer wieder hinterlässt, bislang kaum auszumachen waren. Allmählich werden diese Beschädigungen aber unübersehbar, da diese weit überzogenen Ansprüche sich immer weniger mit der Wirklichkeit in Einklang bringen lassen.

Noch viel dramatischer ist jedoch der Verlust an Glaubwürdigkeit bei den Betroffenen in den Katastrophen- und Krisengebieten, den sogenannte und vermeintliche »humanitäre Hilfsaktionen« in den letzten Jahren der humanitären Hilfe insgesamt zugefügt haben.

Bei uns in Deutschland bestanden die zahlreichen Sendungen zum Jahrestag des Tsunami bis auf sehr wenige Ausnahmen aus begeisterten Lobeshymnen und einhelligem Schulterklopfen. In Sri Lanka las ich erst im letzten Sommer in der ersten Juli-Ausgabe des *Sunday Observer*, wie dort die ausländischen Hilfsorganisationen als »neue Heilsarmee« und Nachfolger der Missionare bezeichnet wurden; als eine Gruppe elitärer und verwestlichter Aktivisten, deren Image und deren Ruhm vor allem davon abhängt, welchen Eindruck sie in ihren heimischen Medien hinterlassen. Man mag diese Veröffentlichung als zu pauschalisierend und wenig differenziert bezeichnen, allerdings müsste man dasselbe Prädikat fairerweise auch der Medienorgie zum Jahrestag des Tsunami in Deutschland verleihen.

Einige Hilfsorganisationen scheinen allmählich zu erkennen, dass sie mit dem Image des selbstlosen und heldenhaften Retters, der durch seinen mutigen Einsatz Frieden in den Krisengebieten schafft und nach Naturkatastrophen zerstörte Landschaften innerhalb kürzester Zeit in ein Paradies verwandelt, immer tiefer in eine Sackgasse geraten und dass sie immer häufiger an den überhöhten Ansprüchen scheitern. Leider sind dies bisher nur wenige, während zahlreiche andere und vor allem immer mehr neue Organisationen nach wie vor diesem verführerischen Image aufsitzen und es mit großer Begeisterung und Naivität weiter polieren.

Humanitäre Hilfe muss wieder bescheidener werden, wenn sie ihre Glaubwürdigkeit zurückgewinnen will. Die Hilfsorganisationen müssen klarmachen, dass es nicht ihre Aufgabe ist und auch niemals sein kann, Konflikte schnellstmöglich zu beenden oder in Rekordzeit in zerstörten Gebieten paradiesische Zustände nach westlichen Maßstäben zu schaffen. Humanitäre Hilfe hat zunächst einmal nur das Überleben der Opfer zu sichern. Denn um einen Konflikt wirklich dauerhaft zu beenden, braucht es vor allem Überlebende. Genauso, wie es in zerstörten Gebieten in erster Linie Überlebende braucht, um sie wiederherzustellen. Die vermeintlichen Paradiese, die wir hin und wieder zu exportieren versuchen, sind für die Betroffenen vor Ort meist deutlich weniger himmlisch, als wir uns das so vorstellen. Für zukünftige Hilfsoperationen wird es bei Hilfsmaßnahmen vor allem auf die Einschätzung derjenigen ankommen, die bislang in unseren Medien so gut wie gar nicht zu Wort kommen: die betroffenen Menschen. Sie sind es in allererster Linie, denen wir Rechenschaft abzulegen haben.

Die Hilfsorganisationen werden den Begriff »humanitär« nur dann verteidigen und vor Missbrauch schützen können, wenn sie selbst ihre Hilfsmaßnahmen wieder bescheidener und realistischer beschreiben. Von selbstlosen Heldentaten ist bei allen mir bekannten Definitionen von humanitärer Hilfe nicht die Rede.

Wir werden klarmachen müssen, dass wir nicht nur süße kleine Kinder und andere Unschuldige retten wollen und retten werden, sondern auch Gören, Lausbuben, Gauner, Rebellen, Fanatiker und auch denjenigen, der den Helfern einfach nur unsympathisch ist;

also einfach ganz normale Menschen. Anderenfalls wird dem Missbrauch des Begriffes weiterhin Tür und Tor geöffnet.

Weiterhin werden wir klarmachen müssen, dass dafür gut ausgebildetes und erfahrenes Personal notwendig ist, das Geld kostet, wenn diese Aufgabe wirklich effektiv erledigt werden soll. Personal, das mit diesen Konflikten umgehen kann und das sich in Einsätzen nicht als Opfer fühlt, sondern ebenso zufrieden ist wie der Retter im Schwimmbad mit der nassen Hose, der vor wenigen Minuten die freche Göre aus dem Wasser gezogen hat. Einige Hilfsorganisationen haben diese professionellen Helfer schon. Sie müssen sie jetzt auch von dem Tand und Glitter des Heldenimages befreien und ihnen professionelle Arbeitsmöglichkeiten bieten. Ich bin mir sicher, dass die wirklichen Experten erleichtert aufatmen würden.

Dafür wird sich jedoch auch die Medienpolitik der Hilfsorganisationen ändern müssen. Sie müssen bereit sein, die Kratzer im Heldenimage nicht mehr zu übertünchen, sondern sie zu zeigen und zu erklären. Sie sind nichts anderes als normal und unvermeidlich in derartigen Situationen und deshalb auch fast immer einleuchtend zu begründen. Ich bin sicher, dass eine derartige Öffentlichkeitsarbeit auf Dauer mehr Glaubwürdigkeit und Vertrauen in eine Hilfsorganisation schafft als die krampfhafte Pflege der Heldenfassade, die von der Öffentlichkeit zunehmend mit Skepsis betrachtet wird.

Nach der Medienorgie während des Tsunami in Südasien bleibt zu hoffen, dass auch die Journalisten und Redakteure allmählich erkennen, dass die Spirale des Überzeichnens und Dramatisierens inzwischen weit überdreht ist. Eine Steigerung scheint nach der Flutwelle vom Dezember 2004 fast undenkbar, schließlich hat ein Tag nicht mehr als 24 Stunden Sendezeit, und diese wurden nach der Flutwelle wochenlang bis auf die letzte Minute genutzt. Ich wünsche mir auch von den Medien eine deutliche Professionalisierung auf dem Gebiet der Katastrophenberichterstattung und vor allem einen vorsichtigeren und differenzierteren Umgang mit dem Begriff »humanitär«.

Die Medien sind längst nicht mehr nur der »objektive« und abseitsstehende Beobachter bei Katastrophenereignissen. Sie sind einer der wichtigsten Akteure geworden, ob sie das nun wollen oder nicht, und es bleibt zu hoffen, dass sie sich dieser Verantwortung zunehmend bewusst werden.

Die Zusammenarbeit zwischen den Medien und den Hilfsorganisationen darf sich in Zukunft nicht mehr nur auf die Zeiten beschränken, in denen die Erde beeindruckend bebt oder andere medienwirksame Großkatastrophen die Öffentlichkeit in ihren Bann ziehen. Die vergessenen Katastrophen werden weiterhin vergessen bleiben, wenn sich Medien und Organisationen nicht gemeinsam um deren Opfer bemühen. Letztendlich werden sich die Redakteure der Verantwortung für eine möglichst gerechte Verteilung ihrer Sendezeiten ganz sicher nicht entziehen können. Wenn die Hilfsorganisationen sie dabei unterstützen und entsprechendes Material aktiver und offensiver anbieten, werden sie sich dieser Verantwortung auch sicher sehr gern stellen.

Und darum wünsche ich mir an dieser Stelle noch einmal zwei große Spendengalas im Jahr für vergessene Katastrophen, die gut und gründlich zusammen mit Hilfsorganisationen vorbereitet werden. Auch das würde der Glaubwürdigkeit von Organisationen und Medien ganz sicher guttun. Und es würde zahlreiche Menschenleben in den Ländern, die von vergessenen Katastrophen betroffen sind, retten.

Als »humanitär« wird Hilfe von den Betroffenen einer Katastrophe nur dann erlebt und empfunden, wenn hinter den Hilfsmaßnahmen keine vorrangigen Eigeninteressen der Helfer oder der Hilfsorganisationen zu erkennen sind. Leider hat in den letzten Jahren auch die Politik das Etikett »humanitär« und das damit verbundene schillernde Image für sich entdeckt und es zunehmend ge- und missbraucht. Dies gilt nach den letzten Katastrophen übrigens nicht nur für den Westen. In den vergangenen Jahren sind bei allen Medienkatastrophen Hilfsteams aus allen Teilen der Welt mit dem allzu offensichtlichen Auftrag in die Katastrophengebiete geflogen, vor allem medienwirksame Außenpolitik für ihr jeweiliges Heimatland oder ihren Kulturkreis zu betreiben.

Immer häufiger werden Hilfsmaßnahmen dabei von politischen Institutionen an Bedingungen geknüpft. Immer wenn ich das höre, frage ich mich, ob wir es noch humanitär nennen würden, wenn unser Schwimmbadbesucher die kleine Göre erst aus dem Wasser zieht, wenn sie ihm versprochen hat, sich zum nächsten Schwimmkurs anzumelden.

Sogar Kriege werden inzwischen unter der Flagge humanitärer Begründungen geführt, und amerikanische Hilfsorganisationen unterstellen sich ihrem Verteidigungsministerium, um im Irak vermeintlich humanitär tätig sein zu dürfen. Die Hilfslieferungen in den Irak werden von einer privaten amerikanischen Firma durchgeführt, die gleichzeitig die Streitkräfte versorgt und damit allerbeste Geschäfte macht und ihre Aktien auf Rekordhöhen treibt. Deutsche Soldaten von knapp 20 Jahren schlüpfen in Afghanistan in die Rolle von Entwicklungshelfern, um in dieser Maskerade unsere Freiheit am Hindukusch zu verteidigen. Jede seriöse Entwicklungshilfeorganisation in Deutschland lehnt Bewerber in diesem Alter wegen mangelnder Reife ab. Trotzdem gibt es bei uns tatsächlich Politiker, die überrascht sind, dass die Menschen in Afghanistan sich durch eine solche Posse nicht für dumm verkaufen lassen.

Die Politik hat die humanitäre Hilfe umarmt und ist inzwischen dabei, sie zu erdrücken. Immer häufiger werden Hilfsoperationen mit politischen Bedingungen oder Forderungen verknüpft. Hierdurch werden sie allerdings zunehmend zu einem Deal, zu einem reinen Geschäft. Nun sind Geschäfte in der Politik zunächst einmal keineswegs etwas Außergewöhnliches oder Verwerfliches. Wir alle profitieren wohl immer wieder davon, wenn unsere Politiker in unserem Namen und in unserem Sinne bestimmte Geschäfte abschließen. Es ist ihre Aufgabe. Dafür haben wir sie gewählt.

Ganz sicher aber habe ich sie nicht dafür gewählt, dass sie die Geschäfte für uns ausgerechnet mit den Menschen abschließen, die gerade von einer Katastrophe betroffen sind, und ich bin mir ziemlich sicher, dass die meisten Wähler das genauso sehen. Vor allem aber sollten wir es Politikern nicht durchgehen lassen, diese Geschäfte als »humanitär« zu bezeichnen. Wenn wir das noch länger völlig unkritisch hinnehmen, wird dies der letzte Sargnagel für humanitäre Hilfe sein, die schon bald nirgendwo auf der Welt mehr ernst genommen werden wird. Sie wird dann überall unter dem Generalverdacht eigener politischer und auch wirtschaftlicher Interessen stehen. In anderen Zusammenhängen werden derartige Situationen als Nötigung bezeichnet.

Für die Betroffenen in Katastrophen- und Krisengebieten sind Forderungen noch unverständlicher, weil unsere Politiker gleichzeitig ihrer eigentlichen Aufgabe nicht nachkommen und nicht in der Lage sind, den Menschen in der Dritten Welt einigermaßen faire Handelsbedingungen zu gewähren, damit sie selber und aus eigener Kraft ihr Überleben sichern können. Man kann ihnen deshalb ohne weiteres unterstellen, dass sie zur Entwicklung mancher Katastrophe und Notlage ganz aktiv beitragen.

Denken wir noch einmal an den Retter im Schwimmbad. Was, wenn das Mädchen einfach nur mit seinem Himbeereis am Beckenrand sitzt, sie seine freundliche Frage, ob sie denn schwimmen könne, verneint und er sie daraufhin mitsamt dem Eis ins Wasser schubst? Dann würde er kurz warten, bis sie ordentlich japst, sich mit einem kühnen Kopfsprung in die Fluten stürzen und sie aus dem Wasser ziehen, nicht ohne ihr das Versprechen abzunehmen, ab nächster Woche den Schwimmkurs zu buchen, den er jeden Mittwochnachmittag für 80 Euro im Monat abhält. Anschließend würde er für die zusammengelaufenen Zuschauer noch ein wenig Mund-zu-Mund-Beatmung durchführen und das Mädchen dann mit erschöpftem Blick den herbeieilenden dankbaren Eltern in die Arme legen. Zum Schluss würde er sich ein wenig feiern lassen für seine Selbstlosigkeit, und wenn niemand mehr hinschaut, ließe er sich von den Eltern sofort die Beitrittserklärung für den Schwimmkurs unterschreiben. Würden wir das wirklich noch als humanitäre Hilfe gelten lassen? Wohl kaum.

Die Politik wird sich entscheiden müssen. Es ist völlig unbestritten, dass sie bei allen Arten von Katastrophen sehr sinnvoll unterstützen kann, wenn sie das wirklich will und wenn sie den Organisationen die Freiheiten lässt, die zur Erfüllung ihrer Aufgaben notwendig sind. Wenn sie aber immer mehr als politischer und eben nicht humanitärer Akteur in die humanitäre Hilfe drängt, wird sie diese auf längere Sicht zerstören. Die Hilfsorganisationen müssen gegenüber der Politik den Freiraum für von Bedingungen freie humanitäre Hilfe wieder einfordern, wenn es sein muss, ihn sogar erkämpfen. Und die Politiker würden gut daran tun, ihn den Organisationen zuzugestehen.

Der Fokus für die Hilfsorganisationen ist der Spender. Die Medien richten Art und Inhalt ihrer Berichterstattung nach den vermeintlichen Interessen ihrer Zielgruppen aus. Die Politik schielt bei allen ihren Maßnahmen auf den Wähler. Spender, Medienkonsument und Wähler sind allerdings in der Regel ein und dieselbe Person. Wir alle sind das.

Letztlich bestimmen wir also durch unser alltägliches Verhalten, wie und was wir unterstützen wollen. Wir sind diese viel zitierte Öffentlichkeit, und nur wir werden letztendlich darüber zu entscheiden haben, ob wir auch in Zukunft mit hochdramatischen Katastrophen-Soaps unterhalten werden wollen oder ob wir es vorziehen, über die viel spannendere Realität mit all ihren Schwierigkeiten und auch Niederlagen informiert zu werden. Und wir werden bei unserem Engagement nach Katastrophen auch die Möglichkeit einbeziehen müssen, dass unsere Hilfe in derartigen Situationen eben nicht immer perfekt ablaufen kann.

Dies bedeutet allerdings, dass wir uns in Zukunft nicht mehr mit der plötzlich einsetzenden und meist nur sehr kurz dauernden Betroffenheit nach großen Medienkatastrophen begnügen dürfen. Das Engagement für die Katastrophenopfer darf sich dann nicht nur auf das schnelle Ausfüllen einer Banküberweisung beschränken.

Zurzeit bleibt dem kritischen Zeitgenossen allerdings nichts anderes übrig, als die Informationen, die hinter den fett gedruckten

Schlagzeilen stecken, aktiv zu suchen. Ich hoffe, dass dieses Buch ein wenig dazu beiträgt, dass die Öffentlichkeit diesen Schlagzeilen in Zukunft mit einer gesunden Skepsis begegnet. Wir müssen als Spender, Medienkonsumenten und Wähler deutlich machen, dass wir zwischen humanitärem Showbusiness und professioneller Katastrophenhilfe immer besser unterscheiden können und auch unterscheiden wollen. Dazu gehört, dass wir zeigen, dass wir Offenheit schätzen, begründete und unvermeidliche Fehlschläge nicht übel nehmen und auch bereit sind, Menschen zu helfen, wenn sie in Not sind, ohne Bedingungen an ihr Wohlverhalten oder Fragen nach ihrem Charakter zu stellen.

Und zu guter Letzt gehört dazu, dass wir in solchen Situationen keine großen Helden brauchen. Höchstens ganz alltägliche, so wie den, der einer alten Dame, die auf dem Glatteis ausgerutscht war, wieder auf die Beine hilft. Kleine Helden, die wir alle zum Glück in unserem Alltag immer mal wieder sind.

Wenn wir all dies berücksichtigen, wenn Hilfsorganisationen, Medien, Politik und Öffentlichkeit sich bei zukünftigen Katastrophen daran orientieren, so haben wir einen guten Anfang gemacht – und doch das Wichtigste von allem noch vergessen: Die Opfer, die Betroffenen eines Konflikts oder einer Katastrophe selbst, deren wichtige Rolle in diesem Beziehungsgeflecht bei uns nur sehr selten wahrgenommen wird.

Die Betroffenheit der Spender, Medienkonsumenten und Wähler ist wohl in allererster Linie Ausdruck einer echten Solidarität mit den Opfern der verschiedenen Katastrophen. Um sie geht es primär bei all den Hilfsmaßnahmen. Und diese Solidarität muss von uns als Öffentlichkeit von den Hilfsorganisationen, den Medien und auch den Politikern eingefordert werden. Wenn wir humanitäre Hilfe wirklich ernst nehmen, dann müssen wir auch akzeptieren, dass wir alle zuvorderst den Betroffenen Rechenschaft schuldig sind für das, was wir ihnen mit unseren Hilfsmaßnahmen anbieten.

»Humanitäre Hilfe ist das, was ihr mit uns macht, wenn es uns so richtig dreckig geht und wenn wir uns nicht dagegen wehren können.« Ich war sehr erschrocken, als ich vor vielen Jahren diesen Satz von meinem ruandischen Kollegen im Flüchtlingslager Benaco hörte. Tröstend hat er damals hinzugefügt: »Aber einige von euch meinen es wenigstens gut.« Der Zusatz hat mich nicht wirklich beruhigt, und ich habe nachgehakt: »Meinen oder machen?«

»Na ja«, hat er gelächelt, »das wird schon«, und klopfte mir aufmunternd auf die Schulter.

Damals habe ich mir vorgenommen, das alles einmal besser zu verstehen und ein Buch darüber zu schreiben. Das Buch ist nun abgeschlossen. Der Versuch, »besser zu verstehen«, noch lange nicht.

Anhang

»Nicht vergessen ...«

In diesem Buch ist sehr häufig von vergessenen Katastrophen die Rede. Ich möchte deshalb auf den folgenden Seiten auf einige Länder aufmerksam machen, in denen die Menschen unter oft erbärmlichen Zuständen zu überleben versuchen, ohne dass die Weltöffentlichkeit bisher großen Anteil daran zu nehmen scheint.

UNOCHA (United Nations Office for the Coordination of Humanitarian Assistance), das Büro der Vereinten Nationen für die Koordination Humanitärer Hilfe, geht davon aus, dass allein in der Demokratischen Republik Kongo seit mehreren Jahren jeden Tag 1 200 Menschen gewaltsam ums Leben kommen oder an vermeidbaren Krankheiten sterben, die auf die völlig zerstörten Strukturen in dem afrikanischen Land zurückgeführt werden können. Wenn man sich auf die Zahl der Todesopfer beschränkt, bedeutet dies, dass dort jedes Jahr die doppelte Anzahl von Menschen Opfer der Katastrophe wird, wie in allen 14 vom Tsunami betroffenen Ländern zusammen. Vereinfacht könnte man sagen, dass der Kongo zwei Tsumanis pro Jahr erleidet.

Der oft gehörte Seufzer »Man weiß ja gar nicht mehr, wem oder wohin man spenden soll« ist bei der Vielzahl von Hilfsorganisationen und bei den zahlreichen Krisen und Katastrophen auf der Welt durchaus nachvollziehbar. Allerdings ist es heutzutage relativ leicht, sich Informationen zu verschaffen, wenn einem diese Unsicherheit wirklich Sorgen bereitet. Die besten Internetseiten zu diesem Thema gibt es leider bislang nur in englischer Sprache.

Die zurzeit wohl umfassendste Sammlung von Informationen ist auf http://www.reliefweb.int verfügbar. Es handelt sich hierbei um eine Internetseite, die 1996 eingerichtet wurde und vom Büro der Vereinten Nationen für die Koordination Humanitärer Hilfe verwaltet wird. Hier werden alle Informationen über aktuelle und vergangene Katastrophen gesammelt und archiviert. Neben Berichten von Hilfsorganisationen, Regierungen und UN-Organisationen sind hier auch Presseberichte und wissenschaftliche Abhandlungen zu der jeweiligen Katastrophe zugänglich. Über die Suchfunktion können bestimmte Länder oder auch bestimmte Kategorien von Katastrophen ausgewählt werden. Selbst über eine Flut auf den Fidschi-Inseln, von der hier in Europa fast niemand etwas erfahren haben dürfte, sind alle wesentlichen Veröffentlichungen einzusehen. Außerdem ist über diese Seite auch das Financial Tracking System (FTS) zu erreichen, mit dem man einen Überblick über den Bedarf an Spenden und den Spendeneingang nach Ländern oder Organisationen bekommen kann.

Vielleicht sind diese Seiten gerade zu empfehlen, wenn kurz vor der Weihnachtszeit die Briefkästen wieder einmal von all den Spendenanfragen der verschiedenen Hilfsorganisationen überzuquellen drohen und wenn wieder einmal das Gefühl aufkommt, dass es bei dieser Fülle von Anfragen fast unmöglich ist, eine wirklich sinnvolle und richtige Entscheidung zu treffen. Es sind vor allem diese Spendenaktionen am Ende des Jahres, mit denen die Hilfsorganisationen versuchen, die notwendigen Gelder für Hilfsmaßnahmen zu erhalten, die im Laufe des Jahres einfach nicht in den Medien platziert werden konnten. Diese nicht zweckgebundenen Spenden geben ihnen die Möglichkeit, auch dort zu helfen, wo die breite Öffentlichkeit eben nicht so genau hinschaut.

Auf den nächsten Seiten habe ich einige der Katastrophen zusammengestellt, die nach meiner ganz persönlichen Meinung dringend auf die Unterstützung der Weltöffentlichkeit angewiesen sind. Diese kleine Aufstellung ist ausgesprochen subjektiv und alles andere als vollständig. Die Liste der vergessenen Katastrophen ließe sich fast beliebig verlängern.

Nach einer kurzen Beschreibung der Katastrophe habe ich jeweils die Zahl der Betroffenen aufgeführt und dem Gesamtbetrag an Hilfsgeldern gegenübergestellt, der im Jahr 2005 für Hilfsprojekte zur Verfügung stand. Als Quelle dienten hierbei jeweils die Aufrufe und Programmplanungen von UNOCHA, wie sie auf der oben angegebenen Internetseite des »reliefweb« einzusehen sind, sowie der dort ausgewiesene tatsächliche Eingang an Finanzmitteln. Hieraus ließ sich dann errechnen, welcher Geldbetrag in dem beschriebenen Jahr für jedes einzelne Opfer zur Verfügung stand.

Mit diesen knappen Beschreibungen kann natürlich nicht der Anspruch verbunden sein, die jeweiligen oft sehr komplexen Katastrophen in ihrer Entwicklung und in allen Einzelheiten darzustellen. Sie sollen vielmehr als Anregung dienen, sich hin und wieder selbst ein wenig mit diesen Situationen auseinanderzusetzen.

Wer sich wirklich für die Millionen von Opfern humanitärer Katastrophen auf der ganzen Welt engagieren möchte, sollte sich nicht mehr ausschließlich auf die Schlagzeilen in den Medien verlassen.

Tschad

In den letzten Jahren sind mehr als 220 000 Menschen aus der sudanesischen Provinz Darfur in den Osten Tschads geflohen, die wegen der anhaltenden Gewalt in ihrer Heimat in absehbarer Zeit auch nicht zurückkehren können. Vor zwei Jahren kam es nun zusätzlich zu Flüchtlingsbewegungen aus der Zentralafrikanischen Republik in den südlichen Tschad, wo inzwischen fast 50 000 Flüchtlinge versorgt werden müssen.

Anfang 2006 wurde die Situation in Tschad durch einen bewaffneten Angriff von Rebellen auf die Hauptstadt N'Djamena weiter verschärft.

Die instabile politische Situation und die hohe Zahl von Flüchtlingen im Land verschlechtern auch die Überlebensbedingungen für die einheimische Bevölkerung dramatisch. Besonders Wasser wird in den trockenen Gebieten des Tschad zunehmend knapp. Zwei

Drittel der Bevölkerung haben zurzeit keinen Zugang zu sauberem Trinkwasser. 28 Prozent der Kinder sind unterernährt.

Neben den ungefähr 300 000 Flüchtlingen müssen zusätzlich noch die Menschen versorgt werden, die durch die ausgebrochenen Gewalttätigkeiten vertrieben wurden.

- *Betroffene Bevölkerung:* etwa 1,2 Millionen
- *Hilfsgelder (2005):* circa 171 Millionen US-Dollar
- *Betrag, der jedem Betroffenen somit für das Jahr 2005 täglich aus Hilfsgeldern zur Verfügung stand:* 0,30 Euro

Somalia

Nach 14 Jahren Chaos und Bürgerkrieg ist Somalia mit seinen sieben Millionen Einwohnern inzwischen völlig aus unseren Medien verschwunden.

Etwa zwei Drittel der Bevölkerung Somalias haben keinen Zugang zu sauberem Trinkwasser oder Gesundheitseinrichtungen. Hierunter haben ganz besonders die Frauen und die Kinder zu leiden. Jede sechzehnte Schwangere stirbt während der Geburt des Kindes, und jedes fünfte Kind erlebt seinen fünften Geburtstag nicht. Der Anteil der akut unterernährten Kinder liegt bei 25 Prozent. Dies ist ein Prozentsatz, der in anderen Ländern sofort zu großangelegten Hilfsmaßnahmen führen würde.

Insgesamt sind mehr als eine Million Menschen auf humanitäre Hilfe angewiesen, um ihr tägliches Überleben zu sichern. Knapp 400 000 Somalis wurden durch die Kämpfe aus ihren Dörfern und Städten vertrieben. Wegen der andauernden Kämpfe ist der Zugang zu den Bedürftigen auch für die Hilfsorganisationen extrem schwierig und gefährlich.

- *Betroffene Bevölkerung:* 1,2 Millionen
- *Hilfsgelder (2005):* 159 Millionen US-Dollar
- *Betrag, der jedem Betroffenen somit für das Jahr 2005 täglich aus Hilfsgeldern zur Verfügung stand:* 0,29 Euro

Uganda

Seit fast 20 Jahren wütet die Rebellengruppe LRA (Lord's Resistance Army) im Norden Ugandas und verbreitet Gewalt, Angst und Schrecken unter der Bevölkerung.

Bisher wurden mehr als 30 000 Kinder von den Rebellen entführt, um entweder als Kindersoldaten oder als Sexsklaven missbraucht zu werden. Zehntausende von Kindern legen jeden Abend oft kilometerlange Märsche zurück, um in speziell eingerichteten Schlafstätten wenigstens Schutz für die Nacht zu finden.

Rund 1,8 Millionen Menschen wurden durch die Gewalttätigkeiten aus ihren Dörfern vertrieben und versuchen nun in mehr als 200 Lagern zu überleben. Da dort weder die Versorgung mit Nahrungsmitteln noch mit Wasser sichergestellt werden kann, kommt es in den Lagern zu deutlich erhöhten Todesraten aufgrund vermeidbarer Erkrankungen wie Durchfällen, Lungenentzündungen oder Malaria.

Seit die Gewaltakte begannen, sind diesem Konflikt ungefähr 100 000 Menschen zum Opfer gefallen. Die ganze Region »Acholiland« mit ungefähr zwei Millionen Einwohnern lebt in ständiger Angst vor Gewalt, Missbrauch und Vertreibung.

- *Betroffene Bevölkerung:* etwa 2,5 Millionen
- *Hilfsgelder (2005):* circa 122 Millionen US-Dollar
- *Betrag, der jedem Betroffenen somit für das Jahr 2005 täglich aus Hilfsgeldern zur Verfügung stand:* 0,10 Euro

Burundi

Nach einem mehr als zehn Jahre dauernden Bürgerkrieg (1993–2003) versuchen die Menschen in Burundi allmählich wieder einen Neuanfang zu finden. Mehr als 300 000 Flüchtlinge sind in ihre Heimat zurückgekehrt, in der die Versorgung mit dem Lebensnotwendigsten nicht sichergestellt ist. Noch immer leben mehr als 400 000

Flüchtlinge im benachbarten Ausland. Die Sicherheitslage in Burundi ist nach wie vor kritisch, bewaffnete Auseinandersetzungen flackern immer wieder auf und führen zu Vertreibungen im Land.

Eines von fünf Kindern stirbt, ehe es das fünfte Lebensjahr erreicht hat. Die Hälfte aller Kinder unter fünf Jahren leidet an Unterernährung und ist durch die häufigen Epidemien wie Cholera oder Malaria ganz besonders gefährdet, die immer wieder Tausende von Todesopfern fordern. Zwei Drittel der 7,2 Millionen Einwohner haben für ihren Lebensunterhalt weniger als 1 US-Dollar pro Tag zur Verfügung. Die Lebenserwartung der Menschen in Burundi wird zurzeit mit ungefähr 41 Jahren angegeben.

- *Betroffene Bevölkerung:* etwa 4,9 Millionen (Als »betroffene Bevölkerung« wird der Anteil der Bevölkerung bezeichnet, der von weniger als 1 US-Dollar pro Tag leben muss.)
- *Hilfsgelder (2005):* circa 115 Millionen US-Dollar
- *Betrag, der jedem Betroffenen somit für das Jahr 2005 täglich aus Hilfsgeldern zur Verfügung stand:* 0,05 Euro

Demokratische Republik Kongo

Die seit mehr als zehn Jahren andauernde wirtschaftliche und politische Instabilität mit anhaltenden lokalen und regionalen bewaffneten Konflikten hat zu einem fast kompletten Ausfall der Grundversorgung der Bevölkerung geführt. Das Gesundheitswesen und das Bildungssystem werden nicht mehr unterstützt und sind zu einem großen Teil zusammengebrochen. Weder in den Städten noch auf dem Land funktioniert die Wasserversorgung oder das Transportwesen.

Tägliche Übergriffe durch bewaffnete ausländische und lokale Gruppen sind oft begleitet von Massenerschießungen, Raub und sexuellem Missbrauch. Hauptsächlich im Osten des Landes werden hierdurch jeden Monat ungefähr 40 000 Menschen aus ihren Häusern gejagt. Die Zahl der Vertriebenen im Land wird auf 1,65 Millionen geschätzt. Die Zahl der Todesopfer dieses Konfliktes wird mit fast vier Millionen in den letzten Jahren angegeben. 80 Prozent der Bevölkerung haben weniger als 1 US-Dollar täglich zur Verfügung, 54 Prozent haben keinen Zugang zum Gesundheitssystem. 71 Prozent können die tägliche Versorgung mit Nahrungsmitteln nicht sicherstellen, und 57 Prozent haben keinen Zugang zu sauberem Trinkwasser.[1]

- *Betroffene Bevölkerung:* etwa 48 Millionen (Als »betroffene Bevölkerung« wird der Anteil der Bevölkerung bezeichnet, der von weniger als 1 US-Dollar pro Tag leben muss.)
- *Hilfsgelder (2005):* circa 129 Millionen US-Dollar
- *Betrag, der jedem Betroffenen somit für das Jahr 2005 täglich aus Hilfsgeldern zur Verfügung stand:* 0,005 Euro

Südasien (Tsunami 2004)

Eine Beschreibung dieser Katastrophe kann ich mir an dieser Stelle sparen.

Auch diese Katastrophe hat sehr viele Menschen das Leben gekostet oder aber ihre Existenz völlig zerstört. Die folgenden Zahlen sollten uns trotzdem zu denken geben.

- *Betroffene Bevölkerung:* etwa 1,77 Millionen
- *Hilfsgelder (2005):* circa 16 Milliarden US-Dollar
- *Betrag, der jedem Betroffenen somit für das Jahr 2005 täglich aus Hilfsgeldern zur Verfügung stand:* 19,32 Euro

---

1 www.ochadms.unog.ch/quickplace/cap/main.nsf/h_index/2006_DRC_Action-Plan [3.6.2006]

Register

Bildnachweise

Murat Türemis, Berlin: Text S. 42, 68, 105, 152; Bildteil Nr. III, IV, V, VI, VII, X, XI, XII, XIII, XIV, XV, XVI
DRK Fotoarchiv: Text S. 22, 132; Bildteil Nr. I, II, VIII, IX,
Richard Munz: Text S. 98, 212